BUENOS NIÑOS MALAS COSTUMBRES

UENOS NIÑOS MALAS COSTUMBRES

La Guía RealAge® para Criar Niños Saludables

Jennifer Trachtenberg, M.D.

Traducido del inglés
por Rosana Elizalde

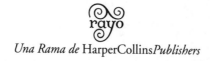

rayo

Una Rama de HarperCollinsPublishers

Este libro contiene consejos e información relacionados con el cuidado de la salud de niños. No pretende reemplazar el consejo médico y debería ser usado para complementar antes que para reemplazar el cuidado regular brindado por el pediatra de su niño. Dado que cada niño es diferente, debería consultar al pediatra para cuestiones específicas de su niño.

Aunque ciertas secciones del libro contienen consejos para casos de emergencia cuando no hay un médico a disposición, se recomienda que busque el consejo del pediatra siempre que sea posible y que consulte con él o ella antes de emprender cualquier programa o tratamiento médico.

Diseño del libro por Nancy Singer Olaguera/ISPN Publishing Services

Este libro fue publicado originalmente en inglés en el año 2007 por Collins, una rama de HarperCollins Publishers.

PRIMERA EDICIÓN RAYO, 2007

Library of Congress ha catalogado la edición en inglés.

ISBN: 978-0-06-145082-2

07 08 09 10 11 DIX/RRD 10 9 8 7 6 5 4 3 2 1

A mis hijos: Noah, Eric y Emily
Deseo para ustedes felicidad, amor y costumbres saludables
en los años venideros.

CONTENIDO

PRÓLOGO

NOTA DEL EDITOR: Mike Roizen y Mehmet Oz son los nuevos médicos favoritos en Estados Unidos, gracias a sus extraordinarios bestsellers— YOU: The Owner's Manual y YOU: On a Diet—y sus inolvidables presentaciones en televisión, incluyendo el show en el que explicaron todo lo que todos queremos saber acerca de la caca (como que debería tener forma de "s"). La caca es un tema en el cual ellos han tenido muchísima experiencia— no sólo como médicos sino también como papás que han cambiado pañales. El doctor Roizen tiene dos chicos, Jeff y Jenny, y el Dr. Oz tiene cuatro, Daphne, Arabella, Zoe y Oliver.

Como médicos, los dos vemos los efectos a largo plazo de los buenos chicos con malas costumbres prácticamente cada vez que entramos a la sala de operaciones. Los pacientes que tratamos son cada vez más y más jóvenes, pero las edades biológicas de sus cuerpos—o RealAges—son cada vez mayores. Arterias obstruidas, alta presión arterial, complicaciones por diabetes, músculos endebles y articulaciones debilitadas por obesidad, son prácticamente una cosa de todos los días.

Como papás, hemos trabajado para proteger a nuestros propios chicos del estilo de vida actual de sobrealimentación y falta de ejercicio. Pero descubrimos en carne propia lo que todo padre sabe: no es fácil. Razón por la cual *Buenos Niños,*

Malas Costumbres fue escrito. Como nosotros, la doctora Trachtenberg—quien a su vez tiene tres hijos—sabe que los padres necesitan toda la ayuda que puedan recibir para convencer a los chicos de que dejen el control remoto, dejen pasar las galletitas, agarren una manzana y salgan a dar una vuelta en bicicleta. Ambos aprendimos lecciones similares a lo largo de las agotadoras autopistas de seis carriles que tomamos para criar a nuestros hijos.

Y, sin embargo, saber qué deberían hacer los niños siempre ha sido menos complicado que lograr que realmente lo hagan. ¿Cuántos padres conoces que tienen maravillosas intenciones y, sin embargo, de algún modo sus chicos dejan el camino y se salen de curso? Esa es la razón por la que cuando el primer hijo de Mike, Jeffrey, tenía nueve meses de edad, su esposa lo persuadió—de acuerdo, lo obligó—para que tomara un curso llamado Entrenamiento para una Paternidad Efectiva. Pero él dice ahora que resultó ser uno de los mejores cursos que haya tomado jamás, porque le enseñó cómo comunicarse con los niños y, sí, con ciertos pacientes, que realmente no quieren oír lo que sus padres, o médico, les está diciendo.

A partir de esa clase, de lo que nos enseñaron nuestros propios padres y simplemente por ser papás—¡aunque no hay nada simple acerca de la paternidad!—terminamos encontrando cinco principios que realmente ayudan a los chicos a formar buenas costumbres para toda la vida.

1. Quita la frase "no puedo" de tu vocabulario.
2. Averigua quién tiene el problema para que lo solucione.
3. Sé un buen ejemplo.
4. Hagan cosas divertidas y saludables juntos.
5. Mantente fiel a tus hermanos y amigos.

Primero, trata de guiar a los chicos hacia actividades que ellos *puedan* hacer, en las que ellos brillen, y luego siempre brinda halagos cuando hagan algo bien o simplemente amable. Como cuando Mike le dice a su hija: "Jenny, fue genial de tu parte detenerte y ayudar a ese hombre a cruzar la calle, sobre todo porque te preocupaba llegar tarde a tu clase de baile."

Segundo, y un fundamento crucial, importante para las buenas costumbres, es decirles a los niños (y a otros) la verdad sobre quién es el que tiene un problema. Este ejemplo es un poquito dramático, pero es una situación real que Mike tuvo con su hijo: "Jeff, si no te pones el casco para andar en bicicleta y te golpea un auto, tu cerebro podría resultar tan dañado que no podrías jugar al béisbol ni tampoco encender el televisor. Podrías no tener suficiente materia gris como para preocuparte, pero me destrozaría a mí verte en un hospital por el resto de tu vida. De modo que *hazme* un favor: ponte tu casco." Finalmente Mike (como otros padres) asumió el problema del casco porque en última instancia él tendría que enfrentar los resultados de que su hijo no lo usara.

Pero aquí hay un problema que correspondía a Jeff. Su papá le dijo: "Apuesto que comer esas papas fritas bañadas en queso te dejará fuera del equipo porque te hará más lento—obstruirá las arterias y hará que tus músculos no reciban suficiente sangre." Ésa era una decisión que Jeff debía tomar. ¡Adivina qué hizo! Saber que ellos tienen un problema les da a los chicos la posibilidad de ser responsables de sus propias decisiones. Y sí, a veces harán tantas malas apuestas como un jugador beodo, pero en términos generales ellos gradualmente se harán responsables de tomar decisiones saludables.

Es importante presentar todo este consejo con amor, por supuesto. Los chicos pueden rechazar tus brillantes ideas, aún a riesgo de una batalla, pero si las ideas son ofrecidas con amor, la batalla pasará muy fácilmente. Y el consejo puede salvarlos más adelante.

Los adultos también tienen que liderar a través del ejemplo. Trata de ser un modelo de vida con buenas costumbres de salud, desde el ejercicio hasta la alimentación—como elegir nueces en lugar de papas fritas o salsa de tomate en lugar de mayonesa. Por ejemplo, en lugar de mirar deportes por televisión, juega con tus chicos y trata de que sea tan divertido que los haga volver siempre por más. Mehmet y su prole están actualmente enloquecidos con el corre que te pillo con una pelota, lo que lo enfrenta a él contra ellos. Él da vueltas pateando una pelota de fútbol y a quien toque la pelota tiene que quedar congelado. Los otros chicos pueden liberar al congelado tocándolo con sus manos, pero si Mehmet congela a todos los chicos antes de que ellos se salven unos a otros, él gana. Naturalmente, el juego se trata sobre todo de vencer a papá, de modo que se corre sin parar, hay gritos y risas. Pero dado que es un montón de ejercicio, siempre se gana.

Recuerda que mucho de lo que los chicos aprenden sobre comida, buen estado físico, tatuajes, deportes, sexo, sueño, tareas escolares, perforaciones para aros—lo que sea—no proviene de ti. Proviene de otros chicos. Tener un hermano o una hermana mayor consciente acerca de la salud, o tener de vecino a un chico con onda a quien los chicos admiren, puede ser un regalo del cielo. La mayor de Oz, Daphne, es las dos cosas, una chica con onda y a su vez se cuida a sí misma mucho. No sólo es admirada por sus hermanos sino que es tan lista acerca de la salud que escribió un libro completo sobre esto a los diecinueve años. Y su hija de once años, Zoe, es la atleta de la familia. Ella arrastra a Oliver, de siete años, a cada juego al que ella va, y ahora él está tan enganchado con el deporte como ella.

Finalmente, enséñales a los chicos a ayudarse unos a otros

y a sus amigos. Cuando le dan a otro un empuje positivo, el otro chico se siente bien, y ellos se sienten buenos—y el favor usualmente se devuelve.

Estos cinco criterios deberían ayudar a tus chicos, como a los nuestros, a formar buenas costumbres y a evitar las malas. Les dan a ellos un sentido de autoestima y responsabilidad, un modelo de vida interior, la comprensión de que la salud puede ser una diversión, y los fundamentos para relaciones de confianza para toda la vida.

Pero lo mejor que hicimos por nuestros chicos fue elegir madres maravillosas. Jenny y Jeff Roizen son ahora adultos jóvenes y les va excelentemente, pero Mike es el primero en decir que se debe en mayor medida a la influencia de Nancy antes que a la suya—que su constante guía inculcó buenas costumbres en sus chicos, y que es ella quien realmente les enseñó a proponerse objetivos. Lisa Oz, como Nancy, tiene un talento natural para saber cómo alentar a los chicos para que logren cualquier cosa que quieran, y ha estado creando formas de inculcar costumbres saludables desde que estaban aprendiendo a caminar. Nosotros dos vimos la grandeza de sus madres de cerca, y las costumbres que ellas inculcaron en nuestros niños les son muy útiles todos los días.

INTRODUCCIÓN

La razón por la cual *Buenos Niños, Malas Costumbres* fue escrito es: para proteger el futuro de la salud de nuestros hijos. Los chicos de hoy han desarrollado tantas malas costumbres de salud que están sufriendo ataques de corazón a los treinta y tantos. Los expertos predicen que será la primera generación de hijos que tendrán una expectativa de vida más baja que la de sus padres.

La defensa número uno contra esto eres tú, su padre o madre. Los pediatras pueden ayudar, pero nadie tiene más influencia sobre los niños que sus padres. Tú puedes detener esto. ¿Cómo?

Este libro te dará las herramientas que necesitas, comenzando por el excepcional Test RealAge de chicos saludables. Éste te dirá hacia dónde se encaminan tus chicos en lo que respecta a salud—las buenas noticias y las malas. Después te mostrará, paso a paso, exactamente cómo darles a tus chicos el mejor estímulo posible para que tengan la mayor felicidad y salud en los años venideros. Nada—nada—es más importante.

Ya puedo ver los surcos de preocupación en tu frente. No entres en pánico. Cuando hablo de malas costumbres, no hablo de saltearse un baño o de comer un tazón de Chunky Monkey como cena en una ocasión especial. Hablo de las cosas de todos los días. Las cosas de las que la buena salud está hecha: de disfrutar de una amplia variedad de comidas sabrosas, de hacerse tiempo para divertirse y jugar y de evitar accidentes.

Con el plan Chicos Saludables de RealAge, tú puedes:

- Disminuir el riesgo de que tu niño o niña tenga diabetes, enfermedades cardíacas, osteoporosis y asma.
- Incrementar la capacidad de atención de tu niño o niña, su energía y creatividad.
- Promover la salud emocional y las habilidades sociales de tu niño o niña.
- Reducir el riesgo de que tu niño o niña sufra heridas y accidentes serios.

Además, aprenderás a enfrentar desafíos ya en curso, tales como alergias e intolerancias a alimentos, y tratar temas psicológicos, incluyendo ADHD, ansiedad y depresión. También verás más sonrisas, menos lágrimas y muchos días más felices y saludables.

Simplemente se trata de establecer buenas costumbres y romper con las malas. Cuanto más temprano, mejor, por supuesto—pero también es verdad que para los chicos, como lo es para los adultos, *nunca* es demasiado tarde para empezar.

Como pediatra, he trabajado mucho tiempo y muy duro con los padres e hijos que visitan mi consultorio, pero ésa es la gota en el balde de la que habla el refrán. Yo quería desesperadamente encontrar una forma de compartir con una audiencia más amplia todo lo que he aprendido sobre el desarrollo de costumbres que mejoren las posibilidades de un niño o niña de tener un futuro saludable y feliz.

Ésa es la razón por la que me uní a RealAge—creador del

test RealAge (más sobre este test en un momento) e innovador en el mejoramiento de las costumbres de salud en adultos—y compartí mis esfuerzos para llegar a los padres a través de Internet, la televisión, la radio y artículos de revistas.

Los expertos de RealAge sabían que podían ayudar a los chicos a cambiar sus malas costumbres por buenas porque ellos ya lo han hecho con los adultos. Más de quince millones de personas han hecho el test RealAge original y se han inspirado para mejorar sus dietas, su ejercicio y sus costumbres de bienestar. El test calcula tu edad biológica, basado en todo, desde la genética hasta cuán bien has cuidado tu cuerpo. De modo que si el calendario dice cuarenta y dos pero te cuidas, tu cuerpo podría tener sólo treinta y cinco. A la inversa, si no te cuidas, podrías estar envejeciendo más rápido que el promedio y tener un cuerpo de cincuenta años.* Estimulante, ¿no crees?

Pero eso no es todo. Con el correr del tiempo, el equipo de RealAge descubrió que un gran porcentaje de adultos no saludables había desarrollado malas costumbres en su niñez.

Personalmente, yo no podía soportar más la lectura de estadísticas impactantes como éstas:

- El número de chicos que son médicamente obesos se ha duplicado—y en algunos grupos triplicado—desde 1980.
- Aproximadamente el 25 por ciento de los niños obesos se convierten en adultos obesos.
- Un pasmoso 75 por ciento de chicos con sobrepeso se vuelven adultos con sobrepeso.

---

* Afortunadamente, mientras que los cumpleaños son irreversibles, tu edad biológica no lo es. Para ver la forma de volverse más joven y saludable, ve a www.realage.com.

Las sugerencias que te daré para evitar que esto suceda son las mismas que les doy a mis pacientes. Están basadas en una combinación de mis años de experiencia pediátrica y las más recientes investigaciones médicas. Algunas están probadas y aprobadas, algunas pueden sorprenderte, aunque no te pediré que hagas nada extraño o difícil.

No tienes que llevar a tus hijos a escalar montañas, hacerlos comer hígado o renunciar al helado. En cambio daremos pequeños pasos juntos—pero pasos que pueden tener un impacto enorme, para toda la vida en la salud y la felicidad de tu hijo o hija. Incluso te mostraré cómo hacer para que los chicos elijan alimentos saludables en la tienda de alimentos… ¡a una edad muy temprana!

El sólo hecho de que estés leyendo este libro me dice dos cosas: primero, que eres consciente de las arenas movedizas en las que tantos chicos se están hundiendo hoy, particularmente problemas desencadenados por la obesidad y la inactividad. Segundo, que eres un padre o una madre proactivo/a. Los padres como tú nos dan a los pediatras como yo, una gran esperanza. Porque mientras que tú confías en tu pediatra para que tus niños estén saludables, nosotros confiamos en ti también. La calidad de la salud de un niño depende de la asociación entre el pediatra, los padres y—después de una cierta edad—el niño. Los tres estamos juntos en esto.

¿Cuán saludables son las costumbres de tu hijo o hija? Veamos.

Algo Realmente Alarmante:
Los Chicos Están Padeciendo las
Enfermedades de los Adultos

Si no te involucras, tus chicos pronto podrían sufrir de esta lista atemorizante de lo que eran problemas de salud sólo para adultos.

Chicos con Alta Presión Arterial Éstos son los niños que están en riesgo: chicos que pasan horas en un sillón mirando televisión o jugando video juegos. Los chicos que no se alimentan bien. Los chicos que pesan demasiado. Los chicos que están bajo mucho estrés. Y esto es lo que la presión arterial alta crónica puede ocasionarles a los chicos (y a los adultos): daño a sus riñones, ojos, cerebro y corazón.

Chicos con Arterias Obstruidas Primeros síntomas de arteriosclerosis—incluyendo la acumulación de placas de grasa en las arterias—se pueden ver hasta en chicos de tan solo doce años. Un estudio encontró que las arterias de chicos obesos se parecen a las de fumadores de mediana edad. Aún los niños con ligero sobrepeso son vulnerables, y el riesgo crece a medida que lo hacen las libras.

Chicos que No Pueden Respirar Estudios recientes han encontrado una conexión fuerte entre la obesidad y el asma (como también entre asma y contaminantes tales como humo de segunda mano). Aún peor, dado que el asma limita la actividad, y la inactividad aumenta la obesidad, rápidamente se forma un círculo vicioso.

Chicos con Síndrome X También conocido como síndrome metabólico, es un grupo de aflicciones—desde alta presión arterial hasta altos triglicéridos y resistencia a la insulina—que frecuentemente conducen a la diabetes y enfermedades cardíacas, entre otros problemas. Los estudios sugieren que el 12 por ciento de todos los niños en los Estados Unidos y hasta el 30 por ciento de los niños obesos en este momento tienen síndrome X.

Chicos con Huesos Débiles Desarrollar huesos fuertes en las primeras etapas de la vida es fundamental, y requiere de ejercicio regular y una dieta balanceada, rica en minerales. Sin alguna de las dos cosas, los esqueletos de los chicos no se desarrollan adecuadamente y sus huesos tienen más probabilidades de fracturarse en algún momento.

Chicos con Problemas de Autoestima No es nada nuevo que los chicos pueden ser crueles. Pero los niños gordos son especialmente susceptibles a recibir burlas, a ser molestados y rechazados. El aislamiento social por años puede convertir la baja autoestima en una depresión total.

Chicos que No Pueden Dormir, No Pueden Concentrarse y No Pueden Aprender Los chicos que no comen bien y no hacen ejercicio tienen patrones de sueño erráticos, de modo que terminan malhumorados y cansados. Aprenden a compensarlo tragando gaseosas envenenadas con cafeína (y cargadas de calorías) y bebidas energizantes durante todo el día para mantenerse despiertos, pero después no pueden dormirse a la noche. Y así siguen.

Chicos que se Enferman Mucho Es la misma historia: los niños inactivos, con sobrepeso, con dietas no balanceadas tienen más enfermedades respiratorias—resfríos, gripe, asma—que los chicos más delgados, más activos.

Capítulo 1

HAZ EL TEST
¿Cuán Saludables Son las Costumbres de Tus Hijos? Haz el Test RealAge de Chicos Saludables y Descúbrelo

Imagínate que tienes este libro en equilibrio sobre tus rodillas en un momento "entre"—entre dejar y pasar a buscar a tus chicos, entre la cena y la hora de ir a dormir, entre el lavado de ropa y la hora del juego. Y estás pensando: *Sí, correcto, Dra. Jen, por supuesto, yo quiero ser un mejor padre, un mejor modelo de vida, pero ¿por dónde diablos empiezo?*

¿Tienes un lápiz? Primero, descubre cuán saludables son las costumbres de tu hijo o hija con el Test RealAge de chicos saludables. Si tienes más de un hijo, usa lápices o lapiceras de diferentes colores; las costumbres de los chicos no son las mismas, aún cuando vivan en la misma casa.

Muy bien, aquí va la explicación de cómo funciona el test. Una serie de preguntas sondea cuán bien estás tú y tu hijo o hija trabajando juntos como equipo para establecer buenas costumbres en áreas que van desde la salud en general y la alimentación hasta la buena forma física y la seguridad. Por cada sección recibirás un puntaje entre 1 y 10; saca el promedio de estos puntajes para obtener el puntaje total. Cuanto más alto sea el puntaje, mejor te estás desempeñando como padre, y más grandes son las posibilidades de que tu hijo o hija sea saludable ahora—y en los años venideros. (Para tener todos tus cálculos resueltos, consulta www.RealAge.com/parenting y haz el test en Internet.)

Sólo recuerda que este test, único en su estilo, contempla las *costumbres* de salud, no la salud real. Evalúa solamente cosas que tú y tu niña o niño pueden controlar. Un problema de salud preexistente—digamos, asma—no perjudicará tu puntaje; de todos modos, no tratar esta afección adecuadamente podría bajarlo.

Una vez que conoces el puntaje de cada niño, puedes predecir—y esta parte podría entusiasmarte o ponerte un poquito nervioso/a—cuál será la RealAge de tu niño o niña como adulto. Como dije antes, RealAge es la edad biológica del cuerpo de una persona, que está fuertemente basada en cuán bien es mantenido. Las costumbres saludables que son establecidos ahora pueden predecir de muchas formas la salud de tu niña o niño y su expectativa de vida. Ésa es la razón por la cual este test es tan importante.

También, trata de actualizar el puntaje en el test de tu hijo o hija cada noventa días (y vuelve a hacer tu propio test RealAge regularmente también). De ese modo, puedes monitorear el progreso que tu hijo o hija *y* tú están haciendo e identificar cualquier área con problemas que necesite atención.

De modo que vayamos a la razón por la que ambos estamos aquí—darle a tu hijo o hija la mejor posibilidad existente de tener una larga, saludable y feliz vida.

El Test RealAge de Chicos Saludables

	CLAVE		
	Sonajero = 7 a 24 meses		
	Oso = 2 a 9 años		
	Mochila = 10 a 17 años		

Sección 1: Condiciones Médicas y de Salud Generales

1. ¿Cuán bien crees que tú y tu niño o niña están actuando para establecer costumbres de salud para toda la vida? a. Excelente b. Muy bien c. Regular d. No muy bien e. Mal	a. 10 b. 7 c. 5 d. 3 e. 0	a. 10 b. 7 c. 5 d. 3 e. 0	a. 10 b. 7 c. 5 d. 3 e. 0
2. ¿Está tu hijo o hija al día con todas las vacunas recomendadas? a. Sí b. No c. No estoy seguro/segura d. No todas, debido a condiciones de salud	**SONAJERO** a. 10 b. 0 c. 5 d. 5	**OSO** a. 10 b. 0 c. 5 d. 5	**MOCHILA** a. 10 b. 0 c. 5 d. 5

NOTA: A lo largo del todo el test, "NA" significa "No aplicable."

3. Por favor marca cualquiera de los siguientes problemas de salud que apliquen a su niño o niña: a. ADHD (por sus siglas en inglés: desorden de hiperactividad y déficit de atención) b. Alergias o sinusitis c. Asma d. Autismo e. Problemas de conducta f. Ceguera g. Cáncer h. Fibrosis cística i. Depresión o ansiedad j. Diabetes k. Síndrome de Down l. Eczema m. Infecciones frecuentes del tracto urinario n. GERD (por sus siglas en inglés: enfermedad de reflujo gastroesofageal) o. Discapacidad de audición p. Alta presión arterial q. Deficiencia de hierro r. Artritis reumatoidea juvenil s. Invalidez física t. Anemia drepanocítica u. Trastornos del sueño v. Otra w. Ninguna de las anteriores (ignora la próxima pregunta)	Sin puntos. (Ver preguntas que siguen.)

4. ¿Están tratando las afecciones que marcaste visitando al médico u otro especialista? a. Sí, para todas las afecciones marcadas b. Sí, para algunas de las afecciones marcadas c. No	SONAJERO a. 10 b. 10 c. 0	OSO a. 10 b. 10 c. 0	MOCHILA a. 10 b. 10 c. 0
5. ¿Ya han tenido algún chequeo de rutina este año? a. Sí b. No c. No estoy seguro/segura	SONAJERO a. 10 b. 2 c. 2	OSO a. 7 b. 4 c. 2	MOCHILA a. 10 b. 10 c. 5

Suma todos tus puntos y escribe el total en el recuadro.

Puntaje Total de la Sección 1:

Sección 2: Nutrición

1. ¿Cuántas veces por semana tu hijo o hija toma el desayuno? a. Todos los días b. 4 a 6 días c. 2 a 3 días d. Nunca (ignora la próxima pregunta)	SONAJERO a. 8 b. 0 c. 0 d. 0	OSO a. 8 b. 4 c. 1 d. 0	MOCHILA a. 8 b. 5 c. 2 d. 0

2. ¿Qué come típicamente tu hijo o hija para el desayuno? (Elige hasta 2)	SONAJERO	OSO	MOCHILA
a. Cereal endulzado	a. 3	a. 3	a. 5
b. Barra de desayuno empaquetada o rosquillas	b. 1	b. 3	b. 4
c. Huevos	c. 5	c. 5	c. 5
d. Yogurt	d. 8	d. 8	d. 8
e. Cereal integral o tostada integral	e. 8	e. 8	e. 8
f. Os integral	f. 7	f. 7	f. 7
g. Alimento para bebé en frasco o cereal para bebé	g. 9	g. NA	g. NA
h. Cereal caliente o avena	h. 8	h. 8	h. 8
i. Leche	i. 10	i. 10	i. 10
j. Leche materna	j. 10	j. NA	j. NA
k. Jugo	k. 8	k. 8	k. 8
l. Fruta	l. 8	l. 8	l. 8
m. Panqueques	m. 5	m. 5	m. 5
n. Otros alimentos no mencionados	n. 5	n. 5	n. 5
o. No estoy seguro/a	o. 0	o. 0	o. 0

3. En general, ¿cuán balanceada y variada consideras que es la dieta de tu hijo o hija?	SONAJERO	OSO	MOCHILA
a. Muy balanceada y variada	a. 10	a. 10	a. 10
b. Un poco balanceada y variada	b. 6	b. 7	b. 7
c. No muy balanceada o variada	c. 1	c. 1	c. 4
d. No estoy seguro/a	d. 1	d. 1	d. 5

4. ¿Qué clases de alimentos proteínicos come regularmente tu hijo o hija? (Elige hasta 3) a. Hamburguesas o carne de res b. Perro caliente c. Pescado d. Fiambre de cerdo e. Salchicha y tocino f. Carne de ave g. Cerdo h. Alternativas de la carne (como las hamburguesas de soya) i. Alimentos proteínicos fritos en abundante aceite (pepitas de pollo, varitas de pescado, etc.) j. Ninguno de los de arriba	SONAJERO	OSO	MOCHILA
	a. 0	a. 4	a. 5
	b. 0	b. 0 (si tiene menos de 4 años)	b. 4
	c. 7	c. 8	c. 8
	d. 4	d. 4	d. 4
	e. 4	e. 4	e. 4
	f. 6	f. 6	f. 6
	g. 6	g. 6	g. 6
	h. 5	h. 5	h. 5
	i. 0	i. 0	i. 0
	j. 5	j. 5	j. 5

5. ¿Cuáles son las meriendas típicas de tu hijo o hija? (Elije hasta 3)	SONAJERO	OSO	MOCHILA
a. Fruta fresca	a. 10	a. 10	a. 10
b. Rollitos de fruta	b. 5	b. 5	b. 5
c. Galletitas dulces	c. 5	c. 5	c. 5
d. Caramelos	d. 3	d. 3	d. 3
e. Galletas o pretzels	e. 5	e. 5	e. 5
f. Papas fritas (comunes)	f. 3	f. 3	f. 3
g. Papas fritas (horneadas)	g. 5	g. 5	g. 5
h. Yogurt	h. 7	h. 7	h. 7
i. Queso	i. 7	i. 7	i. 7
j. Pan	j. 5	j. 5	j. 5
k. Vegetales crudos, como zanahorias, apio o brócoli	k. 8	k. 2	k. 7
i. Fruta seca	l. 6	l. 6	l. 6
m. Otro	m. 5	m. 5	m. 5
n. Ninguno de los de arriba	n. 5	n. 5	n. 5

6. ¿Qué bebe a menudo tu hijo o hija? (Elige hasta 3)	SONAJERO	OSO	MOCHILA
a. Jugo 100% de fruta o vegetales	a. 5	a. 10	a. 10
b. Jugos (menos de 100%)	b. 6	b. 6	b. 6
c. Refresco de frutas o limonada en polvo	c. 5	c. 5	c. 5
d. Refrescos o soda saborizados	d. 1	d. 1	d. 1
e. Bebidas deportivas como Gatorade	e. 5	e. 5	e. 5
f. Agua	f. 10	f. 10	f. 10
g. Leche o productos lácteos derivados de la soya	g. 10	g. 10	g. 10
h. Leche materna	h. 10	h. NA	h. NA
i. Leche con chocolate	i. 5	i. 5	i. 5
j. Ninguna de las de arriba	j. 5	j. 5	j. 5

7. ¿Come tu niño o niña de 5 a 9 porciones diarias de vegetales y frutas?	SONAJERO	OSO	MOCHILA
a. Sí, siempre	a. 10	a. 10	a. 10
b. Sí, la mayoría de las veces	b. 5	b. 6	b. 8
c. No	c. 0	c. 0	c. 0
d. No estoy seguro/a	d. 0	d. 0	d. 0

8. ¿Come tu hijo o hija almuerzos llevados de casa, bien balanceados—con una variedad de alimentos de todos los grupos—o almuerzos provistos por la escuela?	SONAJERO	OSO	MOCHILA
a. Almuerzos llevados de casa siempre	a. NA	a. 8	a. 8
b. Almuerzos llevados de casa la mayoría de las veces	b. NA	b. 7	b. 7
c. Almuerzos de la escuela siempre	c. NA	c. 3	c. 3
d. Almuerzos de la escuela la mayoría de las veces	d. NA	d. 4	d. 4
e. Mitad almuerzos de casa, mitad de la escuela	e. NA	e. 5	e. 5
f. No come almuerzo	f. NA	f. 1	f. 1
g. No va a la escuela todavía	g. NA	g. 5	g. NA
h. No sé	h. NA	h. 4	h. 5

9. ¿Cuán a menudo come tu hijo o hija dulces?	SONAJERO	OSO	MOCHILA
a. En todas las comidas	a. 0	a. 0	a. 0
b. Ocasionalmente come merienda o postre	b. 5	b. 5	b. 5
c. Sólo en ocasiones especiales	c. 5	c. 5	c. 5
d. Nunca	d. 6	d. 6	d. 6
e. No sé	e. 3	e. 3	e. 5

10. ¿Toma tu hijo o hija una multivitamina regularmente?	SONAJERO	OSO	MOCHILA
a. Sí	a. NA	a. 6	a. 6
b. No	b. NA	b. 5	b. 5
c. No estoy seguro/a	c. NA	c. 0	c. 0

11. ¿Cuántas veces por mes ayuda tu hijo o hija a elegir alimentos saludables para la cena, como frutas y vegetales? a. Siempre b. La mayoría de las veces c. A veces d. Casi nunca e. Nunca	**SONAJERO** a. NA b. NA c. NA d. NA e. NA	**OSO** a. 8 b. 7 c. 6 d. 5 e. 4	**MOCHILA** a. 8 b. 7 c. 6 d. 5 e. 4
12. ¿Ayuda tu hijo o hija en la preparación de la comida? (Elige hasta 2) a. Ayuda a lavar los vegetales y las frutas b. Programa el reloj, el microondas c. Ayuda a preparar el postre d. Decide qué comeremos e. Revuelve la comida f. Pone la mesa g. No ayuda	**SONAJERO** a. NA b. NA c. NA d. NA e. NA f. NA g. NA	**OSO** a. 6 b. 6 c. 6 d. 6 e. 6 f. 6 g. 4	**MOCHILA** a. 6 b. 6 c. 6 d. 6 e. 6 f. 6 g. 4
13. ¿Cuán a menudo se sientan a la mesa y comen juntos en familia? a. Nunca, no tenemos tiempo b. 1 a 3 días por semana c. 4 a 6 días por semana d. 7 días por semana	**SONAJERO** a. 0 b. 1 c. 5 d. 8	**OSO** a. 3 b. 6 c. 7 d. 8	**MOCHILA** a. 3 b. 6 c. 7 d. 8

14. ¿Dónde come habitualmente tu hijo o hija? (Elige 1)	SONAJERO	OSO	MOCHILA
a. A la mesa o barra de la cocina, con la familia o amigos	a. 6	a. 9	a. 9
	b. 4	b. 4	b. 5
b. A la mesa o barra de la cocina solo/a	c. 2	c. 2	c. 5
c. Mientras hace otra cosa (en el auto o en otro lugar que no es para comer)	d. 3	d. 4	d. 4
	e. 1	e. 3	e. 3
d. En un restaurante	f. 1	f. 3	f. 5
e. Frente al televisor	g. 0	g. 0	g. 4
f. En su habitación			
g. No sé			

Suma todos tus puntos y escribe el total en el recuadro.

Puntaje Total de la Sección 2:

Sección 3: Ejercicio Físico y Mental

1. ¿Cuánto tiempo en total por día pasa tu hijo o hija mirando televisión o películas o jugando video juegos?	SONAJERO	OSO	MOCHILA
a. 0 a 1 hora	a. 4	a. 5	a. 5
b. 1 a 3 horas	b. 1	b. 2	b. 2
c. Más de 3 horas	c. 0	c. 0	c. 0

2. ¿Cuánto tiempo pasa tu niño o niña por día usando la computadora para otras cosas que no sean trabajos escolares? a. Nunca b. Menos de una hora c. 1 hora d. 2 horas e. 3 horas o más f. No sé	SONAJERO	OSO	MOCHILA
	a. NA	a. 7	a. 7
	b. NA	b. 6	b. 6
	c. NA	c. 5	c. 5
	d. NA	d. 4	d. 4
	e. NA	e. 3	e. 3
	f. NA	f. 1	f. 1

3. ¿Está tu hijo o hija supervisado/a (por un adulto o por software) cuando usa la Internet? a. Sí, siempre b. Sí, la mayoría del tiempo c. No d. No usa Internet	SONAJERO	OSO	MOCHILA
	a. NA	a. 8	a. 8
	b. NA	b. 5	b. 5
	c. NA	c. 3	c. 3
	d. NA	d. 5	d. 5

4. ¿Tiene tu hijo o hija un lugar especial en la casa para hacer su tarea escolar? a. Sí, en la cocina o en la mesa del comedor b. Sí, en un escritorio en su habitación c. Sí, en el piso del salón familiar o sobre la mesita de café d. No, hace la tarea en cualquier lugar e. No, hace la tarea en el auto o en el autobús f. No, no tiene tarea g. No, no está en la escuela todavía	SONAJERO	OSO	MOCHILA
	a. NA	a. 10	a. 10
	b. NA	b. 8	b. 8
	c. NA	c. 8	c. 8
	d. NA	d. 4	d. 4
	e. NA	e. 5	e. 5
	f. NA	f. 5	f. 0
	g. NA	g. 5	g. NA

5. ¿Cuándo hace la tarea tu hijo o hija?	SONAJERO	OSO	MOCHILA
a. Inmediatamente después de la escuela	a. NA	a. 4	a. 4
b. Después de hacer deportes/actividades	b. NA	b. 7	b. 7
c. Después de la cena	c. NA	c. 6	c. 6
d. A la mañana antes de ir a la escuela	d. NA	d. 5	d. 5
e. No sé	e. NA	e. 1	e. 1
f. No tiene tarea	f. NA	f. NA	f. 1

6. ¿En qué utiliza tu hijo o hija su tiempo libre? (Elige hasta 2)	SONAJERO	OSO	MOCHILA
a. Mira la televisión	a. 0	a. 1	a. 3
b. Juega video juegos	b. 0	b. 1	b. 4
c. Usa la computadora	c. 0	c. 4	c. 5
d. Lee	d. 8	d. 10	d. 10
e. Hace arte o artesanías	e. NA	e. 8	e. 8
f. Juega en su habitación	f. 7	f. 7	f. 7
g. Juega activamente al aire libre	g. 8	g. 10	g. 10
h. Juega activamente bajo techo (gimnasio, pista de patinaje, etc.)	h. 7	h. 9	h. 9
i. Otro	i. 5	i. 5	i. 5

7. ¿En qué clubes, actividades u organizaciones participa regularmente tu hijo o hija? (Elige hasta 2)	SONAJERO	OSO	MOCHILA
a. Deportes en la escuela/clubes	a. NA	a. 9	a. 9
b. Béisbol, fútbol u otro deporte de equipo organizado	b. NA	b. 9	b. 9
c. Lecciones de música o baile o club de cine/teatro	c. NA	c. 9	c. 9
d. Grupo de exploradores	d. NA	d. 9	d. 9
e. Estudios religiosos o grupos comunitarios	e. NA	e. 8	e. 8
f. Otro	f. NA	f. 5	f. 5
g. Ninguno de los mencionados arriba	g. NA	g. 1	g. 1

8. ¿Cuál es el medio de transporte más frecuente de tu hijo o hija? (Elige 1)	SONAJERO	OSO	MOCHILA
a. Camina	a. 10	a. 10	a. 10
b. Sillita de paseo	b. 5	b. NA	b. NA
c. Es llevado/a en brazos	c. 5	c. NA	c. NA
d. Bicicleta	d. NA	d. 9	d. 9
e. Patineta	e. NA	e. 8	e. 8
f. Monopatín	f. NA	f. 7	f. 7
g. Patines de rueda o en línea	g. NA	g. 8	g. 8
h. Auto, autobús, subterráneo	h. NA	h. 5	h. 5
i. Otro	i. NA	i. 5	i. 5
j. Ninguno de los mencionados arriba	j. 5	j. 5	j. 5

9. ¿De qué actividades disfruta tu hijo o hija más frecuentemente? (Elige hasta 2)	SONAJERO	OSO	MOCHILA
a. Caminar	a. 7	a. 7	a. 7
b. Acampar	b. 7	b. 7	b. 7
c. Jugar video juegos	c. 3	c. 3	c. 3
d. Ir a parques de diversiones	d. 4	d. 4	d. 4
e. Excursionismo	e. 8	e. 8	e. 8
f. Visitar museos, acuarios o zoológicos	f. 6	f. 6	f. 6
g. Nadar	g. 9	g. 9	g. 9
h. Ir de compras	h. 5	h. 5	h. 5
i. Completar tareas del hogar o proyectos	i. 6	i. 6	i. 6
j. Trabajar en el jardín	j. 8	j. 8	j. 8
k. Trabajar en proyectos de su pasatiempo o juegos	k. 5	k. 5	k. 5
l. Mirar películas	l. 2	l. 2	l. 2
m. Ninguna de las mencionadas arriba	m. 2	m. 2	m. 2
n. Otra	n. 5	n. 5	n. 5

Suma todos tus puntos y escribe el total en el recuadro.

Puntaje Total de la Sección 3:

Sección 4: Cuidado Personal

	SONAJERO	OSO	MOCHILA
1. ¿Cuán a menudo se cepilla los dientes tu hijo o hija?			
a. 3 veces por día	a. 7	a. 7	a. 7
b. 2 veces por día	b. 4	b. 4	b. 4
c. Una vez por día	c. 2	c. 2	c. 2
d. Algunas veces a la semana	d. 0	d. 0	d. 0
e. Nunca	e. 0	e. 0	e. 0
f. No sé	f. 0	f. 4	f. 5
2. ¿Cuán a menudo usa hilo dental tu hijo o hija?	SONAJERO	OSO	MOCHILA
a. 3 veces por día	a. NA	a. 8	a. 8
b. 2 veces por día	b. NA	b. 8	b. 8
c. Una vez por día	c. NA	c. 8	c. 8
d. Algunas veces a la semana	d. NA	d. 4	d. 4
e. Nunca	e. NA	e. 1	e. 1
f. No sé	f. NA	f. 4	f. 5
3. ¿Visita al dentista tu hijo o hija al menos una vez al año?	SONAJERO	OSO	MOCHILA
a. Sí	a. NA	a. 10	a. 10
b. No	b. NA	b. 3	b. 3

4. ¿Cuánto tiempo duerme tu hijo o hija la mayoría de las noches? a. 10+ horas b. 8 a 9 horas c. 6 a 7 horas d. 5 ó menos horas e. No sé	SONAJERO	OSO	MOCHILA
	a. 7	a. 7	a. 6
	b. 4	b. 5	b. 7
	c. 0	c. 3	c. 4
	d. 0	d. 0	d. 3
	e. 0	e. 0	e. 0

Suma todos tus puntos y escribe el total en el recuadro.

Puntaje Total de la Sección 4:

Sección 5: Salud Social y Emocional

1. Selecciona los miembros de la familia o amistades con quienes tu hijo o hija mantiene contacto a través de visitas, correo electrónico, llamadas telefónicas, etc. (Elige todos los que apliquen) a. Abuelos b. Tías y tíos c. Primos d. Amigos cercanos de la familia e. Otro f. Nadie	SONAJERO	OSO	MOCHILA
	a. 8	a. 8	a. 8
	b. 8	b. 8	b. 8
	c. 8	c. 8	c. 8
	d. 8	d. 8	d. 8
	e. 8	e. 8	e. 8
	f. 2	f. 2	f. 2

2. ¿Cuán bien juega tu hijo o hija con hermanos y niños de su mismo grupo de edad? a. Muy bien, siempre b. Muy bien, la mayor parte del tiempo c. No muy bien d. No sé	SONAJERO	OSO	MOCHILA
	a. NA	a. 7	a. 7
	b. NA	b. 6	b. 6
	c. NA	c. 4	c. 4
	d. NA	d. 3	d. 4

3. ¿Cuán bien piensas que enfrenta tu hijo o hija la presión de sus compañeros? a. Muy bien—decide por sí mismo b. De algún modo es guiado por sus compañeros c. Sus compañeros tienen gran influencia sobre él/ella. d. No sé	SONAJERO	OSO	MOCHILA
	a. NA	a. 7	a. 9
	b. NA	b. 6	b. 5
	c. NA	c. 4	c. 0
	d. NA	d. 5	d. 3

4. ¿Cómo piensas que tu hijo o hija calificaría su auto-valoración o imagen de sí mismo/a en general? a. Muy alta b. Alta c. Regular d. Baja e. Muy baja f. No sé	SONAJERO	OSO	MOCHILA
	a. NA	a. 8	a. 9
	b. NA	b. 7	b. 8
	c. NA	c. 6	c. 7
	d. NA	d. 4	d. 4
	e. NA	e. 3	e. 0
	f. NA	f. 1	f. 0

5. En general, ¿cómo calificarías la confianza en sí mismo/a de tu hijo o hija? a. Muy alta b. Regular c. Baja d. Muy baja e. No sé	SONAJERO	OSO	MOCHILA
	a. NA	a. 8	a. 9
	b. NA	b. 6	b. 6
	c. NA	c. 4	c. 4
	d. NA	d. 3	d. 0
	e. NA	e. 1	e. 0

	SONAJERO	OSO	MOCHILA
6. ¿Cuán a menudo prueba nuevas actividades tu hijo o hija? a. A menudo b. De vez en cuando c. Nunca	a. 8 b. 5 c. 3	a. 10 b. 6 c. 4	a. 10 b. 6 c. 5
	SONAJERO	OSO	MOCHILA
7. ¿Cuán a menudo viene a ti tu hijo o hija para que lo/a ayudes con un problema? i. A menudo ii. De vez en cuando iii. Nunca	a. NA b. NA c. NA	a. 8 b. 5 c. 3	a. 8 b. 5 c. 4

Suma todos tus puntos y escribe el total en el recuadro.

Puntaje Total de la Sección 5:

Sección 6: Costumbres de Seguridad

	SONAJERO	OSO	MOCHILA
1. ¿Usa tu hijo o hija equipos protectores apropiados (casco, coderas y rodilleras, etc.) cuando participa en actividades como andar en bicicleta, hacer *snowboard* y deportes de contacto? a. Sí, siempre b. Sí, la mayoría de las veces c. No, nunca	a. NA b. NA c. NA	a. 10 b. 4 c. 0	a. 8 b. 5 c. 4

2. En un automóvili tu hijo o hija usa el cinturón de seguridad correctamente ajustado o, si es más bajo que 4'9", se sienta en un realzador de asiento correctamente amarrado? a. Sí, siempre b. La mayoría de las veces c. No, nunca d. No usamos vehículos	SONAJERO a. 10 b. 3 c. 0 d. 5	OSO a. 10 b. 3 c. 0 d. 5	MOCHILA a. 10 b. 3 c. 0 d. 5
3. ¿Se sienta tu hijo o hija en el asiento trasero del vehículo? a. Sí, siempre b. La mayoría de las veces c. Casi nunca d. No	SONAJERO a. 10 b. 0 c. 0 d. 0	OSO a. 10 b. 0 c. 0 d. 0	MOCHILA a. NA b. NA c. NA d. NA
4. Si tu hijo o hija maneja, ¿cuán confiado/a estás tú en sus habilidades y nivel de respuesta detrás del volante? a. Muy confiado/a b. Algo confiado/a c. No muy confiado/a	SONAJERO a. NA b. NA c. NA	OSO a. NA b. NA c. NA	MOCHILA a. 5 b. 4 c. 0

5. ¿Está tu hijo o hija supervisado mientras se está bañando? a. Sí, siempre b. Sí, la mayoría de las veces c. No	SONAJERO a. 10 b. 0 c. 0	OSO a. Si tiene menos de 6, 10; si es mayor, NA b. Si tiene menos de 6, 0; si es mayor, NA c. Si tiene menos de 6, 0; si es mayor, NA	MOCHILA a. NA b. 0 c. NA
6. ¿Sabe nadar tu hijo o hija? a. Sí b. No, pero tomará lecciones pronto c. No	SONAJERO a. 10 b. 5 c. 5	OSO a. 10 b. 5 c. 0	MOCHILA a. 10 b. 5 c. 0
7. ¿Conoce tu hijo o hija el signo universal de asfixia? a. Sí b. No	SONAJERO a. 10 b. 5	OSO a. 10 b. 0	MOCHILA a. 10 b. 0
8. ¿Sabes tú qué hacer si tu hijo o hija se está asfixiando? a. Sí b. No	SONAJERO a. 10 b. 0	OSO a. 10 b. 0	MOCHILA a. 10 b. 0
9. ¿Hay un botiquín de primeros auxilios en tu hogar? a. Sí b. No	SONAJERO a. 8 b. 3	OSO a. 8 b. 3	MOCHILA a. 8 b. 3

	SONAJERO	OSO	MOCHILA
10. ¿Está tu niñera o la trabajadora de la guardería certificada en CPR (por sus siglas en inglés, *Cardiopulmonary resuscitation*) o sea, Resucitación cardiopulmonar? a. Sí b. No c. No sé	a. 10 b. 0 c. 0	a. 10 b. 0 c. 0	a. NA b. NA c. NA
11. ¿Usa tu hijo o hija protector solar y/o ropas protectoras cuando está afuera por un largo tiempo? a. Sí, siempre b. Sí, la mayoría de las veces c. Sí, a veces d. Casi nunca e. No, nunca f. No estoy seguro/a	a. 10 b. 3 c. 2 d. 1 e. 0 f. 0	a. 10 b. 3 c. 2 d. 1 e. 0 f. 0	a. 10 b. 3 c. 2 d. 1 e. 0 f. 5
12. ¿Fuma alguien en tu casa? a. Sí b. Sólo cuando tenemos compañía c. No	a. 0 b. 3 c. 10	a. 0 b. 3 c. 10	a. 0 b. 3 c. 10
13. Circula todo lo que aplique en tu hogar a. Examinada por plomo b. Examinada por radón c. Equipada con detectores de humo d. Equipada con detectores de monóxido de carbono e. Ninguno de los mencionados arriba	a. 10 b. 10 c. 10 d. 10 e. 0	a. 10 b. 10 c. 10 d. 10 e. 0	a. 10 b. 10 c. 10 d. 10 e. 0

14. Circula todos los ítems que tiene tu hogar	SONAJERO	OSO	MOCHILA
a. Puertas para bebés, protecciones en las ventanas y otras barreras protectoras.	a. 10	a. 10	a. NA
	b. 10	b. 10	b. NA
b. Cerraduras o pasadores de seguridad en armarios que contengan elementos peligrosos como artículos de limpieza y medicamentos	c. 10	c. 10	c. NA
	d. 10	d. 10	d. NA
c. Protección alrededor de superficies duras y esquinas filosas.	e. 10	e. 10	e. NA
	f. 0	f. 0	f. NA
d. Tapas protectoras dentro de tomacorrientes eléctricos.			
e. Termostato de agua caliente graduado a baja temperatura			
f. Ninguna de las mencionadas arriba			

Suma todos tus puntos y escribe el total en el recuadro.

Puntaje Total de la Sección 6:

Cómo Funciona el Puntaje

En las partes blancas de las tablas que aparecen más abajo, circula tus puntajes completos para cada sección. Luego, escribe el puntaje correspondiente arriba, en el espacio provisto. Después sigue las directivas que están a final de las tablas. Por ejemplo, si tu puntaje final para la Sección 1 fuera de 9 a 11, tu puntaje sería 4.

Sección 1: Condiciones Médicas y de Salud Generales   Mi Puntaje:_____

PUNTAJE	1	2	3	4	5	6	7	8	9	10
SONAJERO	0–2	3–5	6–8	9–11	12–14	15–17	18–20	21–23	24–26	27+
OSO	0–2	3–5	6–8	9–11	12–14	15–17	18–20	21–23	24–26	27+
MOCHILA	0–2	3–5	6–8	9–11	12–14	15–17	18–20	21–23	24–26	27+

Sección 2: Nutrición   Mi Puntaje:_____

PUNTAJE	1	2	3	4	5	6	7	8	9	10
SONAJERO	0–20	21–33	34–46	47–58	59–71	72–84	85–96	97–108	109–120	121+
OSO	0–15	16–31	32–48	49–63	64–78	79–93	94–108	109–123	124–138	139+
MOCHILA	0–15	16–31	32–48	49–63	64–78	79–93	94–108	109–123	124–138	139+

Sección 3: Ejercicio Físico y Mental   Mi Puntaje:_____

PUNTAJE	1	2	3	4	5	6	7	8	9	10
SONAJERO	0–5	6–10	11–16	17–21	22–27	28–33	34–39	40–45	46–57	58+
OSO	0–11	12–22	23–33	34–44	45–55	56–66	67–77	78–88	89–99	100+
MOCHILA	0–11	12–22	23–33	34–44	45–55	56–66	67–77	78–88	89–99	100+

Sección 4: Cuidado Personal   Mi Puntaje:_____

PUNTAJE	1	2	3	4	5	6	7	8	9	10
SONAJERO	NA	NA	0–1	2–3	4–5	6–7	8–9	10–11	12–13	14+
OSO	0–2	3–6	7–10	11–14	15–18	19–22	23–25	26–28	29–31	32+
MOCHILA	0–2	3–6	7–10	11–14	15–18	19–22	23–25	26–28	29–31	32+

Sección 5: Salud Social y Emocional   Mi Puntaje:_____

PUNTAJE	1	2	3	4	5	6	7	8	9	10
SONAJERO	0–5	6–10	11–16	17–21	22–27	28–33	34–39	40–45	46–57	58+
OSO	0–8	9–18	19–27	28–36	37–45	46–55	56–65	66–74	75–87	88+
MOCHILA	0–8	9–18	19–27	28–36	37–45	46–55	56–65	66–74	75–87	88+

Sección 6: Costumbres de Seguridad   Mi Puntaje:_____

PUNTAJE	1	2	3	4	5	6	7	8	9	10
SONAJERO	0–15	16–36	36–54	55–73	74–92	93–111	112–129	130–148	149–168	169+
OSO	0–19	20–39	40–59	60–78	79–98	99–119	120–139	140–160	161–180	181+
MOCHILA	0–9	10–19	20–31	32–43	44–55	56–66	67–78	79–90	91–102	103+

Puntaje general:_____

PUNTAJE	1	2	3	4	5	6	7	8	9	10
SONAJERO	0–47	48–93	94–141	142–187	188–236	237–285	286–332	333–380	381–441	442+
OSO	0–57	58–121	122–185	186–246	247–308	309–372	373–434	435–496	497–561	562+
MOCHILA	0–47	48–101	102–157	158–211	212–265	266–319	320–373	374–426	427–483	484+

Completa tu puntaje para cada sección, después súmalos para conocer el puntaje general de tu hijo o hija.

SECCIÓN   PUNTAJE

Condiciones Médicas y de Salud Generales   _____

Nutrición   _____

Ejercicio Físico y Mental   _____

Cuidado Personal   _____

Salud Social y Emocional   _____

Costumbres de Seguridad   _____

PUNTAJE TOTAL   _____

¿Qué significa tu puntaje total?

Si tu puntaje fue 1 ó 2

¡Diablos! A este ritmo, el RealAge, o edad biológica, de tu hijo o hija, podría ser tanto como *ocho años mayor* para cuando esté atravesando los treinta años. Eso significa que su cuerpo tendría cuarenta años cuando en realidad sólo tiene sólo treinta y dos. Y el número de años de su RealAge puede aumentar más y más a medida que va creciendo.

Hay mucho trabajo por hacer, pero con sólo completar este test, has demostrado que estás listo/a. Cambios simples en el estilo de vida pueden mejorar significativamente no sólo la salud de tu hijo o hija sino la de tu familia completa y lograr que la edad real (RealAge) de todos sea menor. Hoy es el día para empezar.

Si tu puntaje fue 3 ó 4

¡Caramba! Con las costumbres actuales de tu hijo o hija, su edad real (RealAge), o edad biológica, podría ser tanto como *cuatro años más* para cuando esté atravesando los treinta años. Eso significa que su cuerpo estaría cerca de los cuarenta años cuando realmente tenga treinta y seis. Y cuanto mayor sea, más rápido puede aumentar su RealAge.

Pero sé que puedes hacerlo mejor. Ya estás alentando algunos hábitos saludables en tu hijo o hija, y el que hayas hecho este test demuestra que estás listo/a para hacer aún más. Las estrategias en los próximos capítulos te ayudarán a ponerte en marcha.

Si tu puntaje fue 5 ó 6

¡No está nada mal! Dados sus hábitos actuales, el RealAge de tu hijo o hija, o edad biológica, será aproximadamente la misma que su edad verdadera cuando llegue a los treinta años. ¡Pero no te detengas aquí!

Ya estás creando una base sólida para la salud futura de tu hijo o hija. Ahora es el momento de fortalecerla aún más. Te mostraremos cómo comenzar en las páginas que siguen.

Si tu puntaje fue 7 u 8

¡Impresionante! Es evidente que sabes mucho acerca de promover hábitos saludables en los chicos. Tu hijo o hija es afortunado/a al tener un ejemplo tan inteligente ahora, y eso realmente tendrá resultados más adelante. En verdad, su RealAge, o edad biológica, podría ser tanto como *cuatro años menos* cuando tenga entre treinta y treinta y cinco años. Eso significa que lucirá y se sentirá como si tuviese treinta cuando en realidad tenga treinta y cuatro. Y su RealAge puede disminuir aún más a medida que vaya sumando años reales. Más adelante en este libro, encontrarás formas de continuar motivando conductas excelentes en tu niño o niña.

Si tu puntaje fue 9 ó 10

¡Guau! Te mereces un aplauso. Estás dando un ejemplo sobresaliente, le estás dando a tu hijo o hija el mayor regalo posible— una base fuerte para toda una vida de costumbres saludables. Tu conocimiento y dedicación tendrán un impacto enorme en su RealAge, o edad biológica, a lo largo del camino. Podría ser hasta *ocho años más joven* cuando esté en la década de los treinta.

Eso significa que lucirá y se sentirá como si tuviera treinta y ún años cuando esté llegando a los cuarenta.

¿Y Ahora Qué?

Si estás en el grupo "Guau," felicitaciones. Pero aún si estás en "¡Diablos!" o en "¡ Caramba!" no te desalientes. Tú y tu hijo o hija tiene mucho potencial y hoy es el día para comenzar a explotarlo. Este libro te ayudará a desarrollar un programa abarcador que hará que tu hijo o hija esté más seguro/a y más saludable hoy, al mismo tiempo que le proveerá beneficios de salud a largo plazo para el mañana. Suena como si fuera un gran desafío— y lo es—pero lo dividiremos en pasos manejables, guiándote a lo largo del camino. Comienza dando algunos de ellos, vuelve a hacer el test en algunos meses y ¡mira como se disparó tu puntaje!

Cómo Hacer Cambios que Perduren

Los expertos de RealAge investigaron hace mucho tiempo cómo hacer cambios exitosos. Primero, tómate un poco de tiempo—generalmente, lleva noventa días convertir un cambio importante en un verdadero hábito.

Segundo, ayuda tener presente que formar un buen hábito—o terminar con uno malo—tiene lugar en tres etapas:

- Primero, identificar el patrón de conducta específico que necesita ser cambiado.
- A continuación, tener bien claro por qué es importante cambiarlo.
- Finalmente, desarrollar estrategias para hacer el cambio saludable.

Usando estas etapas, hemos desarrollado un esquema de trabajo para fomentar costumbres saludables en los chicos. Lo llamamos las 4 I's: Identificar, informar, instruir e inculcar.

1. Identificar	2. Informar	3. Instruir	4. Inculcar
Determinar cuál es el hábito que se debe adoptar o modificar.	Explicar por qué este hábito es vital para la salud y la felicidad.	Ayudar a tu hijo o hija a que desarrolle y llegue a dominar el hábito	Reforzar el hábito con recordatorios y apoyo.

El Test RealAge para chicos saludables cubre el paso 1— *identifica* tanto las buenas costumbres como aquellas que necesitan ser cambiadas. Vuelve a revisar tus puntajes para cada sección y después haz una lista de aquellas costumbres que necesitan un cambio grande. Idealmente, estás luchando por un puntaje de diez en las seis áreas. A cada sección del test se le han dedicado un capítulo o dos que te guían a través de los pasos dos a cuatro—*informar, instruir* e *inculcar.*

Este libro está diseñado para ser adaptado y responder a tus necesidades particulares y las de tu familia, de modo que úsalo de la forma que sea mejor para ti. Por ejemplo, si obtuviste un puntaje alto en la sección de nutrición, podrías darle un vistazo rápido al capítulo sobre nutrición y concentrarte en los capítulos sobre buen estado físico o seguridad.

También, dado que los grupos de diferentes edades tienen preocupaciones y temas tan diferentes, las secciones de algunos capítulos están marcadas con los íconos del sonajero, el oso o la mochila. De todos modos, ten presente que estos rangos de edad, particularmente para el sonajero y el oso, pueden superponerse dado que el desarrollo puede variar de niño a niño.

	Si tu hijo o hija tiene menos de 2 años, lee las secciones del sonajero primero. Después lee las secciones del oso y la mochila para ver qué puedes esperar en los años venideros.
	Si tu hijo o hija tiene entre 2 y 9 años, concéntrate en las secciones marcadas con un oso. Lee las secciones marcadas con la mochila para ver qué puedes esperar en los años venideros.
	Si tu hijo o hija tiene 10 años o más, concéntrate en las secciones marcadas con una mochila.

¿Qué tan Rápido Cambiará *Tu* Hijo o Hija?

Tal como los adultos, algunos niños son más adaptables a las transiciones que otros. Para algunos chicos, romper un viejo hábito o establecer uno nuevo puede llevarles menos de noventa días; a otros les puede llevar más tiempo. Mantente activo/a e involucrado/a, ofreciendo tu apoyo y tu reconocimiento al esfuerzo que conlleva el cambio. En algunos momentos tu hijo o hija puede flaquear—y tú puedes vacilar, también. Pero tu compromiso y reafirmación positivos ayudarán finalmente para que tu hijo o hija lo logren—y continúen con nuevas costumbres saludables en la adultez.

Y aunque muchos chicos se resisten a los cambios, casi todos los chicos son buenos para hacerlos, especialmente si tienen apoyo amoroso. Tener cimientos básicos de seguridad y regularidad en casa ayuda a los chicos a ser más flexibles y a asumir los cambios que la vida inevitablemente trae.

Tu objetivo general debería ser asegurarte que tus hijos tengan rutinas diarias y gente con la que puedan contar en sus vidas. Las rutinas regulares ayudan a tus chicos a comprender lo que se espera de ellos, aún así dales lugar a una gama de opciones. Esta confianza es reconfortante y les permite a los chicos sentir que tienen algún control sobre sus vidas. Es como un sistema de navegación interno— ellos pueden encontrar su camino en su mundo sin sentirse perdidos o fuera de control. A propósito, es una buena idea permitirles establecer sus rutinas diarias—hace que mantenerse fiel a un horario no sea siempre una batalla de voluntades.

Necesitarás examinar las rutinas de tu niño o niña de vez en cuando, sólo para asegurarte de que todo esté marchando bien:

- ¿Parecen contentos con sus rutinas?
- ¿Necesitan más tiempo de descanso?
- ¿Tienen nuevos intereses que te gustaría alentar?

Las buenas costumbres son el producto final de un proceso en desarrollo, proceso que comienza en las primeras semanas de vida y continúa hasta la adolescencia y más allá. Las costumbres saludables llevan años de trabajo y mantenimiento. Necesitarás recordarte una y otra vez no ceder ante las fórmulas mágicas y tentaciones sólo porque son más fáciles en el momento. No le servirán a tu hijo o hija a lo largo del camino. Si no se establecen buenas costumbres, se formarán malas costumbres no saludables en su lugar.

Asegúrate de que esto no suceda empezando a informarte, instruirte, inculcarte y—lo más importante—inspirarte.

Capítulo 2

A COMER

Creando Costumbres de Alimentación Saludables que Durarán Toda la Vida

(no, no tienen que renunciar a las papas fritas para siempre)

Los pediatras lo hemos oído todo. Pequeñitos de alrededor de dos años que minuciosamente encuentran cada arveja en sus comidas y las dejan caer de las bandejas de sus sillitas. Chicos de cinco años que se sientan sobre sus sándwiches y dicen: "¡ya está!" Chicos de once ó doce años que usan el truco de esconder la comida "debajo del puré de papas"… como si no lo hubiésemos hecho nosotros mismos. ¿Realmente vale la pena la lucha para que los chicos tengan una dieta balanceada?

Hm. Bien, considera esto. Los chicos que pueden comer lo que ellos quieren harán justamente eso… aún si eso los enferma. Aún si eso los hace gruñones. O menos listos. O los pone fuera de control. No es probable que los chicos relacionen un almuerzo de papas fritas con salsa de tomate con el no ser capaces de concentrarse en la tarea más tarde.

Pero tú sí.

Entonces, ¿cómo mejoras la conducta de tu hijo o hija, su humor y desempeño académico hoy—y reduces la posibilidad de obesidad, presión arterial, diabetes o enfermedades cardíacas mañana?

Llena tu casa con una variedad de alimentos buenos—frutas, vegetales, granos enteros, productos lácteos descremados, carnes magras, carne de ave, pescado, frijoles, huevos y frutos secos. Después, en lugar de batallar sobre cada repollito de Bruselas o frijol, haz que tus chicos se involucren en la planificación y preparación de las comidas. Para los chicos, comer platos que ellos han ayudado a crear es completamente diferente a comer alimentos que "son buenos para ti."

Sobre todo, no sirvas sólo los alimentos que tú sabes que a tu hijo o hija le gustan. Es como la escuela: tu hijo o hija está constantemente explorando nuevos temas. Tú quieres que él o ella aprenda constantemente sobre nuevas comidas en casa. Eso allana el camino para toda una vida de mejor estado de ánimo y mejor salud.

El Test de Energía de Treinta Segundos de la Dra. Jen

Tu hijo o hija:

¿Se desempeña mal en la escuela?
Sí
No

¿Opone resistencia a jugar afuera?
Sí
No

¿Se pone irritable y es proclive a llorar?
Sí
No

¿Parece ser perezoso?
Sí
No

¿Muestra poco interés en actividades que solía disfrutar?
Sí
No

¿Tiene dificultades para concentrarse por mucho tiempo?
Sí
No

Si respondiste "Sí" a dos o más preguntas, tu hijo o hija puede estar careciendo de la energía para funcionar durante todo el día. Las buenas costumbres de alimentación podrían ayudar.

Luchando por el Equilibrio Perfecto

Dicho esto, no te preocupes por el equilibrio de la dieta de tu hijo o hija en una sola comida. Piensa en el equilibrio en términos de una semana. Concentrarse en patrones más amplios es un método mucho más constructivo.

También es cierto que todos los chicos pasan por etapas. A veces, honestamente no tendrán hambre. Usualmente sucede esto en una

La respuesta de la Dra. Jen.

Piensa acerca del consumo de nutrientes de tu hijo o hija a lo largo de una semana, no sólo de un día. Cuando sumas todo, ¿están cubiertos todos los grupos de alimentos? Si es así, entonces estás en el buen camino. Si no es así, lee más adelante los consejos para mejorar la dieta de tu niño o niña.

fase lenta de su ciclo de crecimiento y está bien que no coman mucho en ese momento. Simplemente prepárate: lo próximo que sabrás es que estarán vorazmente hambrientos y tú no podrás almacenar suficiente comida en la casa.

Además, los chicos de todas las edades tienden a odiar al menos una cosa—digamos, las habichuelas—y devorar toneladas de otra cosa, por ejemplo uvas. No te preocupes por unos pocos extremos; si el consumo de tu hijo o hija en el curso de una semana, en la mayoría de las semanas, está equilibrado en general, está bien.

Porción, Porción, ¿Qué tan Grande Es una Porción?

¿Cómo sabes si los chicos están comiendo demasiado? Fácil: aumentan excesivamente de peso. Tu pediatra puede ayudarte a determinar qué peso es normal para tu hijo o hija y cuál no. Otra vez, dependiendo de rachas de crecimiento y niveles de actividad, la cantidad que comen los chicos varía muchísimo. Lo que te parece demasiado a ti podría ser exactamente lo que sus cuerpos en crecimiento necesitan en ese momento. Si la comida es saludable, la mayoría de los chicos comerá hasta que estén desinteresados o distraídos, lo que usualmente significa que están satisfechos. Por otro lado, si te preocupa que tu hijo o hija no esté comiendo lo suficiente, ten presente que, comparado con las porciones de los adultos, la porción de un niño es bien pequeña. Por ejemplo, el tamaño de una porción para un niño que está aprendiendo a caminar puede ser sólo un par de cucharadas.

Comienza Pequeño

Los niños pequeños—menores de cuatro años—generalmente comen hasta que satisfacen su hambre, después paran. De todos modos, a medida que los chicos van creciendo, tienden a comenzar a ignorar las pistas internas de su hambre y a comer de acuerdo a otras influencias, tales como la cantidad de comida en su plato. Los estudios muestran que servirles grandes porciones a los chicos los alienta a comer más.

De modo que en lugar de servir una gran cantidad de comida, comienza con pequeñas porciones, y usa platos pequeños, los de tamaño de lunch en lugar de platos más grandes, para que las comidas no se vean escasas. Después, ofrece un segundo plato si tu hijo o hija todavía tiene hambre. Una de las claves para mantener una relación saludable con la comida es aprender a interpretar las pistas internas de hambre.

También, sirve agua con las comidas, no bebidas azucaradas o gaseosas, y alienta a los chicos a tomarse su tiempo cuando están comiendo. Al cerebro le lleva aproximadamente veinte minutos registrar que el estómago está lleno, de modo que comer de más con frecuencia es el resultado de comer demasiado rápido. Finalmente, no te aferres a la idea de que las comidas terminan con un postre, a menos que sea fruta.

Analizando Tus Respuestas a las Preguntas Sobre Nutrición del Test RealAge de Chicos Saludables

Tú probablemente ya conoces todos los participantes principales en el juego de la nutrición:

- Granos
- Frutas
- Vegetales
- Productos lácteos
- Carne/pollo/pescado/huevos
- Grasas

Pero ¿sabes cuánto de cada grupo deberían comer los chicos por día? Usa las siguientes tablas como guías, basándote en su edad.

Cantidades Diarias de Alimento de Cada Grupo
Recomendadas para Chicos y Chicas de 2 y 18 años

Chicas Edad	Granos	Frutas	Vegetales	Productos Lácteos	Carne, Pollo, Pescado, Huevos	Grasas	Total de calorías diarias
2	3 onzas	1 taza	1 taza	2 tazas	2 onzas	3 cucharadas	1.000
3	4 onzas	1 taza	1½ taza	2 tazas	3 onzas	4 cucharadas	1.200
4–6	5 onzas	1½ taza	1½ taza	2 tazas	4 onzas	4 cucharadas	1.400
7–9	5 onzas	1½ taza	2 tazas	3 tazas	5 onzas	5 cucharadas	1.600
10–11	6 onzas	1½ taza	2½ tazas	3 tazas	5 onzas	5 cucharadas	1.800
12–18	6 onzas	2 tazas	2½ tazas	3 tazas	5½ onzas	6 cucharadas	2.000

Estas cantidades están basadas en un nivel de actividad moderado; para más información, ir a www.mypyramid.gov.

Chicos Edad	Granos	Frutas	Vegetales	Productos Lácteos	Carne, Pollo, Pescado, Huevos	Grasas	Total de calorías diarias
2	3 onzas	1 taza	1 taza	2 tazas	2 onzas	3 cucharadas	1.000
3	5 onzas	1½ taza	1½ taza	2 tazas	4 onzas	4 cucharadas	1.400
4–5	5 onzas	1½ taza	1½ taza	2 tazas	4 onzas	4 cucharadas	1.400
6–8	5 onzas	1½ taza	2 tazas	3 tazas	5 onzas	5 cucharadas	1.600
9–10	6 onzas	1½ taza	2½ tazas	3 tazas	5 onzas	5 cucharadas	1.800
11	6 onzas	2 tazas	2½ tazas	3 tazas	5½ onzas	6 cucharadas	2.000
12–13	7 onzas	2 tazas	3 tazas	3 tazas	6 onzas	6 cucharadas	2.200
14	8 onzas	2 tazas	3 tazas	3 tazas	6½ onzas	7 cucharadas	2.400
15	9 onzas	2 tazas	3½ tazas	3 tazas	6½ onzas	8 cucharadas	2.600
16–18	10 onzas	2½ tazas	3½ tazas	3 tazas	7 onzas	8 cucharadas	2.800

Estas cantidades están basadas en un nivel de actividad moderado; para más información, ir a www.mypyramid.gov.

Desafortunadamente, mientras que los chicos de hoy están consumiendo suficientes calorías—a menudo más que las suficientes—pocas de esas calorías provienen de fuentes nutricionalmente sanas. Un estudio reciente de chicos de entre dos y once años mostró que aproximadamente un tercio de ellos no estaban satisfaciendo los requerimientos diarios de frutas, granos, carnes, productos lácteos y vegetales. Tal vez más sorprendente, ¡el 16 por ciento no satisfacían ningunas de las recomendaciones en absoluto! Entonces, ¿de dónde provienen las calorías de los chicos? Lo adivinaste: grasas y azúcares—dos cosas que deberían jugar un rol menor en sus dietas.

Llenarse con "comida basura," como papas fritas, galletitas y bebidas gaseosas, a menudo significa que la proteína, fibra, grasas saludables y las vitaminas y minerales esenciales son desbancados. El resultado a largo plazo: Un riesgo mayor de tener una serie de problemas de salud, como obesidad, enfermedades cardíacas y diabetes, para nombrar sólo algunos.

Esto no es decir que la grasa debería ser eliminada de la dieta de los chicos. En realidad, durante los primeros años de la niñez, los chicos necesitan grasa alimenticia para un crecimiento y desarrollo neurológico apropiados (consulta las tablas de la página 38 para cantidades específicas). La grasa también ayuda al cuerpo a absorber ciertos nutrientes y es necesaria para mantener niveles de energía. Pero la grasa debería provenir de ciertos alimentos nutritivos tales como los frutos secos, aguacates, aceites vegetales y de oliva, y productos lácteos bajos en grasa (yogurt, queso y leche). Hasta los dos años de edad, los chicos necesitan productos lácteos enteros; a partir de ahí, cambiar a opciones de bajo contenido graso es generalmente aceptable. La grasa debería ser en total un poquito menos que un tercio de la dieta de tu hijo o hija. De todos modos, dado que las necesidades individuales varían, discútelo con el pediatra de tu niño o niña.

Diversificando el Portfolio de Alimentos de Tu Hijo o Hija

La comida es buena medicina; cada grupo contiene cientos de sustancias únicas y poderosas que promueven la buena salud. Si bien incorporar una cantidad apropiada de cada clase principal de alimentos todos los días es un buen comienzo, para lograr que la dieta de tu hijo o hija realmente funcione, necesitas aprovechar el amplio espectro de alimentos ricos en nutrientes **dentro** de cada grupo.

Hazlo lentamente

Para introducir más alimentos en la dieta de un chico, no trates de cambiar los hábitos alimentarios de la familia de la noche a la mañana. Primero trata de resolver el problema de los excesos y después concéntrate en las deficiencias. Los cambios modestos tienen más posibilidades de sumarse a los hábitos de alimentación positivos y que perdurarán para toda la vida.

Trata de expandir lentamente el menú concentrándote en estos tres aspectos: color, textura y sabor. No puedes equivocarte si tienes una buena variedad de estos rasgos en el plato. Aquí está la explicación del por qué:

Color: Cuanto más colorida la combinación de comida en el plato, más grande el aporte nutricional. Las frutas y vegetales de colores fuertes—los frambuesas, fresas y moras brillantes, las soleadas mandarinas, la espinaca color esmeralda, los pimientos rojos—contienen importantes y protectores fitoquímicos y antioxidantes que ayudan a prevenir las enfermedades y preservan la salud de muchas diversas formas. También pueden ayudar a aminorar la actividad inflamatoria en el cuerpo que, entre otras cosas, contribuye a la enfermedad del corazón y de los vasos sanguíneos.

Tómate un poquito más de tiempo de lo usual en tu próxima visita a la sección de los vegetales. Cuando llegues a la góndola, concéntrate más en los colores que en los alimentos específicos. Usa la siguiente lista de verdulería para ayudarte a explorar.

Cómo Mantener Colorida la Dieta de tu Familia

¡Lleva esto a la verdulería y elige al menos dos artículos de cada color por semana!*

ROJO	BLANCO-VERDE	AZUL-MORADO	AMARILLO-NARANJA	AMARILLO-VERDE
Tomates	Puerro	Moras	Albaricoques	Bananas
Sandía	Ajo	Arándanos	Cantalupo	Aguacates
Cerezas	Cebollinos	Grosellas negras	Toronja	Manzanas verdes
Arándanos	Peras marrones	Ciruelas secas	Limones	Uvas blancas
Fresas	Dátiles	Bayas de saúco	Mangos	Melón de miel
Frambuesas	Coliflor	Higos morados	Nectarinas	Melón
Granada	Jengibre	Uvas moradas	Naranjas	Kiwi
Toronja rosada	Hongos	Ciruelas	Papayas	Limas
Remolachas	Cebollas	Pasas de uva	Duraznos	Peras verdes
Pimientos rojos	Chirivías	Repollo morado	Caquis	Alcauciles
Rabanitos	Chalotes	Berenjena	Piña	Arugula
Radicchio	Cebolletas	Pimientos	Mandarinas	Espárragos
Papas rojas	Nabos	morados	Calabaza	Brócoli
Manzanas rojas			Zanahorias	Repollitos de
Ruibarbo			Pimientos	Bruselas
			amarillos	Repollo
			Zapallo	Apio
			Nabos suecos	Pepinos
			Batatas	Endibia
				Verduras de
				hojas verdes
				Cebollas de
				verdeo
				Calalú
				Arvejas
				Pimientos verdes
				Tirabeques
				Arvejas dulces
				Espinaca
				Berro
				Calabacín

*Come las cáscaras comestibles siempre que puedas—son ricas en fibra y nutrientes. Lávalas bien antes.

Textura: Mantén la dieta crujiente con vegetales, granos enteros, semillas y nueces. Todos ellos son fuentes inagotables de nutrientes y muchos están llenos de fibra insoluble, la cual ayuda a prevenir la diabetes del tipo 2 y permite mantener el colon de tu hijo o hija saludable al ayudar a la función intestinal. La fibra insoluble se encuentra principalmente en los granos enteros tales como la avena, la cebada, el arroz integral, los panes y pasta de trigo integral y en los cereales integrales para el desayuno, pero los vegetales como las zanahorias, los calabacines, el apio, los repollitos de Bruselas, el repollo y la coliflor están llenos de fibra insoluble también. Las semillas de girasol, de sésamo y de zapallo son fuentes saludables de vitaminas, minerales, proteínas, aminoácidos y buenas (insaturadas) grasas, de modo que espárcelas sobre los platos principales, ensaladas y sándwiches. Lo mismo cuenta para los frutos secos como las castañas de cajú, almendras, nueces, pacanas y piñones.

Sabor: Preséntale a tu niño o niña nuevos sabores cocinándole con diferentes hierbas, especias y salsas. Dependiendo de cuán abierto a probar cosas nuevas sea, prueba gradualmente las combinaciones sugeridas en la tabla de abajo. Con sabores más fuertes (jengibre, eneldo, rábano picante) usa un poquito al principio. Algunos funcionarán, otros no—por ahora—pero cada pequeñísimo progreso cuenta.

POTENCIADORES DEL SABOR VEGETAL	POTENCIADORES DEL SABOR DEL PLATO PRINCIPAL
• **Tomates:** albahaca, orégano, mejorana.	• **Pollo:** jugo de naranja, ajo, páprika, cilantro, comino
• **Zanahorias:** jugo de naranja, cilantro, cebollinos	• **Cerdo:** jugo de naranja, ajo, jengibre, cebollas de verdeo
• **Arvejas:** perejil, cebollas, menta.	• **Carne de res:** pimienta negra, jengibre, rábano picante, mostaza
• **Habichuelas:** jugo de limón, semillas de mostaza	• **Pescado:** jugo de limón, páprika, perejil, eneldo, pimienta negra.
• **Papas:** cebollinos, cebollas de verdeo, eneldo, perejil, cúrcuma	

Aplicar esta estrategia de color, textura y sabor a las comidas de la familia ayudará a asegurarse de que tu hijo o hija tenga el equilibrio adecuado de calorías, proteínas, minerales y vitaminas—no sólo para el crecimiento físico sino también para el apropiado desarrollo del cerebro, el control de peso, la prevención de enfermedades y más.

De acuerdo, pasemos a las costumbres de alimentación específicos, y empecemos con la comida número uno: el desayuno.

La mayoría de las semanas, ¿cuántas veces a la semana toma el desayuno tu hijo o hija?

¿Cuántas veces has oído que "el desayuno es la comida más importante del día"? Bien, vale ser repetido. Una comida a la mañana mejora todo—mayor energía, mejor concentración, mejores habilidades para resolver problemas y mejor coordinación ojo-mano. Eso asegura un mejor desempeño en la escuela y una apreciación y amor por el aprendizaje mayores. Aún más, los niños que toman el desayuno tienden a comer más saludable en general, y estos patrones de alimentación usualmente continúan en la adultez, ayudando a las personas a mantener un peso saludable y a evitar enfermedades cardíacas y otros problemas serios en los años que tienen por delante.

Proyección RealAge: **Adoptar el hábito de tomar el desayuno todos los días beneficiará a los niños en todos los años que tienen por delante. Si mantienen este hábito cuando sean adultos, se mantendrán en los treinta y nueve cuando en realidad deberían estar cumpliendo los cuarenta.**

Tomemos Desayuno

De acuerdo, no siempre es una tarea fácil. Las mañanas son usualmente ajetreadas y conseguir que un niño coma más que unos pocos bocados antes de salir corriendo a jugar o a tomar el autobús es todo un desafío. Pero unos pocos bocados es mejor que nada y tú puedes profundizar a partir de ahí.

Las mañanas en mi casa son usualmente como un juego contra el reloj, de modo que yo trato de organizar todo lo que puedo la noche anterior con la ayuda de mis chicos. Escogemos la ropa, planeamos los almuerzos y ubicamos las mochilas cerca de la puerta de entrada para que a la mañana el desayuno sea la prioridad.

Otras familias ponen la fruta, el cereal y los platos sobre la mesa y los alimentos perecederos en una bandeja en el refrigerador para llevarla rápidamente a la mesa a la mañana. Si no puedes hacer que la comida de la mañana tenga lugar en casa, despide a los chicos con saludables desayunos rápidos para comer en el camino a la escuela o cuando lleguen. Haz que te ayuden a llenar bolsas de plástico con cierre con cosas como nueces, pasas

LAS CINCO RAZONES MÁS IMPORTANTES POR LAS QUE EL DESAYUNO ES IMPRESCINDIBLE	LAS CINCO EXCUSAS MÁS FRECUENTES PARA SALTEARSE EL DESAYUNO
Los chicos que toman el desayuno… • Se desempeñan mejor en la escuela. • Tienen mejor atención y concentración. • Tienen menos problemas de conducta. • Tienen más probabilidades de satisfacer sus necesidades nutricionales. • Les resulta fácil mantener un peso saludable.	• "Pero mami, ¡comí toda mi cena anoche!" • "¡Voy a perder el autobús!" • "¡Este cereal no se rompe y cruje *Pop!*" • "¡Ya me lavé los dientes!" • "¡No tengo hambre!" ¡No cedas ante las súplicas desconsoladas de los niños! Haz del desayuno un ritual de cada mañana para todos.

de uva y otros frutos secos; rodajas de naranja; granola baja en grasa; huevos duros; queso y galletas de sal; "galletitas" de rebanadas de manzana rellenas con manteca de maní; y otras opciones nutritivas y portátiles que puedan ir mordisqueando.

Actualmente más y más escuelas están ofreciendo el desayuno en un esfuerzo por mejorar el desempeño escolar y la asistencia y reducir los problemas de conducta. Estos programas parecen estar funcionando—muchas escuelas informan sobre progresos significativos, académica y socialmente.

Entonces, ¿qué come típicamente en el desayuno tu hijo o hija?

No tiene que ser elaborado. En realidad, hay evidencia creciente de que un tazón de la buena y tradicional avena puede ser ideal. Varios estudios recientes han mostrado que cuando los chicos comen avena en el desayuno—versus cereal frío o ningún desayuno para nada—tienen mejor memoria y atención, habilidades que vienen muy bien cuando se estudian materias como matemática y geografía. Los científicos piensan que este efecto está vinculado al alto contenido en fibra y en proteína de la avena integral. Dado que los granos integrales se digieren lentamente, abastecen al cerebro con un constante torrente de energía.

Ya sea que el cereal favorito de tu hijo o hija sea caliente o frío, controla siempre la etiqueta nutricional para conocer el contenido de fibra, proteína y azúcar por porción. En el desayuno, quieres que los chicos reciban mucha fibra y proteínas dado que eso los mantendrá con una sensación de estar llenos y con energía hasta el almuerzo. Por la misma razón, proponte como objetivo mantener el contenido de azúcar al mínimo; de lo contrario, puede hacer que la energía del chico suba vertiginosamente y después se venga abajo antes de la primera mitad de la mañana. En realidad, el azúcar de ningún tipo debería aparecer entre los tres primeros ingredientes de la etiqueta.

Combate el Aburrimiento en el Desayuno

Haz campaña por algunos desayunos nuevos para que tus chicos se entusiasmen. Prueba algunas de estas variaciones en la comida de la mañana:

Licuados Fáciles: Mezcla 2 bananas congeladas, 1 taza de fresas, 1 taza de yogurt de vainilla bajo en grasa y ¾ de taza de jugo en una licuadora. Rinde dos porciones.

Panqueques de Avena: A tu masa de panqueques habitual, agrégale avena, uvas pasas, canela, nueces picadas y un poquito de azúcar moreno. Después viértela en formas divertidas, como la carita de Mickey Mouse. Prepara la mezcla la noche anterior y mantenla en la heladera para ganarle a la corrida de la mañana.

Tacos para el Desayuno: Revuelve huevos con la cuchara y haz tortillas de maíz calientes, cúbrelas con queso en tiras, una cucharada de yogurt bajo en grasa o crema ácida y salsa.

Sándwiches Abiertos: Unta una tostada de pan integral con mantequilla de maní y puré de frutas enteras o inclusive guacamole y salsa para los de más de doce años con ganas de aventura.

Qué debería aparecer en esa etiqueta:

- Fibra—al menos 3 gramos por porción; agrégale un puñado de fruta fresca, pasas de uva, arándanos secos, almendras, pacanas, semillas de girasol, semillas de lino molidas, o germen de trigo para llegar a un total de 6 gramos.
- Proteína—al menos 3 gramos por porción.
- Azúcar—no más de 5 gramos por porción.

Sugerencia: Si el cereal favorito de tu hijo o hija es bajo en fibra, prueba mezclarlo con otro cereal que sea rico en fibra.

El otro nutriente matinal en el que necesitas concentrarte es la grasa—especialmente, los ácidos grasos poliinsaturados (PUFAs, por sus siglas eu inglés, Polyunsaturated fatty acids) que tienen un alto contenido de omega-3. ¿Por qué? Un estudio reciente encontró que los chicos que comen más de estas grasas rinden mejor en las pruebas de memoria a corto plazo que los chicos que comen más grasa saturada (la mala, la clase que obstruye las arterias y que se encuentra en la manteca, entre otras cosas). Una de las formas más fáciles de que tus chicos reciban grasas omega-3 es esparcir nueces o almendras en su cereal. También puedes preparar el desayuno con huevos enriquecidos con omega-3 que ahora están disponibles en muchos lugares, y unta aceite de canola (otra buena fuente) en lugar de mantequilla en la tostada de pan integral. Un

Regla General Sobre la Fibra

Aquí tienes un modo fácil de estimar cuántos gramos por día necesitan los chicos en crecimiento: toma su edad y agrégale 5 a 10 gramos de fibra. Eso es lo mínimo, y algunos expertos consideran que el consumo de fibra de los niños debería ser mucho mayor, razón por la cual los cereales y panes integrales con alto contenido de fibra son tan importantes.

poquito de grasa saludable ayudará a que tu hijo o hija se sienta satisfecho por más tiempo, y también ayudará a absorber otros nutrientes de la comida.

Si tu hijo o hija prefiere las barras de desayuno, asegúrate de leer las etiquetas de la misma forma que leerías las etiquetas del cereal, prestando atención al contenido de grasa, fibra, proteína y azúcar. Muchas barras tienden a tener un bajo contenido de fibra y tienen azúcar a granel. Es mejor si el azúcar o el jarabe de maíz no está entre los tres primeros ingredientes de los alimentos para el desayuno.

> *Proyección RealAge:* **Los chicos que adoptan el hábito de comer alimentos ricos en fibra ahora probablemente seguirán con este hábito saludable cuando sean adultos. Y si lo hacen— incorporando 25 gramos de fibra por día como adulto—para cuando tenga treinta y dos años, su RealAge podría ser realmente sólo veinte y nueve.**

Dale Impulso al Desayuno

Los huevos son otro alimento para el desayuno que puede ayudar a que los chicos se sientan satisfechos hasta el almuerzo. Debido a que se los acusó de aumentar el colesterol malo, la gente evitó los huevos por años. Pero los huevos han sido siempre una buena fuente de nutrientes y proteínas y un importante estudio médico los ha limpiado de la acusación de elevar el riesgo de ataque cardíaco y derrame cerebral.

Si tu familia está enganchada con las carnes para el desayuno, opta por las carnes más magras, tales como el tocino canadiense y/o limita el consumo de carne en el desayuno a una vez a la semana. Las carnes para el desayuno tradicionales tienden a tener un alto contenido en grasa saturada y/o sodio.

También puedes substituirlas por pollo, pavo o tocino y salchichas de base de soya. Hay varias buenas opciones en el mercado pero controla las etiquetas en busca del contenido de grasa y sodio; en algunas marcas puede ser alto.

Si en la familia los panqueques o waffles son una tradición, busca mezclas de trigo sarraceno o agrega varias cucharadas de salvado a la masa para aumentar el contenido de fibra. También corona las tortitas calientes con puré de frutas frescas, yogurt o un puñado de fresas, moras o frambuesas en lugar de jarabe y mantequilla.

Acompañar el desayuno con leche es una buena elección para todos los grupos de edad (aunque debe ser baja en grasa después de los dos años de edad) y, aunque no debería reemplazar a las frutas frescas, 4 a 8 onzas de jugo 100 por ciento puro por día está bien también. (Lee más sobre jugos en la página 54.)

A continuación hablemos de las bebidas. ¿Qué toma más a menudo tu hijo o hija?

Los líquidos hacen más que saciar la sed de los chicos. Las bebidas reemplazan el líquido que sus cuerpos pierden a través de la actividad y el funcionamiento normal del cuerpo y, cuando se los elige sabiamente, pueden también proveer un mayor aporte nutricional.

De modo que asegúrate de tener en cuenta las bebidas de tu niño o niña.

El agua fresca de siempre es lo mejor para mantener sus pequeños cuerpos hidratados y funcionando óptimamente, pero otras bebidas, tales como la leche descremada y los 100 por ciento jugos, pueden ser una buena forma de llenar agujeros nutricionales. Conducir a los chicos hacia estas bebidas y alejarlos de las bebidas llenas de azúcar y cafeína puede ayudarlos a mantener un peso saludable y una sonrisa saludable por años.

Los Bebés y la Leche

Si no puedes dar el pecho a tu bebé durante todo el primer año de vida, tal como la Academia Americana de Pediatría (American Academy of Pediatrics) recomienda, recuerda que al menos amamantar por unas pocas semanas le da al recién nacido algunos beneficios nutricionales y fortalece su sistema inmunológico. Si dejas de alimentar a pecho antes del año, pasa a una fórmula fortificada con hierro, no a leche de vaca. Tu pediatra puede guiarte para que selecciones una que sea la exactamente correcta para tu bebé.

¿Es Más Saludable la Leche Orgánica?

La producción de leche ha cambiado bastante en las últimas décadas ya que "las granjas de cría intensiva"—en las que las vacas están amontonadas en playones de alimentación enormes—casi han borrado el sistema natural de pastorear las vacas en los prados. Aunque las granjas de cría intensiva aumentan la producción de leche, ésta es de algún modo menos nutritiva. La leche orgánica, que proviene de vacas alimentadas a pasto (no sucede esto con todas las leches orgánicas), puede ser una opción más saludable que la leche común comercial. Pero prepárate a pagar más.

Optimiza la Salud de los Huesos Desde el Principio

Piensa en un hueso como una cuenta de ahorros; los cuerpos de los chicos constantemente hacen *depósitos* y *retiros* del tejido óseo. Durante la niñez y la adolescencia, se hacen más depósitos que retiros en los huesos ya que el esqueleto crece tanto en tamaño como en densidad. Una dieta rica en calcio y otros minerales mantiene los retiros, o pérdida ósea, en un mínimo. Los chicos con el nivel de masa ósea más alto después de la adolescencia tienen la mayor ventaja en términos de salud ósea futura. De modo que optimizar la salud de los huesos en el comienzo de la vida es crucial para prevenir futuras fracturas y osteoporosis. Los refrescos, el alcohol, la consumición de mucha cafeína, ciertas medicinas, los antiácidos que contienen aluminio, la restricción de calorías y una falta de ejercicio son algunas de las causas comunes de baja densidad ósea.

Si tu hijo o hija no toma leche ni come ningún otro alimento con alto contenido de calcio, tales como el yogurt, el queso o jugo de naranja fortificado con calcio, entonces es esencial que tome una multivitamina que contenga vitamina D *y* un suplemento de calcio.

Recomendaciones de la Academia Americana de Pediatría (American Academy of Pediatrics) sobre el consumo de calcio.	
Edad	**Calcio**
1–3 años	500 mg por día (equivale aproximadamente a 2 tazas de leche)
4–8 años	800 mg por día (equivale aproximadamente a 3 tazas de leche descremada)
9–18 años	1.300 mg por día (equivale aproximadamente a 4 tazas de leche descremada)

Proyección RealAge: Si los chicos adquieren el hábito de comer alimentos ricos en calcio ahora, probablemente mantengan este hábito siendo adultos. Y consumiendo 400 IU (por sus siglas en inglés, International Unit—Unidad internacional) de vitamina D y 1.200 miligramos de calcio en su dieta de adultos, podrían lucir y sentirse tanto como 1.3 años más jóvenes a la edad de treinta y cinco.

Cuando la Densidad Ósea Disminuye

Rachel, una muchacha activa de dieciséis años, deportista, vino a verme porque se había lastimado su muñeca mientras que jugaba al volleyball para su equipo de la escuela secundaria.

Filtro Solar, Leche y Deficiencia de Vitamina D

La luz solar hace que la piel produzca vitamina D. De modo que durante los breves días nublados de invierno en que se pasa mucho tiempo adentro, todos corremos el riesgo de tener deficiencia de esta vitamina. Los chicos de piel más oscura o que viven en las áreas septentrionales sin mucho sol corren más riesgo. Además, cuando el tiempo está soleado los chicos de hoy a menudo salen de sus casas con protector solar. Esa es una buena medida en términos de cáncer de piel. Pero limita el beneficio de la breve exposición al sol. Así que, ¿qué recomiendo yo?

Leche y cereal para el desayuno.

La mayoría de la leche está fortificada con vitamina D, como también lo están muchos cereales para el desayuno. La vitamina D ayuda al cuerpo a absorber el calcio y junto con el calcio trabajan para fortalecer los huesos. La dosis recomendada de vitamina D es 200 IUs por día, la cantidad contenida en dos tazas de leche fortificada.

Si tienes un niño o niña que no puede o no quiere tomar leche, la mejor alternativa puede ser un multivitamina.

Resultó ser una fractura de muñeca, su tercera fractura en tres años. Con un poquito de sondeo descubrí que Rachel no estaba tomando leche porque "no le gustaba el sabor." Entonces, en lugar de leche tomaba un montón de refrescos que contienen cafeína y fósforo, dos sustancias que se chupan el calcio. Aún peor, también me confesó que había estado fumando— otro debilitador óseo. Aunque Rachel intencionalmente comía mucha proteína magra para el crecimiento de sus músculos, evitaba el queso y otros productos lácteos, temerosa de que le hicieran aumentar de peso.

Un escaneo de la densidad ósea reveló lo que yo temía: la densidad ósea de Rachel era baja—inclusive mostraba síntomas iniciales de osteoporosis. Algunos cambios simples en su dieta ayudarían a Rachel a revertir el daño, fortalecer sus huesos y evitar las fracturas que son comunes en los chicos que no consumen suficiente calcio—que son la mayoría de los chicos grandes y adolescentes en los Estados Unidos. Solamente el 10 por ciento de las chicas adolescentes reciben los 1,300 mg de calcio por día. De modo que reduce las bebidas gaseosas que toman los chicos y proporciónales más calcio dándoles jugo de naranja enriquecido con calcio y licuados para el desayuno. (Tírales algunas fresas, moras o frambuesas y bananas a éstos también. Aprovecha cada oportunidad que tengas para incluir frutas y vegetales en la dieta de tu hijo o hija).

Datos Sobre los Jugos

Dado que pocos chicos sistemáticamente cumplen con el consumo recomendado de frutas y vegetales, sorber una cantidad moderada de 100 por ciento jugo es una forma de llenar algunos de los vacíos de nutrientes. El jugo es una maravillosa fuente de vitamina C y está a menudo fortificado con calcio. Y dado que está del lado de lo dulce, aún el más quisquilloso de los chicos lo disfruta. Aún más, varios productos ahora contienen tanto jugo de fruta como de vegetales, incluyendo Vruit, Odwalla, V8 V.Fusion y Juice Plus, entre otros.

La clave con el jugo es sorber, no tragar. Ten la cautela de no permitirle a tu hijo o hija que se llene con jugo—podría no quedar lugar para los otros alimentos que se necesitan para una dieta bien balanceada. Es cierto también que los jugos a menudo tienen un alto contenido de azúcares simples y calorías, lo que favorece el deterioro de los dientes y el aumento de peso. También carecen de fibra y de la cantidad de nutrientes completos de las frutas y vegetales enteros, por lo que no son un reemplazante total de esos alimentos. Por ejemplo, las manzanas enteras tienen un alto contenido de fitoquímicos que pueden ayudar a reducir el riesgo de ciertos tipos de cáncer, el asma, la diabetes y las enfermedades cardíacas. El jugo de manzana no.

En realidad, yo recomiendo que no se les des jugo para nada hasta un año de edad—la edad en que la mayoría de los chicos comienza a beber jugo de una taza en lugar de la mamadera—para reducir el deterioro dental. Después de los dos años, limita la ingesta diaria a 4 a 6 onzas de 100 por ciento jugo. Muchos padres diluyen el jugo con agua para que dure todo el día y para reducir la cantidad de azúcar que su niño o niña consume. De todos modos, yo preferiría que un chico beba el jugo todo de una vez y después beba agua el resto del día. Esto no sólo es más saludable para sus dientes sino que la mayoría de los padres de mis pacientes que siguen este consejo me comentan que ahora sus hijos eligen agua como su primera opción para beber.

Reemplaza los Líquidos Perdidos

A menudo se pasa por alto la importancia de que los chicos estén hidratados mientras hacen actividad física intensa. Cuanto más vigorosa la actividad o más cálido el tiempo, más importante es para ellos tomar suficientes líquidos. Habla con los chicos acerca de cuán a menudo y cuánto deberían estar bebiendo.

Esto variará de niño a niño, de modo que enséñale a los chicos a prestar atención a los signos de que pueden estar un poquito deshidratados, tales como que sus labios estén secos o que sientan sus bocas pastosas o pegajosas. A medida que la deshidratación se incrementa aparecen el temblor, las jaquecas y los dolores de estómago.

El agua es la mejor elección para una hidratación general, a menos que tengas un chico superactivo. Tu niño podría preferir bebidas deportivas como Gatorade o Propel, pero algunas bebidas deportivas contienen cafeína y muchas tienen jarabe de maíz de alta fructuosa—que se sumará al consumo diario de calorías de tu niño o niña y tiene algunos efectos colaterales preocupantes.

Sorbiendo Dulce

Muchos expertos culpan en parte el dramático incremento de la obesidad en la niñez al consumo excesivo de refrescos endulzados tales como gaseosas, té helado, refrescos de fruta y bebidas frutales artificialmente saborizados. Una sola lata de 12 onzas de estas bebidas tiene tanto como 13 cucharadas de azúcar en la forma de jarabe de maíz de alta fructuosa (HFCS por high-fructose corn syrup). Este líquido espeso es hecho con maicena y, a diferencia de otros endulzantes, le dificulta al cuerpo la producción de ciertas hormonas que ayudan a regular el apetito y el almacenamiento de grasa. Como resultado, algunos expertos en nutrición creen que las bebidas endulzadas con HFCS despistan a los mecanismos normales de regulación de peso del cuerpo. Eso significa que los chicos reciben un montón de calorías vacías que dejan sus cuerpos ansiando aún más calorías. Un estudio reciente reveló que beber una lata de refresco azucarado por día incrementa el riesgo de volverse obeso ¡en un 60 por ciento!

En cuanto a los dientes jóvenes, las bebidas gaseosas son doblemente destructivas porque su azúcar favorece el deterioro mientras que su acidez destruye el esmalte protector—aún en las gaseosas libres de azúcar. Además, los adolescentes, que necesitan más del doble de calcio que los niños pequeños, están crecientemente eligiendo las gaseosas sobre la leche, lo que pone en peligro el desarrollo de sus huesos y el crecimiento saludable en general.

Ahora considera una semana típica. ¿Tu hijo o hija consume suficientes vegetales y frutas en su dieta?

Para muchos padres, conseguir que sus hijos coman las cinco ó más porciones diarias recomendadas parece un sueño imposible. Pero dado todo el potencial que estos alimentos contienen, es un sueño que vale la pena perseguir.

> *Proyección RealAge:* Conseguir que los chicos adopten el hábito de comer montones de frutas y vegetales los beneficiará en los años venideros… pero sólo si lo mantienen a través de toda la niñez y la adultez. Si lo hacen, su RealAge podría ser treinta seis cuando sus tarjetas de cumpleaños digan: "¡Felices cuarenta!"

Encuéntrale la vuelta a cuántas porciones de fruta y verdura tu niño o niña realmente necesita.

- Desde los seis meses de edad a los seis años: aproximadamente cinco porciones—dos de fruta, tres de vegetales.
- Chicos más grandes y niñas adolescentes: aproximadamente siete porciones—tres de fruta, cuatro de vegetales.
- Niños adolescentes: aproximadamente nueve porciones—cuatro de fruta, cinco de vegetales.

Conseguir que coman de cinco a nueve porciones de fruta y vegetales cada día puede parecer una gran cantidad de alimento pero el tamaño de las porciones puede ser más pequeño de lo que piensas. Para un niño de menos de dos años de edad, una porción es sólo aproximadamente 1 onza, o aproximadamente dos cucharadas. Para chicos de más de dos años, una porción es cualquiera de las siguientes:

- 1 fruta de mediano tamaño.
- ½ taza de frutas o vegetales crudos, cocidos, congelados o enlatados (tomates cherry, arvejas en su vaina, mandarinas.)
- ¼ taza de frutas secas (pasas de uva, higos, cerezas, arándanos.)
- 1 taza de vegetales de hoja crudos (espinaca, lechuga, bok choy.)
- ½ taza de legumbres cocidas, enlatadas o congeladas (frijoles, granos, arvejas.)
- ¾ taza de 100 por ciento jugo de fruta o vegetales.
- 1 taza de sopa de verduras.

Éstas pueden estar distribuidas a lo largo de todo el día. Por ejemplo, para el almuerzo, sírvele a un niño que está empezando a caminar ¼ taza de vegetales, o media fruta fresca de tamaño mediano; después ofrécele el resto de la fruta como merienda y dos porciones de ½ taza de vegetales para la cena. Una buena regla general es hacer que las frutas y vegetales sean parte de cada una de las comidas.

Cuando conseguir que los niños coman frutas y vegetales se ponga difícil, no dejes que se convierta en una batalla. Prueba esta técnica: cuando hay un nuevo alimento sobre el plato, les pido a mis chicos que lo prueben; si no les gusta, no les hago pasar un mal momento. Lo preparo nuevamente, aproximadamente una semana después. Les da otra oportunidad de que lo prueben, y a veces realmente les gusta. En realidad, la mitad de las veces, ¡les gusta la primera vez! No son malas probabilidades para nada.

También, prueba adaptar una estrategia de las tiendas de alimentos: pon el alimento que quieres "mover" donde tus "clientes" no puedan dejar de verlo. Siempre ten fruta fresca sobre la encimera de donde es fácil agarrarla y ubica los vegetales en el centro y frente del refrigerador. De ese modo cuando los chicos tengan urgencia por mordisquear, tendrán más posibilidades de tomar un durazno o algunas arvejas en su vaina y zanahorias, especialmente si ya están cortadas. Si estás apremiada/o por el tiempo, compra frutas y vegetales en paquete, listos para comer. Puede costar más, pero es más barato que una caja de galletas—o arreglar una caries.

Cuando los chicos son pequeños, prueba haciendo una lista semanal de frutas y vegetales, y haz que tu niño o niña ponga una estrella para cada vegetal o fruta comida. Cuélgala sobre el refrigerador para que sirva de inspiración.

 Comienza Temprano

Tal como con otros hábitos saludables, es mucho más fácil si comienzas cuando los niños son pequeños. Aproximadamente a los seis meses de edad es el momento de comenzar a introducir a los bebés en el mundo de los alimentos sólidos. Dado que los bebés van quemando las grandes cantidades de reservas de hierro con las que han nacido en los primeros seis meses, usualmente se recomienda cereal infantil fortificado con hierro como primer alimento. Pero las frutas y vegetales pueden ser introducidos pronto.

Los bebés tienen preferencias, exactamente igual que tú. Algunos engullirán la calabaza y rechazarán la compota de manzanas. O viceversa. Trata de no ser rígido/a acerca de tus expectativas. Introduce una amplia variedad de alimentos y permítele a tu bebé que acepte o rechace algo. Pero sé constante. Vuelve a ofrecer los alimentos que tu bebé inicialmente rechazó. Después del decimoquinto intento, puede sorprenderte y descubrir un nuevo alimento favorito.

Usa la guía que aparece debajo como regla general para comprender qué y cuánto darle a tu bebé. O busca pistas de que tu bebé está satisfecho. Si se vuelve desinteresado, mira para otro lado o sacude su cabeza diciendo que no, usualmente está diciendo que ya ha comido lo suficiente. Y cuanto más alimento sólido coma, menos leche de fórmula o de pecho querrá.

Alimento	Veces por día	Cantidad
Cereal para bebé (arroz, avena, cebada)	1–2	1–4 cucharadas
Fruta (compota de manzana, bananas, duraznos, peras)	2	2–3 cucharadas
Vegetales (calabaza, zanahorias, habichuelas, arvejas)	2	2–3 cucharadas
Jugo de fruta (mejor después de los 2 años de edad)	1	3 onzas

  ¿Estás Retrasada?

Si no introdujiste en la dieta de tu bebé tempranamente las frutas y vegetales, prepárate a ser creativo/a—aún a actuar solapadamente y con descaro si es necesario. Cualquier cosa que hagas, no des sermones. Decirle a un niño o niña: "¡Es bueno para ti!" es precisamente invitarlo/a a resistir.

A continuación encontrarás algunas sugerencias para deslizar disimuladamente alimentos importantes en la dieta de tu hijo o hija.

- **Rállalos**—Agrega vegetales finamente cortados en las sopas, estofados, albóndigas, pan de carne y salsa para espaguetis. No pueden sacar lo que no pueden ver.
- **Déjalos caer**—Agrega bananas o frutas secas al cereal o los panqueques.
- **Cúbrelos**—Sirve vegetales con salsa de queso o salsa de yogurt (ventaja adicional: fuente de calcio).

- **No los cocines**—Sírve tanto vegetales crudos como cocidos. A un niño podría encantarle la coliflor cruda y aborrecerla cocida.
- **Dales un sacudón de legumbres**—Las legumbres cuentan como vegetales. Prueba servir arvejas y frijoles de sabor suave tales como porotos blancos pequeños, garbanzos, grandes frijoles (blancos) norteños, frijoles pintos, lentejas y edamame. Alguno será aceptado.
- **Escúlpelos**—¡Hazlo divertido! Crea caritas de alimentos con trozos de vegetales; haz un remolino colorido con fruta trozada.
- **Emparéjalos**—Pon juntos alimentos favoritos con frutas y verduras menos familiares, como naranjas y kiwis, o papas y alcauciles.

Evitando Alergias

Por mucho tiempo se les ha aconsejado a los padres que eviten introducir ciertos alimentos—productos lácteos, trigo y especias, por ejemplo—antes de una determinada edad. Estos alimentos realmente parecen causar una respuesta alérgica en algunos niños. Por lo tanto es sabio ser cauteloso acerca del momento de introducir nuevos alimentos, especialmente si tú, tu compañero/a o un hermano o hermana ha tenido alguna vez una reacción desfavorable ante un alimento.

Con todos los chicos sugiero introducir los nuevos alimentos lentamente, comenzando con alimentos de un solo ingrediente y espaciando la introducción de cada nuevo alimento al menos en tres ó cuatro días. Con este método, tú puedes estar atento/a a alguna reacción adversa. Si no aparece ninguna, continúa. Si tu hijo o hija tiene una reacción adversa, elimina el alimento y habla con tu pediatra.

Para las familias con una historia de alergia a los alimentos, posterga la introducción de sólidos hasta que los niños tengan al menos seis meses. Después de ese momento, arranca con arroz fortificado con hierro o avena (espera para introducir el trigo hasta los doce meses). Después, gradualmente agrega vegetales a lo largo de las próximas semanas, pero evita los frijoles, las arvejas y otras legumbres por un mes o dos. A continuación agrega frutas (excepto fresas, frambuesas, moras y cítricos) pero evita todos los productos lácteos hasta al menos el año de edad. A los ocho meses, agrega carne de res y carne de ave. Al año de edad, agrega cítricos y productos lácteos pero evita los huevos y las fresas, frambuesas y moras hasta los dos años de edad, y evita el pescado, los mariscos y los frutos secos hasta al menos los tres años de edad.

Para los chicos sin una historia familiar de alergia o sensibilidad a los alimentos, puedes comenzar con los cítricos, las fresas, frambuesas y moras y los huevos al año de edad, y los mariscos y frutos secos a los dos años. El trigo, la soya y los productos lácteos usualmente están bien después de los seis meses.

¿Listos para una merienda? ¿Cuáles son las meriendas típicas de tu hijo o hija?

En algún momento, la merienda pasó a ser considerada mala. Tal vez fue la advertencia constante: "¡No comas nada entre comidas, arruinarás tu cena!" Ciertamente, comer demasiadas galletitas puede hacer que los chicos pierdan su apetito para las comidas.

De todos modos, cuando es elegida sabiamente, la merienda provee otra oportunidad para que los chicos reciban todos los nutrientes que necesitan. Los niños pequeños necesitan porciones más pequeñas de alimento más a menudo ya que sus estómagos son muy chicos. El truco es asegurarse de que la merienda brinde un aporte nutricional y de fibra sin una gran cantidad de grasa saturada y calorías.

Una Historia Real Sobre la Crianza:
La Insaciable Comedora de Meriendas

Con cinco años de edad, a Megan le gustaba comer constantemente. Como rutina dejaba la mitad de su desayuno sin comer, asegurando estar satisfecha, para después pedir merienda treinta minutos más tarde. Yo pensaba que estaba bien porque trataba de comida saludable—queso en hebras y *pretzels*, por ejemplo. Pero una vez que se acostumbró a comer aquí y allá durante todo el día, raramente comía más que un par de bocados de sus comidas regulares. Me sentía frustrada por el desperdicio de comida, pero no quería negarle su merienda si realmente sentía hambre.

En el control médico anual de Megan, pedí consejo. La Dra. Jen me dijo que los chicos necesitan comer la merienda, pero no debería sustituir las comidas. Me recomendó probar con darle merienda a media mañana y uno a media tarde y, aunque me sentía un poco escéptica, estuve de acuerdo.

El primer día no fue fácil. Megan se rehusó a comer sus huevos y tostada, así que le dije que podía dejar de comer pero que yo lo guardaría para más tarde, cuando ella sintiera hambre. En efecto, media hora más tarde, Megan vino a mí pidiéndome la merienda. Cuando le recalenté el desayuno, lloriqueó: "¡No, yo quiero mi merienda!"

"No hay merienda a menos que comas tu desayuno," dije, manteniéndome firme. Sin ganas comió unos pocos bocados más. A las 10 A.M., le entregué un plato de manzanas cortadas en rodajas y una galleta integral con mantequilla de maní. "Muy bien, hora de la merienda. Esto es hasta el almuerzo." Megan comió todo feliz, pero pronto quiso más para comer y todavía faltaba una hora para el almuerzo. La parte más difícil fue decir no. Pero Megan comió casi todo su sándwich de pavo y su fruta en el almuerzo, y yo pude ver que el programa estaba funcionando.

Ahora Megan come la merienda alrededor de las diez de la mañana y otro alrededor de las tres de la tarde. Y aunque todavía no limpia su plato en las comidas, sé que está aprendiendo mejores costumbres alimentarias. Yo también.

LINDA, NUEVA YORK, N.Y.

Diversión en el Ataque por la Merienda

Estas meriendas fáciles de crear seguramente serán un éxito con los chicos de cualquier edad:

Galletas Arañitas: Unta mantequilla de maní entre dos galletas de trigo redondas, agrega palitos de pretzel como piernas y pasas de uva como ojos, y ahí tienes una merienda divertida tipo araña.

Un Banquete para Gigantes: Los "árboles" de brócoli son mucho más divertidos cuando los puedes sumergir en salsa o en un aderezo con base de yogurt. Mezcla hasta 8 onzas de yogurt sin sabor con un poco de eneldo fresco cortado pequeño, un poquito de mostaza Dijon y unas gotas de salsa de soya. Prueba sumergir "troncos" de zanahoria, "canoas" de tiras de pimiento, "rocas" de tomate cherry y "puentes" de rebanadas de pepino.

Sándwiches Integrales: Dale el gusto con algo parecido a una deliciosa tarta de queso cuando tu niño o niña quiera algo dulce. Unta la mitad de una galleta integral con queso crema, agrega un poquito de dulce de frambuesa y tápala con la otra mitad de galleta. ¡Riquísimo!

En un momento de crisis, las elecciones saludables ya preparadas son barras de higo, mezcla de frutos secos y paquetes de una sola porción de cereal integral.

Las meriendas pequeñas también pueden ser una forma efectiva de impedir que los niños coman en demasía; distraen el hambre excesiva de modo que los chicos no estén rabiosamente hambrientos y vayan en busca de alimentos chatarra. Sin embargo, los niños no deberían estar comiendo tanto que no tengan hambre en las comidas. Establecer momentos fijos para la merienda también ayudará a luchar contra el comer emocional—comer por aburrimiento o stress.

Nuevamente, piensa en la ubicación. Procura que sea tan fácil como sea posible que tu niño o niña tomen esa fruta ya cortada o un yogurt en lugar de galletas con chispas de chocolate.

Si la merienda saludable es más conveniente, alentarás costumbres de meriendas saludables.

Lo Malo Disfrazado de Bueno

De modo que estás convencido/a de que la merienda puede ser parte de una dieta saludable. Con eso en la cabeza, te prometes comprar todas las meriendas "reducidas en grasa," "sin grasa," "bajas en carbohidratos," "con menos azúcar" y "toda natural" que puedas encontrar. Espera un minuto. Da vuelta al paquete y lee la etiqueta de ingredientes.

Los ingredientes están listados en orden decreciente, por peso. Eso significa que los primeros ingredientes juegan un rol principal en la merienda que eliges para tu hijo o hija. Si hay harina incluida, busca granos enteros. Ofrecen muchos beneficios para la salud, incluyendo carbohidratos complejos que son más saludables porque llevan más tiempo de digestión y ayudan a controlar los niveles de azúcar en sangre.

Estáte atento/a a que sólo porque algo incluye harina de "trigo" no significa que sea trigo integral. Y la harina enriquecida es harina refinada a la que se le han agregado de nuevo los nutrientes. ¿Por qué sacarlos primero?

Mantente alejado/a de los alimentos que contienen grasas trans, que también aparecen en la lista como aceite hidrogenado o parcialmente hidrogenado. A menudo contienen estas grasas las galletitas, las galletas, el glaseado, las papas fritas, la margarina y las palomitas de maíz hechas en el horno a microondas.

Las grasas trans se hacen usando un proceso llamado hidrogenación que convierte las grasas insaturadas en grasas saturadas altamente estables que tardan en ponerse rancias. Aproximadamente veinte años atrás, los fabricantes comenzaron a poner grasas trans en los alimentos procesados para pro-

Consejos Sobre los Granos Integrales

Aquí tienes ideas de cómo incorporar más granos integrales y salvado en la dieta de tu familia:

- Sirve cereales integrales para el desayuno tales como copos de salvado, briznas de trigo, avena o cualquiera del creciente número de otros cereales integrales.
- Siempre haz las tostadas y sándwiches con pan integral.
- Cocina la sopa y el chili con cebada.
- Sirve arroz integral, pasta de trigo integral y couscous de trigo integral en lugar del arroz blanco y fideos blancos.

longar su vida en los estantes. De cualquier modo, resultó ser que estas grasas hechas por el hombre son mucho más riesgosas que cualquier grasa natural, aún las grasas saturadas que se encuentran en la manteca, la carne de res y de porcino. Varios estudios han encontrado que las grasas trans elevan el riesgo de enfermedades cardíacas, incrementan el colesterol total y reducen el colesterol HDL, bueno y saludable.

Pero no omitas toda la grasa. Simplemente concéntrate en las grasas saludables para el corazón que se encuentran en los alimentos de base vegetal—frutos secos, aguacates, aceite de oliva, aceites de semillas de lino y de sésamo y más.

Proyección RealAge: Los chicos que desarrollan el gusto por los alimentos llenos de grasas saturadas y trans cuando son pequeños tienen más probabilidades de conservar el deseo de ellos cuando son mayores. Y si las grasas malas son parte regular de su dieta como adultos, su RealAge podría ser más parecida a la de treinta y cinco cuando sólo tengan treinta y dos, debido a los efectos dañinos en las arterias y cinturas.

Las elecciones inteligentes para los snacks deberían darles un impulso saludable a los niveles de concentración y energía de tu hijo o hija. Por lo tanto…

CUANDO LOS CHICOS DICEN "QUIERO…"	RESPONDE "¿QUÉ TAL…"
Doritos de Frito-Lay	*Multigrain Tostitos* de Frito-Lay (integrales)
Chicken McNuggets de McDonald's	*Buffalo Wings* de Morningstar Faros (sin grasas trans)
	Breast Nuggets de Perdue Chicken (sin grasas trans)
Pop-Tarts de Kellogg's	*Toaster Pops* de Amy's (mucho menos grasa y azúcar; sin grasas trans)
Turkey & Cheddar Lunchables de Oscar Mayer	*Triscuits* de Nabisco, queso bajo en grasa, y rebanadas de pechuga de pavo de Healthy Choice (granos integrales, mucho menos grasa y colesterol)
Thin Mints de Girl Scouts	*Newman-O's Mint Crème Cookies* de Newman's Own Organics (mucha menos grasa saturada)
Whopper with cheese de Burger King	*Cheeseburger Deluxe* de Wendy's Jr. (menos de la mitad de grasa, calorías, colesterol; casi sin grasas trans)
Perro caliente de carne de res	*Smart Dog* de soya de Lightlife (sin grasa, la mitad del sodio)
Papas fritas	Papas hechas en casa, fritas al horno, ligeramente rociadas con aceite de oliva, saludable para el corazón (la mitad de calorías, un cuarto de la grasa)

Prueba algunas de estas sabrosas, y saludables, meriendas:

• Mezcla de frutos secos con cereal integral, maníes, pasas de uva y minichispas de chocolate amargo.

- Nachos hechos con chispas de maíz asadas, frijoles negros refritos libres de grasa, pollo cortado en tiras, queso cheddar bajo en grasa y zanahorias ralladas.
- Rollitos de tortilla de pavo humedecidos con queso crema bajo en grasa, apio cortado en trocitos y pimiento rojo.
- Waffle de trigo integral coronado con mantequilla de maní, todo el abanico de frutas o yogurt y fresas, frambuesas y moras.
- Tomates cherry rellenos con ensalada de atún o requesón.

¿Cuántos caramelos come tu niño o niña a lo largo del día?
Los niños parecen tener una inclinación natural hacia los dulces. Y a medida que crecen, se vuelven más golosos.

Aunque restringir totalmente los dulces procesados puede ser la opción más saludable, podría no ser la más inteligente. Los estudios han demostrado que ejercer demasiado control sobre la dieta puede hacerla fracasar—los chicos a los que no se les permite ningún gusto tienden a desmedirse en la satisfacción de sus gustos en la primera oportunidad u obsesionarse con los alimentos prohibidos. De modo que permite un par de galletitas después de la cena una o dos veces a la semana y torta de chocolate en los cumpleaños. Después de todo no es el gusto azucarado ocasional lo que es perjudicial, sino una dieta constante de dulces.

Algunas alternativas de pos-

Animar a sus Hijos para que Coman el Almuerzo

Si tu hijo o hija ya está cansado/a de lo mismo de siempre, prueba alguno de estas sugerencias para hacer el almuerzo más interesante:

Cambia el pan: ¿Qué tal queso crema bajo en grasa con rodajas de manzana sobre un pan de pasas y canela? ¿O pavo y salsa de arándanos sobre pan de centeno?

Diviértete con las formas: Usa cortadores de galletas grandes para hacer sándwiches con forma de fantasmas en el día de las brujas o de muñecos de nieve en diciembre.

tres saludables para todos los días son los tazones de fresas, frambuesas o moras, jugos congelados, yogurt o muffin integral de banana. Y ¿lo habías oído? Aunque pueda parecer demasiado bueno para ser verdad, las investigaciones han demostrado que el chocolate amargo, rico en cacao, es también rico en los mismos antioxidantes protectores que contienen las manzanas y uvas.

No el chocolate blanco. No el chocolate con leche. Sólo el rico chocolate negro que contiene un mínimo de 70 por ciento de sólidos de cacao. Puede saber un poquito amargo para los chicos, pero haz el intento con un poco de fruta, especialmente las peras o naranjas. Si es aceptado, comer porciones de una a dos onzas de chocolate negro algunas veces a la semana es otra forma saludable de satisfacer a un goloso. Puedes incluso presentarla como una golosina a la hora del almuerzo.

Proyección RealAge: **Adoptar el hábito de disfrutar de alimentos ricos en antioxidantes como las cerezas dulces, las ciruelas, las pacanas y el chocolate negro beneficiará a los chicos en el futuro. Si lo mantienen en toda su niñez y luego como adultos, lucirán y se sentirán como si tuvieran unos pocos años más que cuarenta cuando en realidad tengan cincuenta.**

¿Tu hijo o hija come almuerzos hechos en casa, bien balanceados, o almuerzos ofrecidos por la escuela?

Muchos padres con los que hablo preferirían darles a sus chicos un par de dólares para que se compren el almuerzo en la cafetería antes que prepararles un almuerzo para llevar en una bolsita. El problema es que las comidas de las escuelas tienden a sabotear las costumbres alimentarias de los niños.

La mayoría de las cafeterías en las escuelas todavía sirven alimentos preempaquetados en lugar de granos integrales, frutas y vegetales frescos. Además, tú no tienes forma de saber si tu niña o niño está salteándose el plato principal y comiendo solo pastelitos de queso y galletitas. Si los chicos tienen a disposición comida chatarra, la comprarán. Los estudios muestran una relación directa entre la disponibilidad de comida chatarra en la escuela y un consumo más alto de calorías y grasas durante las horas pasadas en la escuela.

Con un poco de planificación es posible que tu niño o niña compre un almuerzo nutritivo en la cafetería. Haz una cita semanal con él o ella para examinar juntos el menú del almuerzo. Discutan qué es lo que se ofrece y decidan juntos qué es lo mejor. Es una gran oportunidad para trabajar y aprender cómo hacer elecciones saludables y sabrosas.

En general, de cualquier modo, los almuerzos que se llevan en una bolsita son la mejor forma de asegurarse que tu niño o niña coma alimentos saludables en la escuela.

Para ver *qué está* y *qué no está* comiendo, pídeles a los chicos más pequeños que pongan lo que les sobra de vuelta en sus cajas de almuerzo de modo que tú puedas ver si se comieron o no la bolsita de pequeñas zanahorias y el queso. Es una buena forma de juzgar qué funciona a la hora del almuerzo y qué no y charlar sobre otras opciones. También, conseguir que los chicos se involucren en preparar su propio almuerzo saludable la noche anterior ¡aumenta las probabilidades de que realmente lo coman!

Unas palabras sobre los fiambres: puedes encontrarte con que tu hijo o hija quiere llevar un sándwich de salchicha ahumada todos los días. Comer una de vez en cuando está bien, pero las carnes procesadas a menudo tienen un alto contenido de grasa saturada, sodio y preservativos y no deberían ser un plato diario. Solución: la mayoría de las tiendas de alimentos no sólo tienen carne de pavo fresca sino también una variedad de alternativas de "carne de charcutería" de soya y de base vegetal. Pruébalas. Tú—y tus niños—pueden sorprenderse ante la cantidad de buenas marcas que hay.

En cuanto a carne y carne de aves, ¿qué tipos come tu hijo o hija más o menos con regularidad?

La carne de res, de cerdo, de cordero y de ave ha sido el alimento básico en las comidas familiares por mucho tiempo. Todas ellas proveen proteína completa, lo que significa que contienen los nueve aminoácidos esenciales que el cuerpo no puede hacer por sí mismo. Estos aminoácidos ayudan a la construcción de las células musculares, las células inmunológicas, células sanguíneas, enzimas y otras estructuras.

También se ha demostrado que consumir suficiente proteína mejora el aprendizaje y el desarrollo intelectual. No sólo eso, el zinc hallado en el pollo, el cerdo y la carne de res es beneficioso para un sistema inmunológico saludable. Similarmente, el ácido linoleico de la carne puede prevenir ciertas enfermedades tales como la artritis, el cáncer de mama y la eczema.

De cualquier modo, dado que la carne roja es también una fuente importante de grasa saturada y colesterol, elige sabiamente. ¿Qué es mejor? Depende. El contenido de grasa varía con el corte y la calidad. Por ejemplo, la carne blanca del pollo tiene menos grasa que la carne oscura, y los cortes de lomo y del cuarto trasero de la carne de res y de cerdo son los más magros. También, recortar la mayor parte de la grasa visible antes de cocinarla reduce significativamente la cantidad de grasa saturada que comes, como también sucede si quitas la piel en la carne de ave. Observa la tabla que aparece debajo para comparar el contenido de grasa de los diferentes tipos de carne.

Guía de Grasa en Carne de Res, Cerdo o Ave	
Carne de Res, Cerdo o Ave	Gramos de Grasa (cálculos basadas en 3½ onzas.)
Pavo, sin piel, carne blanca, asado al horno	3.2
Pollo, sin piel, carne blanca, asado al horno	4
Carne de res, corte más alto del cuarto trasero, corte selecto, sin grasa visible, asada a la parrilla o al grill	5
Lomo de cerdo, sin grasa visible, asado al horno	5
Pierna de cerdo, magra	5
Pavo, sin piel, carne oscura, asado al horno	7
Carne de res, lomo, corte selecto, sin grasa visible, asada a la parrilla o al grill	8
Pollo, sin piel, carne oscura, asado al horno	9
Hamburguesa, 80% magra	11
Ganso/pato, sin piel, asado al horno	12
Perro caliente ahumada de pavo	16
Perro caliente de cerdo	26
Perro caliente	29
Perro caliente ahumada de carne de res	29
Costillas de cerdo con poca carne	30

A la Pesca de Nutrientes

Aunque no es a menudo el favorito de los chicos, el pescado es tal vez el alimento con proteína más beneficioso. Contiene las ventajas del alto contenido proteico de la carne pero no la grasa saturada de la carne de res, de cerdo y de ave. En lugar de eso, tiene ácidos grasos omega-3, importantes para un corazón saludable. Las buenas grasas omega-3 disminuyen los riesgosos triglicéridos, inhiben la dañina inflamación, ayudan a mantener las arterias limpias, y mejoran el funcionamiento de los vasos sanguíneos. De modo que intenta incluir productos de mar—salmón, atún suave en lata, ostras, arenque y bacalao—en la dieta de tu familia. De acuerdo a una investigación reciente, con solo comer pescado tan esporádicamente como tres veces al mes se pueden verificar efectos beneficiosos.

Proyección RealAge: **Los niños que desarrollan el gusto por el pescado y los mariscos tienen probabilidades de que se conviertan en parte regular de su dieta de adultos. Si sucede de ese modo, su RealAge podría ser treinta y siete cuando estén llegando a los cuarenta.**

Los Peces Sospechosos

Los niveles de mercurio encontrados en algunos peces es una preocupación creciente, así que limita o evita el tiburón, el atún albacore, los filetes de atún (el atún claro en lata está bien), el pez espada, la caballa real, el pargo rojo y el pez azulejo. Alternativas más seguras son el salmón, las sardinas, el pollock y el bagre.

Si acostumbras a servir pescado atrapado en aguas de la zona por familiares y amigos—y si no estás seguro/a acerca del nivel de mercurio u otros contaminantes en los lagos, ríos y áreas costera de tu zona—limita el consumo de tu familia a aproximadamente 6 onzas por persona por semana.

Para más información acerca de los riesgos del mercurio en los productos de mar, visita el Centro para la seguridad de los alimentos y nutrición aplicada de la Administración de drogas y alimentos de los Estados Unidos (U.S. Food and Drug Administration's Center for Food Safety and Applied Nutrition) en www.cfsan.fda.gov. O llama al número gratuito 888-SAFEFOOD (888-723-3366).

¿Qué Pasa si tu Hija o Hijo Quiere Convertirse en Vegetariano?

¿Qué harías si tu hija o hijo de repente decide volverse vegetariano o vegetariano estricta? Si tú comes carne, te preocuparías, ¿verdad? Te preocuparía saber si recibirá todos los nutrientes que necesita si deja de comer alimentos que tú consideras esenciales. Incluso podrías hasta intentar prohibirlo o desestimarlo considerándolo un capricho de juventud.

Para la mayoría de los chicos, la decisión de convertirse en vegetarianos o vegetarianos estrictos es el resultado de una larga reflexión, y está basada en preocupaciones éticas sobre los animales y el planeta, o en cuestiones de salud, o en ambas. Aún cuando parezca ser sólo una etapa o una afirmación de independencia, esta elección de estilo de vida merece respeto y apoyo.

Primero, necesitas determinar cuán lejos planea llegar en su exclusión de ciertos alimentos:

- Los lacto-ovo vegetarianos comen huevos y productos lácteos.
- Los ovo vegetarianos comen huevos pero no lácteos.
- Los vegetarianos estrictos no comen alimentos que sean derivados de ninguna fuente animal, de modo que los huevos y los productos lácteos no están incluidos en sus dietas. Dado que las dietas de los vegetarianos estrictos son tan restrictivas, puede ser difícil satisfacer las necesidades nutricionales y calóricas de un niño en crecimiento.

Educarte tú y tu hija o hijo sobre esta forma de alimentación es fundamental. Tú debes proveer alternativas para los alimentos que han sido eliminados, y asegurarte de que tu vegetariano novato esté recibiendo suficientes nutrientes vitales para su salud general. La mayor preocupación es la proteína. Pero combinando ciertos alimentos tu hijo o hija puede recibir la proteína total que se encuentra en la carne. Por ejemplo, combinando ya sea legumbres (por ejemplo, frijoles, lentejas) con granos integrales o semillas, o productos lácteos con granos, se crea una proteína completa. Los huevos también contienen proteína completa, pero no dependas de ellos exclusivamente.

Si tu hija o hijo "se vuelve vegetariano estricto"—es decir, elimina todos los productos animales, incluyendo la leche, los huevos y el queso—aliéntalo a comer montones de vegetales frescos, verdes oscuro para el hierro, vitaminas B y otros minerales y a beber leche de soya fortificada con vitamina B12 y calcio. La soya—y otras alternativas a la carne de base vegetal están ahora ampliamente disponibles, así que llena tu congelador con estas saludables fuentes de proteína.

Para lograr una mirada abarcadora sobre las dietas de los vegetarianos y vegetarianos estrictos, lee uno de los muchos libros sobre el tema.

¿Cuántas veces al mes participa tu hijo o hija en la elección de alimentos saludables para la cena?

Las buenas costumbres nutricionales provienen de algo más que sólo comer. Los chicos también deberían estar involucrados en la selección, preparación y presentación de las comidas. Es la mejor forma de enseñarles sobre los alimentos saludables. Puedes empezar ya desde los tres años de edad con actividades tales como agregar ingredientes secos en un recipiente para mezclar y ayudar a elegir alimentos en la tienda de alimentos.

Sí, puede ser un lío llevar a los chicos al supermercado. Se retuercen en el carrito o desaparecen en los pasillos; se aburren, se pelean, y piden todo tipo de tentadora comida chatarra. Probablemente preferirías dejarlos en casa. Pero si lo haces, tus chicos no aprenderán cómo comprar con inteligencia y ésa es una lección que no pueden perderse. De modo que prueba alguno de estas sugerencias para ir de compras:

- **Séun maestro en delegar tareas.** Dale a cada niño una tarea para hacer—encontrar ítems de la lista de compras o envolver las cintas de cierre en las bolsas de la verdura. Los chicos más grandes pueden administrar los cupones. Mantenlos ocupados, y tendrán menos tiempo para estar uno encima del otro y de ti.
- **Celebraalgo viejo y algo nuevo.** Para ayudar a incorporar una amplia variedad de alimentos saludables a la dieta de la familia, permítele a cada chico elegir un alimento viejo que sea favorito y luego escoge algo que ellos nunca hayan probado.
- **Permíteles a los adolescentes ser chef por un día.** Deja que elijan una receta con anticipación y después ponlos a cargo de buscar los ingredientes y preparar el plato para que la familia lo pruebe.
- **Haz que sea un juego.** Diles a los niños pequeños que la familia va a comer un arco iris y pídeles que elijan frutas y vegetales de cada grupo de color.
- **Lleva algo para mordisquear.** Lleva una merienda para mantener a los chicos felices, ni hambrientos ni malhumorados mientras que están de compras.
- **Ponlosa ellos en control.** Si tus niños son lo suficientemente grandes como para maniobrar con un carrito para niños por la tienda, pídeles que encuentren cinco ítems para su carrito. ¡Sólo asegúrate de enseñarles las reglas de tránsito primero!
- **Dales lecciones sobre las etiquetas.** Enséñales a tus chicos cómo se comparan las etiquetas. Por ejemplo, pídeles

que revisen algunos panes diferentes y encuentren el que tenga más fibra. Mostrarles a los chicos por qué ciertos alimentos son mejores que otros beneficiará su salud en los años venideros.

Darles a los chicos el poder para tomar algunas decisiones sobre la comida hace que el comer saludable sea más fácil y más placentero para todos.

Ah, una cosa más: La apabullante cantidad de 24,000 chicos terminaron en una sala de emergencias en 2005 como resultado de accidentes en los carritos de hacer las compras. Si es posible, no pongas a tu niño o niña en un asiento al frente del canasto. En lugar de eso, busca carritos con asientos para niños amoldados y bien bajos sujetos a ellos (usualmente lucen como autos). Son mucho más seguros que los carritos metálicos comunes. Y nunca pongas un porta bebés sobre un carrito de hacer las compras. En lugar de eso, usa uno de esos porta bebés atados con correas que sostienen a tu bebé contra tu cuerpo, dejando tus brazos libres.

> **Las Salidas Familiares Frescas de la Dra. Jen**
>
> "Cada estación, mi familia y yo visitamos una granja donde se nos permite recoger nuestras propias manzanas, duraznos, calabazas, fresas, frambuesas o moras. Se ha convertido en una tradición y hemos empezado a invitar amigos a que vengan con nosotros. Dimos un paso más el verano pasado y plantamos nuestra propia pequeña huerta. Además de mejorar nuestras comidas, ha sido una forma maravillosa de pasar un tiempo divertido juntos en familia—y es además un excelente ejercicio."

¿Qué pasa con la preparación de comidas? ¿Ayuda tu niño o niña?

Los chicos tienden a sobreexcitarse justo antes de la hora de la cena. Han tenido un tiempo de descanso después de la escuela, han hecho su tarea y puede ser que estén ansiosos por que llegue uno de los padres del trabajo. Este es un momento perfecto para que concentren su energía en ayudar con la comida.

Aún a los niños que están aprendiendo a caminar se les puede asignar un trabajo para hacer—algo tan simple como poner las servilletas sobre la mesa. Los chicos más grandes pueden

Los chicos de tres años para arriba pueden:

- Ir a buscar ingredientes del refrigerador o aparador.
- Cortar con la mano lechuga para una ensalada.
- Partir vainas de habichuelas o arvejas.
- Decorar la mesa—individuales de papel y crayones es todo lo que necesitan.

Los chicos de seis años para arriba pueden:

- Pelar vegetales como pepinos y papas.
- Cortar queso en tiras.
- Rallar zanahorias.
- Pisar batatas o papas para, como dicen mis chicos, puré de papas.
- Sacar los granos de maíz de la mazorca.
- Leer las instrucciones de la receta en voz alta para ti (ayuda a practicar las habilidades de lectura también).
- Preparar sándwiches y ensaladas.
- Medir ingredientes secos y líquidos (introduce con disimulo un poco de matemática mientras que lo hacen).

Los chicos de ocho años para arriba pueden:

- Cortar vegetales.
- Planificar una comida.
- Seguir recetas simples.
- Y finalmente, lavar los platos (comienza con platos irrompibles).

revolver salsas o, con supervisión, cortar vegetales. Los adolescentes a los que les gusta cocinar pueden preparar un plato completo o toda una comida una vez a la semana.

Asegúrate de que la tarea sea apropiada para la edad (ningún utensilio filoso o puntiagudo para los más pequeños). Agradéceles por sus esfuerzos y pasa por alto lo que no esté perfecto. ¿A quién le importa si una receta no sale perfecta o si un poquito de leche se derrama mientras se la vierte? Mantén el objetivo claro en tu mente: diversión familiar y hábitos saludables.

Hacer de la preparación de la comida una actividad familiar tiene múltiples recompensas. Descubrirás que poner a los chicos a cargo de unas pocas cosas hace que tengan más probabilidades de disfrutar la hora de la comida juntos. También hace que cocinar no sea tanto una tarea doméstica rutinaria para ti, de modo que hay más posibilidades de que prepares una comida en casa en lugar de discar otra vez por una pizza (¡lo que está permitido a veces también!). Además hay más probabilidades de que los chicos coman los platos—aún aquellos inusuales—que ellos ayudaron a crear.

¿Cuán a menudo comen juntos en familia?

Idealmente, siete días a la semana, pero sé que no es realista. Con la gimnasia los lunes, el fútbol los martes, a natación los jueves—y tus propias reuniones de lectura en grupo los viernes—sentarse a comer juntos la cena no siempre es posible.

Sin embargo, trata de programar una cena familiar varias veces a la semana, y algunos desayunos en familia también. Aún los chicos que se resisten usualmente terminan disfrutando de tener la atención de los dos padres juntos para hablar de sus días. Hacer de las comidas familiares un hábito diario que los chicos esperen ayuda a que desarrollen actitudes más saludables hacia la comida (y también desalienta las conductas destructivas de pérdida de peso).

Haz que las comidas sean alegres, termínalas con un chiste o una adivinanza para resolver para la próxima comida. Haz que todos compartan algo que salió bien o no tan bien ese día. Esta rutina ayuda a construir relaciones familiares fuertes que duran para toda la vida.

En general, ¿adónde cena tu familia/tu niño o niña?

Los estudios muestran que los chicos que se sientan con sus familias tienen actitudes más saludables hacia la comida y comen alimentos más nutritivos—si los padres son un modelo de conducta para buenas costumbres de nutrición y alimentarias. Costumbres claves a establecer (¡te beneficiarás tú también!):

Los chicos que comen mientras miran televisión—aún programas educacionales—tienden a comer menos frutas y vegetales, más meriendas y refrescos, y consumir más calorías, probablemente porque se concentran en lo que están mirando y no en lo que están comiendo. ¿Te suena familiar?

- Comer más lentamente
- Masticar cada bocado y apoyar sobre el plato el tenedor entre bocados
- Comer una variedad de vegetales cada día
- Servir porciones de tamaño saludable
- Beber un vaso grande de agua o leche en lugar de refrescos

Plato Limpio, Peso en Aumento

Muy bien, te las has arreglado para apagar la televisión y tu familia está sentada para comer una nutricionalmente rica, balanceada y sabrosa comida que los chicos han ayudado a planear y preparar con los ingredientes que han ayudado a comprar.

¿Les deberías obligar a limpiar sus platos y comer todo lo que les sirven?

No. El "club del plato limpio" es una noción antigua que merece ser tirada por la ventana. Forzar a los chicos a que coman aún cuando ya están satisfechos no sólo arruinará la cena sino que puede formar un comilón y conducirlos a problemas de peso más adelante en su vida.

Tu niño o niña debería aprender a reconocer cuándo está satisfecho y saber cuándo dejar de comer. Si te preocupa el desperdicio de comida, simplemente sírveles a los niños porciones realistas. Si no es suficiente, siempre pueden servirse un segundo plato. Y haz del postre una excepción, no la regla y no una recompensa por haber comido cada bocado.

¿Tu hijo o hija toma una multivitamina regularmente?

Una multivitamina diaria puede garantizar que tu niño o niña satisfaga la mayoría de los requerimientos mínimos de vitaminas y minerales. De todos modos, un niño que come una dieta balanceada probablemente no necesite una multivitamina, especialmente dado que tantos de los alimentos que los chicos comen están ahora fortificados con vitaminas y minerales. Además, una píldora no es un substituto del alimento nutritivo. A su vez, conseguir que los chicos tengan una dieta balanceada semana tras semana, puede ser todo un desafío—especialmente con los quisquillosos para la comida.

¿Y los suplementos de hierro para prevenir la anemia? En general, probablemente no son necesarios porque la mayoría de los chicos comen alimentos fortificados con hierro. Con todo, yo hago un estudio para ver si hay anemia una vez al año hasta los cuatro años. Después de eso, usualmente no es necesario, excepto para las chicas que están menstruando.

Algunos chicos tienen altas probabilidades de necesitar complementos de vitaminas/minerales específicos:

- Bebés prematuros
- Los vegetarianos/vegetarianos estrictos
- Los niños que no pueden tolerar ciertos alimentos (por ejemplo, productos lácteos o trigo)
- Los chicos con enfermedades crónicas
- Las chicas adolescentes
- Los bebés alimentados exclusivamente a pecho
- Los chicos que viven en zonas muy septentrionales y que reciben muy poquita luz solar durante muchos meses

Yo usualmente les aconsejo a ellas tomar una multivitamina con hierro para complementar su consumo de hierro.

Sugerencia: La vitamina C ayuda a que el cuerpo absorba el hierro. De modo que trata de combinar vegetales ricos en hierro (frijoles, espinaca) o granos fortificados con hierro (muchos panes y cereales) con alimentos con alto contenido de vitamina C (cítricos, fresas, frambuesas y moras, melones, tomates, batatas, etc.). Pero evita combinar té o leche con alimentos ricos en hierro; ambos dificultan la absorción del mineral.

Pequeños Cambios, Recompensas Grandes

Quiero enfatizar el hecho de que yo no espero que tú hagas todos los cambios sugeridos en este capítulo, o que necesites hacer. Es imposible ser perfecto cuando se trata de alimentar niños. Pero sí deseo que hayas llegado a una mejor comprensión de lo que es una buena, balanceada nutrición, de cómo la dieta puede afectar a los chicos tanto en el corto como en el largo plazo, y de las buenas formas de introducirlos en el camino de una alimentación más saludable.

Aún haciendo sólo un cambio—como hacer que tus chicos tomen un buen desayuno cada mañana—tendrá un efecto importante, y un logro puede conducir a otros. ¿Quién sabe? Tal vez comenzarás a preparar un almuerzo para que tu chico lleve a la escuela la mayoría de los días, o a preparar más cenas con ingredientes saludables y a ordenar menos comida ya hecha. Cuando veas cómo estos cambios mejoran el nivel de energía de tu hijo, su comportamiento o desempeño en la escuela y, si es un tema, el peso—bien, no hay mejor motivación.

Recomendaciones Nutricionales Diarias para Niños, Siete Meses–Dieciocho Años

Estas recomendaciones están basadas en las Referencias de Consumos Alimenticios (Dietary Reference Intakes) elaboradas por el Instituto de Medicina de las Academias Nacionales (Institute of Medicine of the National Academies). Las cantidades que aparecen en la lista indican los niveles que satisfacen los requerimientos mínimos de nutrientes de casi todos los chicos saludables de cada grupo de edad. **ND** indica que no se ha determinado ninguna recomendación debido a la falta de datos.

Usa esto como una guía para elaborar una dieta diaria saludable para tu hijo o hija. Si se indican límites, trata de permanecer dentro de esos dos valores, ofreciendo una variedad de alimentos que contengan ese nutriente.

MACRONUTRIENTES

Nutriente	7–12 meses	1–3 años	4–8 años	9–13 años	14–18 años	Ejemplos de alimentos que lo contienen
Proteína	13.5 g	13 g	19 g	34 g	52 g	atún, en lata o fresco; pechuga de pollo; carne de res; pavo; salmón; garbanzos; leche; yogurt; tofu; requesón; huevos
Carbohidratos	95 g	130 g	130 g	130 g	130 g	frutas; vegetales; frijoles y lentejas; granos integrales con alto contenido de fibra (tales como pan de trigo integral, avena, arroz integral, pasta de trigo integral, cereales integrales y otros productos hechos con harinas integrales en lugar de harina refinada (blanca)

MACRONUTRIENTES						
Fibra total	ND	19 g	25 g	31 g	38 g	frijoles y lentejas; cereales integrales; frutos secos; frambuesas; pan de trigo integral (100%); semillas de girasol; manzanas; arándanos; arvejas; peras; batatas con piel, cocidas al horno; papas blancas con piel, cocidas al horno; arroz integral; brócoli; nectarinas
GRASAS SALUDABLES						
n-6 PUFA (omega-6s o ácido linoleico)	4.6 g	7 g	10 g	12 g	16 g	huevos; carne de ave; panes integrales; margarina y aceites de base vegetal (tales como girasol, maíz, cártamo, oliva, canola)
n-3 PUFA (omega-3s o ácido linoleico)	0.5 g	0.7 g	0.9 g	1.2 g	1.6 g	pescados de agua fría, incluyendo salmón, trucha, atún (fresco y en lata), caballa del Atlántico, sardinas, arenque del Pacífico, la mayoría de los mariscos
VITAMINAS Y MINERALES						
Nutriente	**7–12 meses**	**1–3 años**	**4–8 años**	**9–13 años**	**14–18 años**	**Ejemplos de alimentos que lo contienen**
Vitamina A	500–600 mcg	300–600 mcg	400–900 mcg	600–1700 mcg	900–2800 mcg	zanahorias, crudas; batatas; cantalupo; calabaza, en lata; espinaca; mangos; pez espada; salvado o copos de trigo enriquecidos; zapallo de invierno

VITAMINAS Y MINERALES					
Vitamina C	50 mg	15–400 mg	25–650 mg	45–1200 mg	75–1800 mg	pimientos rojos y verdes; papayas; frutillas; naranjas; jugo de naranja; tomates; jugo de tomate; cantalupo; repollitos de Bruselas; mangos; brócoli; melón; sandía
Vitamina D	5–25 mcg	5–50 mcg	5–50 mcg	5–50 mcg	5–50 mcg	caballa del Atlántico; leche condensada; leche, baja en grasa y fortificada; bacalao del Atlántico; granola; salvado de pasas; copos de maíz; huevos
Vitamina E	5 mg	6–200 mg	7–300 mg	11–300 mg	15–300 mg	almendras; avellanas; batatas, aceite de cártamo; mantequilla de maní; aguacates; mangos; aceite de maíz; espárragos; peras; manzanas
Vitamina K	2.5 mcg	30 mcg	55 mcg	60 mcg	75 mcg	col rizada; acelga; espinaca; repollo; brócoli; lechuga de hoja colorada; aceite de oliva
Vitamina B_6	0.3 mg	0.5–30 mg	0.6–40 mg	1.0–60 mg	1.3–80 mg	pollo, carne clara; banana; extracto de tomate; semillas de girasol; pavo, carne clara; carne molida; carne de cangrejo; alcauciles; batatas; cerdo; atún; lenguado; sardinas; bacalao; abadejo

VITAMINAS Y MINERALES

Folato (B$_9$)	80 mcg	150–300 mcg	200–400 mcg	300–600 mcg	400–800 mcg	espárragos; alcauciles; repollitos de Bruselas; arvejas de ojo negro; semillas de girasol; manzanas; frijoles blancos; soya; aguacates; espinaca; brócoli; bananos; naranjas
Vitamina B$_{12}$	0.5 mcg	0.9 mcg	1.2 mcg	1.8 mcg	2.4 mcg	salmón; atún; carne de res, asada al horno o molida; cordero; salvado o copos de trigo enriquecidos; lenguado; abadejo; panqueques de mezcla; bacalao; bastoncitos; de pescado; pez espada; yogurt; leche; macarrones gratinados; huevos
Calcio	270 mg	500–2500 mg	800–2500 mg	1300–2500 mg	1300–2500 mg	yogurt; queso; macarrones gratinados; ponche de huevo; leche de soya fortificada; leche; salmón rosado, en lata; col rizada; espinaca; brócoli; tofu
Hierro	11–40 mg	7–40 mg	10–40 mg	8–40 mg	11–45 mg	copos de salvado enriquecido; harina de trigo enriquecida; almejas; copos de trigo enriquecido; salvado de trigo; harina de trigo integral; lentejas; espinaca

VITAMINAS Y MINERALES

Magnesio	75 mg	80 mg	130 mg	240 mg	410 mg	tofu; soya; castañas de cajú; extracto de tomate; salmón; espinaca; avena; maníes: papas blancas o batatas asadas al horno; cereales fortificados (salvado o trigo); langostinos; arroz integral; sandía
Fósforo	275 mg	460–3000 mg	500–3000 mg	1250–4000 mg	1250–4000 mg	copos de salvado; panqueques; chili con frijoles; frijoles pintos; leche; filete de carne de costilla; almendras; avena; huevos
Potasio	700 mg	3000 mg	3800 mg	4500 mg	4700 mg	extracto de tomate; duraznos secos; papas asadas al horno; lenguado; salmón; sardinas; bacalao; sandía; cantalupo; melón; albaricoques secos; vieiras; bananas; jugo de toronja; yogurt; castañas; leche; alcauciles
Selenio	20–60 mcg	20–90 mcg	30–150 mcg	40–280 mcg	55–400 mcg	copos de salvado enriquecido; pavo; jamón; carne de res; cordero; cerdo
Zinc	3–5 mg	3–7 mg	5–12 mg	8–23 mg	11–34 mg	pavo, carne oscura; copos de salvado enriquecido; jamón; carne de res; cordero; cerdo; langosta; arvejas de ojo negro; langostinos; pollo, carne clara; yogurt

mcg = microgramos; mg = miligramos; g = gramos

Recomendaciones Nutricionales Diarias para Niñas, Siete Meses–Dieciocho Años

Estas recomendaciones están basadas en las Referencias de Consumos Alimenticios (Dietary Reference Intakes) elaboradas por el Instituto de Medicina de las Academias Nacionales (Institute of Medicine of the National Academies). Las cantidades que aparecen en la lista indican los niveles que satisfacen los requerimientos mínimos de nutrientes de casi todos los chicos saludables de cada grupo de edad. **ND** indica que no se ha determinado ninguna recomendación debido a la falta de datos.

Usa esto como una guía para elaborar una dieta diaria saludable para tu hijo o hija. Si se indican límites, trata de permanecer dentro de esos dos valores, ofreciendo una variedad de alimentos que contengan ese nutriente.

MACRONUTRIENTES						
Nutriente	7–12 meses	1–3 años	4–8 años	9–13 años	14–18 años	Ejemplos de alimentos que lo contienen
Proteína	13.5 g	13 g	19 g	34 g	46 g	atún, en lata o fresco; pechuga de pollo; carne de res; pavo; salmón; garbanzos; leche; yogurt; tofu; requesón; huevos
Carbohidratos	95 g	130 g	130 g	130 g	130 g	frutas; vegetales; frijoles y lentejas; granos integrales con alto contenido de fibra (tales como pan de trigo integral, avena, arroz integral, pasta de trigo integral, cereales integrales y otros productos hechos con harinas integrales en lugar de harina refinada (blanca)

MACRONUTRIENTES					
Fibra total	ND	19 g	25 g	26 g	26 g	frijoles y lentejas; cereales integrales; frutos secos; frambuesas; pan de trigo integral (100%); semillas de girasol; manzanas; arándanos; arvejas; peras; batatas con piel, cocidas al horno; papas blancas con piel, cocidas al horno; arroz integral; brócoli; nectarinas
GRASAS SALUDABLES					
n-6 PUFA (omega-6s o ácido linoleico)	4.6 g	7 g	10 g	10 g	11 g	huevos; carne de ave; panes integrales; margarina y aceites de base vegetal (tales como girasol, maíz, cártamo, oliva, canola)
n-3 PUFA (omega-3s o ácido a-linoleico)	0.5 g	0.7 g	0.9 g	1.0 g	1.1 g	pescados de agua fría, incluyendo salmón, trucha, atún (fresco y en lata), caballa del Atlántico, sardinas, arenque del Pacífico la mayoría de los mariscos
VITAMINAS Y MINERALES					
Nutriente	**7–12 meses**	**1–3 años**	**4–8 años**	**9–13 años**	**14–18 años**	**Ejemplos de alimentos que lo contienen**
Vitamina A	500–600 mcg	300–600 mcg	400–900 mcg	600–1700 mcg	700–2800 mcg	zanahorias, crudas; batatas; cantalupo; calabaza, en lata; espinaca; mangos; pez espada; salvado o copos de trigo enriquecidos; zapallo de invierno

VITAMINAS Y MINERALES					
Vitamina C	50 mg	15–400 mg	25–650 mg	45–1200 mg	65–1800 mg	pimientos rojos y verdes; papayas; frutillas; naranjas; jugo de naranja; tomates; jugo de tomate; cantalupo; repollitos de Bruselas; mangos; brócoli; melón; sandía
Vitamina D	5–25 mcg	5–50 mcg	5–50 mcg	5–50 mcg	5–50 mcg	caballa del Atlántico; leche condensada; leche, baja en grasa y fortificada; bacalao del Atlántico; granola; salvado de pasas; copos de maíz; huevos
Vitamina E	5 mg	6–200 mg	7–300 mg	11–300 mg	15–300 mg	almendras; avellanas; batatas, aceite de cártamo; mantequilla de maní; aguacates; mangos; aceite de maíz; espárragos; peras; manzanas
Vitamina K	2.5 mcg	30 mcg	55 mcg	60 mcg	75 mcg	col rizada; acelga; espinaca; repollo; brócoli; lechuga de hoja colorada; aceite de oliva
Vitamina B_6	0.3 mg	0.5–30 mg	0.6–40 mg	1.0–60 mg	1.3–80 mg	pollo, carne clara; banana; extracto de tomate; semillas de girasol; pavo, carne clara; carne molida; carne de cangrejo; alcauciles; batatas; cerdo; atún; lenguado; sardinas; bacalao; abadejo
Folato (B_9)	80 mcg	150–300 mcg	200–400 mcg	300–600 mcg	400–800 mcg	espárragos; alcauciles; repollitos de Bruselas; arvejas de ojo negro; semillas de girasol; manzanas; frijoles blancos; soya; aguacates; espinaca; brócoli; bananas; naranjas

VITAMINAS Y MINERALES						
Vitamina B$_{12}$	0.5 mcg	0.9 mcg	1.2 mcg	1.8 mcg	2.4 mcg	salmón; atún; carne de res, asada al horno o molida; cordero; salvado o copos de trigo enriquecidos; lenguado; abadejo; panqueques de mezcla; bacalao; bastoncitos; de pescado; pez espada; yogurt; leche; macarrones gratinados; huevos
Calcio	270 mg	500–2500 mg	800–2500 mg	1300–2500 mg	1300–2500 mg	yogurt; queso; macarrones gratinados; ponche de huevo; leche de soya fortificada; leche; salmón rosado, en lata; col rizada; espinaca; brócoli; tofu
Hierro	11–40 mg	7–40 mg	10–40 mg	8–40 mg	15–45 mg	copos de salvado enriquecido; harina de trigo enriquecida; almejas; copos de trigo enriquecido; salvado de trigo; harina de trigo integral; lentejas; espinaca
Magnesio	75 mg	80 mg	130 mg	240 mg	360 mg	tofu; soya; castañas de cajú; extracto de tomate; salmón; espinaca; avena; maníes: papas blancas o batatas asadas al horno; cereales fortificados (salvado o trigo); langostinos; arroz integral; sandía
Fósforo	275 mg	460–3000 mg	500–3000 mg	1250–4000 mg	1250–4000 mg	copos de salvado; panqueques; chili con frijoles; frijoles pintos; leche; filete de carne de costilla; almendras; avena; huevos

VITAMINAS Y MINERALES						
Potasio	700 mg	3000 mg	3800 mg	4500 mg	4700 mg	extracto de tomate; duraznos secos; papas asadas al horno; lenguado; salmón; sardinas; bacalao; sandía; cantalupo; melón; albaricoques secos; vieiras; bananas; jugo de toronja; yogurt; castañas; leche; alcauciles
Selenio	20–60 mcg	20–90 mcg	30–150 mcg	40–280 mcg	55–400 mcg	copos de salvado enriquecido; pavo; jamón; carne de res; cordero; cerdo
Zinc	3–5 mg	3–7 mg	5–12 mg	8–23 mg	9–34 mg	pavo, carne oscura; copos de salvado enriquecido; jamón; carne de res; cordero; cerdo; langosta; arvejas de ojo negro; langostinos; pollo, carne clara; yogurt
mcg = microgramos; mg = miligramos; g = gramos						

Muchas de las listas de este capítulo pueden ser impresas, en inglés, de
www.RealAge.com/parenting

Capítulo 3

PONIÉNDOSE EN FORMA

Haciendo que los Chicos Jueguen a Algo Más que a los Video Juegos

(aún ese fanático de Nintendo de nueve años)

Televisión. Teléfonos celulares. Correo electrónico. Mensajes instantáneos y iPods. Con todas esas posibilidades electrónicas ahora a disposición de los niños, un chico podría vivir en un sillón y no aburrirse nunca. Lo que es aún más alarmante es que hay tantas otras cosas que desalientan la actividad física:

- Los programas escolares de Educación Física han sido restringidos por recortes presupuestarios o por otros requerimientos curriculares que se han agregado: sólo un estado exige Educación Física todos los días.
- En lugar de ir a y volver de la escuela caminando o en bicicleta, los chicos son llevados en auto por razones de distancia o de seguridad.

- Hay menos lugares para andar en bicicleta, en patines o en patineta en forma segura.
- Hay menos lugares para jugar a juegos espontáneos como las escondidas, Frisbee o *softball*.

Pero el mundo de tu hijo o hija no tiene que ser limitado. Mamás, papás, recuerden cuando eran niños. Piensen acerca de esos momentos en que estaban totalmente absortos construyendo fuertes. Persiguiendo luciérnagas. Jugando al corre que te pillo. Andando en bicicleta. Redescubran ese espíritu juguetón y compártanlo con sus chicos.

Jueguen también, o al menos hagan que el juego comience. ¿Ustedes saben lo contagioso que es ver a alguien divirtiéndose a lo loco? Sus hijos los verán y querrán ser parte.

BENEFICIOS INMEDIATOS DE HACER EJERCICIO	BENEFICIOS A LARGO PLAZO DE HACER EJERCICIO
• Se duerme mejor	• Huesos, articulaciones y músculos más fuertes
• Mejor humor	• Menos sentimientos de ansiedad
• Mayor energía, menos fatiga	• Menor riesgo de depresión
• Menos achaques	• Mayor sensación de bienestar
• Menos resfríos	• Menos estrés
• Mayor fortaleza, resistencia y flexibilidad	• Peso corporal más saludable
• Mayor concentración y período de atención	• Menos riesgo de enfermedades cardíacas, cáncer de colon, diabetes tipo 2
	• Colesterol más bajo
	• Presión arterial más baja

Casi el 50 por ciento de los chicos de entre los doce y los veintiún años de edad no están lo suficientemente activos.

La Recompensa Es Enorme

Los chicos que llevan una vida físicamente activa tendrán todos los beneficios a corto y largo plazo que aparecen en la lista que acaba de leer, además tendrán menos problemas de conducta, formarán amistades más fuertes y simplemente serán más felices y se adaptarán mejor.

Las actividades grupales también promueven la autodisciplina, el espíritu deportivo, el liderazgo y la habilidad de relacionarse bien con otros—habilidades que les servirán mucho a tus chicos toda la vida. Además, estar sanos y en forma ayuda a los niños a sentirse bien consigo mismos y les otorga confianza en sí mismos.

Lucha Contra la Competencia

Entonces, ¿cómo arrancas a tu hijo o hija de esa última versión de Tomb Raider, EverQuest o Super Mario? ¿Cómo persuades a un muchachito para que deje de chatear por Internet y vaya afuera a jugar? ¿Cómo le respondes a un niño que te ruega que lo dejes ver sólo un capítulo más de SpongeBob SquarePants? (Y ¿por qué si quiera considerarías decir que no si está tranquilo y ocupado? Yo sé que no quieres admitirlo, pero créeme, tú no eres el único padre culpable).

Treinta y cuatro por ciento de los chicos de entre doce y diecinueve años reprobarían una prueba de resistencia de ocho minutos.

La respuesta es haciendo, no hablando. Sé un modelo de conducta. Si tú estás de maravillas gracias a los beneficios de la actividad física, es probable que le transmitas esa actitud positiva a tu hijo o hija.

Este capítulo te mostrará exactamente cómo superar las

barreras y hacer que los chicos hagan ejercicio sin que se den cuenta que están haciendo ejercicio. Definitivamente tendrás que usar tu imaginación para mantener activos a los chicos a través de todos los años de su crecimiento. Y recuerda, ¡ser un gran modelo de vida es la herramienta más poderosa que tienes! Las cuatro I's te ayudarán a que tú y tu niño o niña se pongan en acción.

1. **Identifica: Encuéntrale la vuelta a la situación**
   Identifica y supera las barreras que se interponen frente a la actividad física… desde discapacidades y limitaciones de tiempo hasta excusas y temas de seguridad.

2. **Infórmate: Descubre qué hay ahí afuera**
   Explora las oportunidades de ejercicio en la escuela— durante Educación Física, el recreo, las actividades en el club, deportes de equipo, deportes individuales o tiempo de actividades.

3. **Instruye: Sé un "entrenador"**
   Trabaja con tus chicos para ayudarlos a adquirir nuevas habilidades y diviértanse haciéndolo. Pero no te excedas. Hay un saludable punto medio entre demasiado poquito y demasiado mucho ejercicio.

La Investigación lo Prueba: El Ejercicio Es la Clave para una Vida Larga

Para evaluar el efecto del ejercicio en los chicos que tienen un peso excesivo, un grupo de chicos con sobrepeso de entre nueve y doce años de edad fue sometido a una dieta por un año—pero algunos además empezaron un programa de ejercicios.

Después de sólo seis semanas, más o menos todos ellos tenían niveles de colesterol más bajos y una proporción cintura—cadera más saludable. Los que hacían ejercicio—de todos modos—tenían además menos grasa corporal y múltiples mejoras en su sistema cardiovascular.

¿Traducción? Los que hacen ejercicio probablemente vivirán más tiempo.

4. Inculca: No abandonen

Sigan el ritmo—los padres y los chicos del mismo modo: abandonen las excusas y esquiven a los ladrones de la actividad física como lo son la televisión y el teléfono. Pongan en primer lugar el estado físico, siempre hay tiempo para las otras cosas.

¿Te sientes amilanado/a? Usa los consejos de todo este capítulo; han funcionado conmigo, mis hijos y mis pacientes.

¿Cuánto tiempo en total por día pasa tu hijo o hija mirando televisión, películas o jugando video juegos?

¿Te sorprendiste cuando sumaste la cantidad real de tiempo que tu hijo o hija pasa frente a una pantalla? No estás solo/a.

> Cincuenta por ciento de los chicos de entre ocho y dieciséis años pasan entre tres y cinco horas diarias mirando televisión.

Casi el 50 por ciento de los chicos de entre ocho y dieciséis años miran de tres a cinco horas de televisión por día. En un día de doce horas, si seis horas las pasan en la escuela y de tres a cinco frente a una pantalla, eso no deja mucho tiempo para tirar al aro o patinar con patines en línea. El cuerpo de los chicos es más saludable cuando se mueven regularmente; no les permitas que pasen muchas horas sentados quietos.

El Cuadro a Largo Plazo del Tiempo Frente a una Pantalla

Los chicos que se duermen en el sillón frente al televisor o frente a un juego de la computadora tienen todas las posibilidades de estar encaminándose hacia una vida sedentaria y yo voy a repetir esto un millón de veces porque es una verdad tan grande: una vida sedentaria pondrá en riesgo la vida de un niño ahora y más adelante.

Ver demasiada televisión durante la niñez ha sido relacionado con obesidad en la adultez, una mala imagen corporal y colesterol alto. Y no es sólo la falta de actividad. También es lo que aparece en la pantalla. Un chico promedio ve 20,000 comerciales por año y los más comunes

> El niño promedio mira 20,000 comerciales por año, que inevitablemente influyen en sus valores y deseos.

son los de cereales cargados de azúcar, caramelos, refrescos y alimentos para meriendas llenas de grasa. Hoy en día los chicos saben todo acerca de Cocoa Puffs antes de que hayan siquiera oído hablar de los espárragos.

Y en cuanto al tiempo en la computadora, seguro, las buenas habilidades en el uso de la computadora son indispensables para los chicos de hoy. De cualquier modo, trata de que el tiempo de uso de la computadora que no esté relacionado con la escuela sea como máximo una hora por día y programa igual cantidad de tiempo para la actividad física. Para ayudar a regular el tiempo de televisión y de computadora, prueba este método:

- **Planea con anticipación:** Juntos, elijan programas que tu niño o niña puedan mirar, luego apaga el televisor antes de que el próximo programa comience. Del mismo modo, elige un DVD; cuando se acabe, apaga el aparato. Elige un video juego y acuerden el tiempo límite para usarlo antes de que el juego comience.
- **Miren televisión juntos:** Ayuda a tu hijo o hija a comprender y procesar lo que él/ella ve y oye en la televisión, en los juegos y la Internet—desde los avisos publicitarios hasta las letras de las canciones (prepárate para que se te abran los ojos también).
- **Esconde el control remoto:** es mucho más difícil pasear por los canales con la mente en blanco sin un control remoto.

- **Minimiza la cantidad de aparatos de televisión:** Permite que haya sólo uno o dos aparatos de televisión en la casa, y nunca pongan uno en la habitación de un niño o en las zonas donde se coma.

Una Historia Real Sobre la Crianza:
Una Batalla Veraniega con el Televisor

Las vacaciones de verano habían recién comenzado. Después de un largo y ajetreado año escolar, estaba feliz de tener a mis hijas, Nikki y Wendy, en casa conmigo. Tenía planes divertidos: el zoológico, la hora del cuento en la biblioteca pública, *picnics*, mucho tiempo jugando en los toboganes y hamacas, el nuevo museo para niños—y hasta había programado un par de clases de arte para ellas.

Bien, ese primer lunes a la mañana, mis chicas se despertaron y se encaminaron derecho hacia el televisor. Tenían el programa de programas de la mañana totalmente planificado. SpongeBob Square-Pants a las 7:00 A.M., una hora de Jimmy Neutron, después un par de shows de Disney y de Cartoon Network. Me encogí de hombros y dejé que fluyera. Era su primer día sin clases, después de todo. Pero a la mañana siguiente, sucedió exactamente lo mismo. Les pedí a las chicas que apagaran el televisor y se vistieran para que pudiésemos ir al parque pero gimieron: "Sólo un programa, por favor." Finalmente partimos pero no sin una batalla.

Yo había tenido suficiente. Tarde esa noche, desenchufé el televisor. A la mañana, después de que Wendy intentara sin éxito encenderlo, gritó: "¡Mami! ¡Me parece que el televisor está descompuesto!"

"¿De veras?" Respondí inocentemente. "Oh, qué lástima. Bien, ¿qué tal si vamos al zoológico?" Nuestro televisor permaneció "descompuesto" todo el verano.

—KAREN, OLD TAPPAN, NJ

Muy bien, Karen no fue totalmente honesta con sus niñas, y quizás tu preferirías un método diferente, pero la clave es no

Cinco Pasos Hacia un Estilo de Vida Más Activo

Aquí encontrarás algunas formas de mover felizmente a tu hijo o hija de frente al televisor o la computadora hacia pasatiempos más activos.

1. **Ten clase.** Inscribe a tu hijo o hija en una clase de danzas o de kárate o en clases para aprender a conducir.
2. **Recorran la ciudad.** Exploren juntos diferentes barrios.
3. **Súmense al equipo. O no.** Alienta a tu hijo o hija a que pruebe jugar al fútbol, al softball, a nadar o—si los deportes en equipo no van bien—a que pruebe actividades individuales tales como andar en bicicleta y patinar.
4. **Pónganse en marcha.** Busca oportunidades para hacer caminatas en tu área.
5. **Tengan una aventura de aprendizaje.** Planeen viajes a museos, galerías o lugares históricos.

quedar del otro lado de la valla por las demandas de televisión. Karen me contó después cómo Nikki y Wendy habían corrido juntas en el zoológico para ver los osos polares… de modo que pienso que esta pequeña mentira piadosa valió la pena.

¿Cómo pasa tu hijo o hija su tiempo de descanso?
Se te pidió que eligieras dos respuestas que fueran las más ajustadas para tu hijo o hija. Usa la tabla para comparar las tuyas con las de otras familias.

A no ser que al menos una de tus respuestas haya sido "jugar activamente," ayuda a tu hijo o hija a que haga actividades no estructuradas. "No estructuradas" significa sin reglas estrictas, sin jueces, sin profesor, sin entrenadores. Deja que los chicos creen juegos que funcionen para ellos. La caza del hurgón, carreras de obstáculos y las carreras de tres piernas son todas diversiones de alta energía. Seguramente, puede ser necesario que un adulto esté supervisando, pero no debería interferir sólo porque no se están respetando reglas "oficiales"... especialmente si todos se están divirtiendo.

A veces las actividades no planificadas son las más naturales. Puede ser que a tu hijo o hija le encante volver a casa después de la escuela y arrojarle ramitas al perro para que las traiga, o jugar al béisbol improvisado o andar en monopatín o trepar árboles. Después de haber estado sentado/a en clase todo el día, no importa qué haga un chico, mientras que esté activo.

Cómo Pasan su Tiempo de Descanso los Chicos RealAge

Test de Chicos Saludables	Otros Padres de Chicos de las Siguientes Edades						
Respuestas	0–2	3–4	5–7	8–10	11–13	14–16	17+
Mirar televisión (programas, películas, videos)	38%	63%	54%	53%	54%	52%	49%
Jugar video juegos	0%	4%	16%	29%	33%	28%	22%
Usar la computadora (navegar en la Web, jugar juegos, chatear en línea)	0%	7%	9%	12%	25%	42%	42%
Leer (libros, revistas)	14%	11%	12%	20%	21%	19%	18%
Arte (dibujar, pintar, modelar)	2%	10%	13%	8%	5%	3%	4%
Jugar en su habitación	35%	36%	33%	21%	11%	5%	3%
Jugar activamente afuera	28%	32%	40%	42%	36%	24%	19%
Jugar activamente dentro de la casa	60%	34%	20%	11%	8%	7%	9%
Otro	8%	3%	2%	2%	4%	10%	12%

Estadísticas tomadas del Test RealAge de Chicos Saludables en línea, www.RealAge.com/parenting.

Hazles el Regalo de la Salud

Usa los cumpleaños y las vacaciones como una forma de alentar a los chicos a que se muevan. Los regalos pensados en pos del buen estado físico son también una maravillosa forma de introducir un pasatiempo activo: por ejemplo, podrías regalarle a un adolescente el equipo completo para hacer escalada en roca. Una versión hogareña de Dance Dance Revolution (DDR) hará que tu jugador de video juegos dé un paso hacia la música. Prueba asociarlo a un centro de actividad física o con una lección de prueba en una nueva actividad. Fíjate si hay campamentos deportivos o "clínicas" en el verano o en la vacaciones escolares.

Cómo Superar los Obstáculos para Ser Más Activos

A esta altura probablemente estés pensando, "Ya sé que mi hijo debería ser más activo pero…" Es verdad que algunos chicos prefieren las actividades tranquilas, de sentados, a las muy agitadas. Cuando están jugando afuera, puede suceder que ellos se sienten en el pasto y estudien una mariquita mientras los otros corren alrededor del jardín. Está bien. Al menos está afuera y comprometidos activamente en algo, no con la vista fija en una pantalla parpadeante. Pero hay otras barreras reales para un estilo de vida activo que veo en mi práctica todos los días. Ellas incluyen:

Ideas para la Hora de Descanso

Juegos con agua
Juguetes con chorros de agua
Bombitas de agua
Resbala y deslízate

Diversión en el zona de recreo
Saltar a la soga
Rayuela
Dos-cuadrados
Juego de barras

Juegos en el césped
Juego de la herradura
Badminton
Frisbee

Los favoritos en el patio
Escondidas
Corre que te pillo
Simón dice
Luz roja, luz verde
Aléjate

- **Faltade energía,** que puede ser disparada por insuficiente sueño, una alimentación deficiente o un problema médico. Si tu hijo o hija parece crónicamente bajo/a de energía, puede ser el momento de un examen médico.

- **Faltade motivación,** que puede ser causada por un modelo de vida pobre de tu parte, presión de sus pares, opciones limitadas, o agotamiento. Si sospechas que la falta de motivación es por tu modelo, definitivamente es el momento de reevaluar tu estilo de vida. Haz de la actividad de la familia una prioridad. Estarás ayudando a tus chicos, a ti también.

- **Limitacionesde tiempo,** debido a una agenda demasiado recargada o errática.

- **Factores sociales,** tales como timidez, baja autoestima o falta de confianza en las habilidades atléticas. (Ver capítulo seis por ayuda en este aspecto.)

- **Barreras ambientales,** tales como condiciones de tiempo extremas, parques o patios limitados, barrios inseguros. Alienta el juego dentro de la casa con estas posibilidades:

  - "Patinaje en medias" en pisos sin alfombrar (o haz patinaje real en una pista bajo techo.)
  - Llena una habitación libre con pelotas de espuma y canastas, Twister, videos de baile y cuerda de saltar china.
  - Juego de lucha en una pila de almohadas y almohadones
  - Escuchar música de ritmo rápido y bailar
  - Poner en escena una obra de teatro, un show de títeres o un concierto
  - Buscar centros comunitarios, gimnasios bajo techo o centros de compras que tengan paredes para trepar,

pelotas, cestos y otros equipos atractivos para los chicos.

Una vez que hayas comprendido cuáles son las barreras, puedes comenzar a concentrarte en las formas para superarlas. Recuerda que cada chico es diferente y tiene ciertos tipos de características físicas que lo/la hacen mejor para ciertas cosas y no para otras. La clave es explotar esas fortalezas y encontrar actividades que le permitan brillar.

Si tu hijo o hija tiene inclinaciones artísticas, prueba con una caminata por la naturaleza para recolectar piñas y hojas para un collage. Lleva a un niño amante de los animales a observar pájaros. Un ratón de biblioteca puede caminar, ir en bicicleta o en patines hasta la biblioteca local. Los chicos que son más "amantes de la matemática" que del deporte pueden usar sus habilidades matemáticas para crear aviones de papel superrápidos y después encaminarse hacia el parque para lanzarlos. Nuevos juegos basados en la computadora que unen la tecnología y actividad física son excelentes para los jugadores de video juegos. En lugar de ejercitar solamente los dedos o el pulgar, estos juegos hacen que los corazones de los chicos golpeen con fuerza. Algunas máquinas de "ejertretenimiento" o "ejerjuego" simulan carreras de ski, auto o motos en las que cuanto más rápido pedalees, más rápido va tu corredor en la pantalla. Otras simulan boxeo, movimientos de Spider-Man, tocar la guitarra, tocar el bongo y hasta kárate!

¿Cuánta Actividad Física Debería Tener Tu Hijo o Hija?

La tabla de la página siguiente muestra las cantidades ideales de ejercicio para un chico saludable. Si tu hijo o hija no es activo/a en absoluto, ve incrementando la actividad física hasta la cantidad recomendada a lo largo de tres a seis meses. Comienza de a poco, lentamente y diviértanse. Si tu hijo o hija tiene algún problema físico, consulta con tu pediatra para ver las cantidades óptimas.

Proyección RealAge: **Los chicos a quienes les encanta estar activos cuando son pequeños tienen probabilidades de mantener este hábito saludable cuando son adultos. Y si lo hacen—mantienen una buena mezcla de ejercicios aeróbicos, de fuerza y de flexibilidad—a los treinta y cinco, su edad real será en verdad más parecida a los veinte y siete.**

En la Escuela: ¿Cómo Contar los Minutos de Actividad?

Cuando la gente pregunta acerca de la materia favorita de tu hijo o hija en la escuela, ¿la respuesta es el Recreo? Esa no es una mala respuesta, especialmente si tu hijo o hija está transpirado/a y sediento/a después. El recreo es exactamente tan importante como la matemática y la lectura.

Pero ¿has pasado por la escuela y mirado el recreo desde el otro lado de la cerca? ¿Qué haces si a tu hijo o hija no lo/a ves corriendo por todos lados activamente o leyendo en un banco o simplemente caminando por el costado pateando piedritas? ¿Qué pasa si la escuela no tiene recreos o si tu hijo o hija está en la escuela media o la secundaria y no tiene Educación Física? Si ése es el caso, él o ella probablemente no esté haciendo suficiente ejercicio. Idealmente los chicos deberían hacer ejercicio la mitad del tiempo que están en la escuela cada día. Si no lo hacen y no están involucrados en deportes, los padres tienen que hacerlos mover después de la escuela y los fines de semana.

Si no estás seguro/a sobre las actividades de tu hijo o hija en la escuela, pregúntale. Pregúntales a los maestros también. Asegúrate de que las actividades relacionadas con la escuela:

- Se enfoquen más en la diversión que en la competencia
- Son diseñadas para desarrollar equilibrio y coordinación (hacer picar la pelota, correr carreras cortas y saltar a la soga hacen todo esto)
- Ofrezcan una variedad de alternativas que atraigan a diferentes chicos

Si la cantidad de actividades para elegir en la escuela es limitada, involúcrate. Une fuerzas con otros padres y funcionarios de la escuela y denle al programa de Educación Física una saludable puesta a punto. A veces todo lo que se necesita es un puñado de sugerencias para hacer un mundo de diferencia.

¿Cuál es el modo de transporte más frecuente de tu hijo o hija?

Tu respuesta puede revelar una forma de incorporar más ejercicio en la vida de tu hijo o hija:

- ¿Es seguro para tu niño o niña caminar o montar su patineta ida y vuelta a la escuela en lugar de que lo lleven en auto?
- Si no es así, ¿podrías tú y otros padres participar en un "autobús escolar caminante" y turnarse para acompañar a un grupo de chicos ida y vuelta a la escuela? (Todos se benefician, los chicos *y* los padres.)
- ¿Podría tu niño de escuela primaria ir en bicicleta a la casa de un amigo en lugar de que lo lleven en auto?
- ¿Tu hijo o hija adolescente va en auto a la práctica cuando

Recomendaciones de Actividad Física Diaria para Niños, Siete Meses–Dieciocho Años

Ejercicio moderado es cualquier ejercicio que hace que los chicos se muevan, requiriéndoles algún tipo de esfuerzo, pero permitiéndoles llevar adelante una conversación cómodamente mientras hacen la actividad.

Ejercicio vigoroso es cualquier actividad que sea lo suficientemente intensa como para ser un desafío y produce un aumento significativo del ritmo cardíaco y de la respiración.

Nota: Dependiendo del nivel de esfuerzo y de la duración, algunas actividades pueden ser tanto moderadas como vigorosas, tales como andar en bicicleta, bailar, etc.

Usa esto como guía para ayudar a mantener a tus chicos moviéndose y activos diariamente, o la mayoría de los días de la semana.

Edad	Cantidad de actividad	Cantidad máxima de tiempo que los chicos deberían pasar inactivos	Ejemplos
7 meses–1 año	Al menos 30 a 60 minutos de juego estructurado centrado en la exploración del entorno del niño.	NA	Jugar al "Acá Está;" hacer pequeños shows de títeres con un dedo o una mano; apilar bloques; gatear o caminar a través de un circuito de obstáculos dentro de la casa; jugar a tocar la batería con cucharas de madera; hacer rodar una pelota hacia delante y hacia atrás; soplar burbujas; representar canciones de cuna

Edad	Cantidad de actividad	Cantidad máxima de tiempo que los chicos deberían pasar inactivos	Ejemplos
2–4 años	60 minutos de actividad moderada que ejercite el equilibrio y movimiento e incrementa la conciencia de cuerpo espacio Y 30 a 60 minutos de actividad vigorosa	1 hora por vez de inactividad (excepto cuando está durmiendo.)	Practicar movimientos y volteretas básicos; imitar los movimientos de animales (saltar como felinos, saltar, arrastrarse, gatear); jugar a las escondidas; lanzar y patear una pelota de playa; perseguir burbujas; representar obras de teatro o historias; cantar canciones y bailarlas
5–11 años	Al menos 60 minutos de actividad moderada interrumpida por cortos períodos de descanso Y tres o cuatro períodos de 15 minutos de actividad vigorosa apropiada para la edad.	2 horas por vez de inactividad	Caminar; bailar; andar en bicicleta; juegos en la plaza; patinar sobre hielo o con patines de ruedas alineadas; cortar el césped; andar en canoa o kayak; hacer yoga; jugar al golf; trotar o correr
12–20 años	30 a 60 minutos de actividad moderada, apropiada para la edad Y 20 minutos de actividad continua que sea moderada a vigorosa	(excepto cuando duerme)	montar bicicleta; danza aeróbica; artes marciales; subir escaleras; saltar a la soga; natación; jugar al fútbol; hockey sobre césped o sobre hielo; lacrosse; tenis; voleibol; badminton, básquetbol; softball; béisbol

Estas recomendaciones están basadas en pautas desarrolladas por la Asociación Nacional para el Deporte y la Educación Física (National Association for Sport & Physical Education) y el Congreso de Consenso Internacional sobre Actividad Física (International Consensus Conference on Physical Activity) de 1993.

También puedes bajar esta lista de www.RealAge.com/parenting.

es posible caminar o correr (y entrar en calor al mismo tiempo)?

Hacerlo a pie puede hacer que los chicos adopten el hábito de disfrutar de las caminatas para toda la vida, aún cuando tengan a su disposición un auto. Y cuando tienes indefectiblemente que llevarlos en auto a algún sitio, estaciona lejos del destino y caminen juntos hasta ahí—les dará a todos un poquito de aire fresco y harán ejercicio antes de llegar.

¿De qué clubes, actividades u organizaciones participa tu hijo o hija regularmente?

Si respondiste "No lo sé," ¡averígualo! Es importante saber qué es importante para tu niño o niña. Ya sea un grupo de exploradores, baile, béisbol o trabajo voluntario como socorrista, estas actividades ponen de pie a tu niño y lo hacen mover. Aún si la actividad no es muy activa en sí misma, podría incluir algún esfuerzo físico—un club de ciencia que alguna que otra vez va a recolectar piedras o a explorar grutas, o un grupo de teatro que arma la utilería y la escenografía.

Sólo ten cuidado de no sobrecargar la agenda de tus chicos. Una actividad diferente cada día puede tener como consecuencia en los chicos—y en los padres—que estén agotados, sobrepasados de trabajo y faltos de motivación. Los chicos necesitan tiempo para hacer la tarea, jugar, leer y descansar. Permitirles que se tomen el tiempo para estas cosas no sólo evitará un agotamiento por exceso de actividad, sino que también te librará a ti de llevarlos en auto por toda la ciudad, haciendo malabares con una agenda que es aún más agitada que la tuya. Yo trato de limitar a mis chicos a una o dos actividades por vez—clases de natación y béisbol en verano, por ejemplo, o *snowboard* y hockey en el invierno.

Usa tu criterio para determinar si tu niño o niña está demasiado cargado de actividades. Yo veo que cuando los padres me preguntan si las agendas de sus chicos están demasiado cargadas, ellos ya saben que la respuesta es sí.

Espíritu de Equipo

Los deportes de equipo son una forma clásica de hacer que tus chicos se muevan y pueden motivarlos más que actividades más solitarias. Aunque ganar no debería ser el objetivo principal, ser parte de un equipo puede estimular a los chicos a trabajar más duro. Si trabajan duro, estarán en mejor forma; si están en forma, su desempeño mejora; si su desempeño mejora, el desempeño del equipo mejora. Es un círculo saludable, y uno debería alentarlo. Los deportes de equipo ayudan a:

- Hacer que el ejercicio sea divertido
- Forjar amistades
- Fortalecer los huesos
- Mejorar la salud cardiovascular
- Aumentar la autoestima
- Poner de relieve el trabajo en equipo
- Enseñarles autodisciplina y establecimiento de objetivos

Deportes y Vitaminas

Los padres a veces me piden que les recomiende un régimen de vitaminas para chicos que hacen deportes, deseando que éstas lo ayuden en su desempeño atlético.

Tomemos a Andrew por ejemplo. A los catorce años, estaba creciendo rápido. Sus necesidades calóricas eran altas, y tam-

¡Cuidado! Recalentamiento y Deshidratación Son Riesgos Serios si Tu Niño o Niña Está:

- Jugando en un ambiente muy cálido
- Fuera de forma o es sedentario
- Con sobrepeso
- Recuperándose de una enfermedad
- Consumiendo grandes cantidades de bebidas con cafeína
- Habituado/a a pasar mucho tiempo en habitaciones con aire acondicionado

La insolación es peligrosa. Si tu niño o niña se desvanece, vomita, no puede beber líquidos, tiene dolores en el pecho o en el abdomen o una temperatura superior a 104 grados F, llama enseguida al número de emergencias.

bién sus requerimientos de proteína y vitaminas A, C, E, B$_6$, folato, y magnesio. Dado que jugaba al básquetbol en la escuela, su papá decidió que él debería tomar suplementos de múltiples vitaminas. Además de darle a Andrew nutrientes extras, tal vez también ayudarían a que su juego mejorase.

El padre de Andrew y yo tuvimos una discusión acerca de las vitaminas y otros suplementos que Andrew estaba interesado en tomar para mejorar su habilidad en la cancha. Le pedí a su papá que vigilara lo que Andrew estaba comiendo por un par de días; después de eso, hablaríamos más.

Algunos días más tarde, su papá llamó. El desayuno de Andrew consistía en un tazón grande de cereal y después de la escuela, antes de la práctica, comía una barra de cereal para obtener más energía. Los dos ítems estaban fortificados con vitaminas y minerales en cantidades mayores al RDA.

Entre esos dos ítems y los suplementos extra que estaba tomando, Andrew estaba excediendo sus requerimientos diarios recomendados de hierro, y vitaminas A, C, E y B$_6$. Esto no estaba bien, dado que ciertos nutrientes—incluyendo el hierro y las vitaminas solubles en grasa como las vitaminas A, D, E y K—pueden ser tóxicos en cantidades excesivas. Más allá de los

requerimientos diarios imprescindibles para evitar las enfermedades y las dolencias, cualquier beneficio potencial en los niños
es discutible.

> *Proyección RealAge:* **Los niños de once y doce años y
> los adolescentes que adoptan el hábito de recargarse
> de vitaminas y suplementos tienen probabilidades de
> continuar con este hábito como adultos. Si lo hacen,
> en lugar de ser más saludables, su edad biológica podría
> ser casi dos años más.**

Sugerí que Andrew tomara sólo una multivitamina básica,
continuara comiendo cereal fortificado para el desayuno y re-
emplazara la barrita de cereal por algo menos fortificado pero
de todos modos saludable. Una rosquilla de trigo integral o
una bolsita de frutos secos mezclados serían una buena opción.

El Resultado Final

No hay nada malo con querer destacarse en un deporte elegido,
pero no todo el mundo puede ser un jugador estrella. No hay
evidencia científica de que dosis altas de vitaminas mejoren el
desempeño atlético en los niños. En realidad, pueden ser dañinos. Más allá de esa preocupación, tomar megadosis de algo
sugiere que las píldoras pueden reemplazar el entrenamiento
y la habilidad natural. Como padre, parte de tu trabajo es ayudar a los chicos a alcanzar su potencial total. La mejor forma de
hacerlo es alentando una alimentación saludable y trabajo
fuerte.

Asegúrate de que tu hijo o hija realmente quiera jugar deportes organizados. Para los chicos menores de seis años, consi-

Combatiendo la Barrera del Agotamiento

Un joven atleta que se cansa y frustra puede perder el interés en el deporte. La agenda deportiva puede ser demasiado rigurosa y el entusiasmo inicial puede decaer. Para impedir el agotamiento:

- Mantén tu objetivo (y el de tu hijo o hija) en la diversión y en el ser parte de un equipo, no en ganar.
- Cuídate y evita usar el éxito de tu joven atleta para potenciar tu propia autoestima.
- Apoya y alienta, pero no presiones a tu hijo o hija para que tenga un buen rendimiento.

dera una actividad en equipo donde todos ganen al final y donde no se lleve registro de ningún puntaje. La mayoría de los chicos de más de seis años tienen una comprensión del trabajo en equipo y pueden estar interesados en juegos más competitivos. Pero los chicos crecen, maduran y aprenden habilidades a diferentes ritmos y a veces las demandas físicas y psicológicas de un equipo son demasiadas para un niño. Hasta la edad de once años, los chicos están todavía descubriendo cómo forjar amistades. Aunque los deportes de equipo enseñan cooperación, ganar y perder son también parte del juego, y tratar de vencer a amigos de un equipo contrario puede ser desconcertante para algunos jovencitos.

¿Cómo sabes si los chicos están listos para la competencia en equipo? Formúlate estas preguntas:

- ¿Muestran interés?
- ¿Es su madurez emocional similar a la de sus compañeros de equipo? (¿Qué tan bien aceptan la derrota? ¿Qué tan bien toman las indicaciones?)
- ¿Son lo suficientemente grandes y coordinados como para minimizar el riesgo de lesiones?

Si estás preocupado/a, arregla para un examen médico con un pediatra antes de embarcarte en la temporada de deporte. Puedes llegar a descubrir que es mejor esperar o que otra actividad es una mejor opción. También mantente atento/a a signos de advertencia de que la experiencia está fracasando, tales como que el niño o niña constantemente:

Permanece Hidratado Durante un Juego Intenso

Los chicos deberían beber:

- 8 onzas (1 vaso) de agua aproximadamente 30 minutos antes de que la actividad comience.
- 16–32 onzas (2–4 vasos) de agua por cada hora de actividad vigorosa.

- Llegue tarde a, o incluso se pierda, juegos y prácticas
- Se queje de dolores de cabeza o de estómago antes de los partidos.

También mira la lista que aparece al final de este capítulo para ver lo que el entrenador (o los entrenadores) debería/n saber sobre tu hijo o hija.

Los Entrenadores Pueden Hacerlo Divertido

Casi la mitad de los chicos que comienzan a practicar un deporte finalmente abandonan. Abandonan por varias razones—lesiones, muy poco tiempo de juego en los partidos, demasiada competencia, o simplemente porque no se divierten. Un buen entrenador reconocerá cuándo los niños están recibiendo demasiada presión y equilibrará la competencia con la diversión.

Una Historia Real Sobre la Crianza:
Más Allá de los Deportes Organizados

Desde el momento en que Jackson nació, yo deseaba ser un papá de la Liga Infantil. Planeaba alentarlo desde las tribunas, tal vez hasta ayudar al entrenador.

Jackson disfrutaba jugar afuera con sus amigos, pero cuando llegó el momento de inscribirse, no mostró ningún interés. Hablé acerca de otros deportes de equipo pero él simplemente no pareció entusiasmado. Tengo que admitir que yo estaba desilusionado, y un poquito preocupado por su estado físico.

Ahora Jackson tiene quince años y es un muchacho saludable al que le gusta la vida al aire libre. Le encanta andar en bicicleta todo terreno con sus amigos. Pasa horas todas las semanas patinando alrededor del barrio. Últimamente, ha estado hablando sobre aprender a hacer surf.

Solía preocuparme cuando pensaba que mi hijo se perdería algo si no se sumaba a un equipo. Me he dado cuenta que lo importante es que permanezca activo y haga lo que *él* disfruta hacer.

—ROB, LONG ISLAND, NY

La Familia que Juega Unida… Permanece Activa

¿Qué actividades en familia disfrutan tú y tu hijo o hija frecuentemente?

Con la excepción de leer libros y mirar películas, todas las respuestas en el Test para chicos saludables de RealAge ofrecen formas fantásticas de permanecer activos en familia. El truco es adaptar las actividades a tu familia, aunque si tienes más de un niño, ocasionalmente planea un momento uno a uno con cada uno de ellos. Algunas sugerencias:

- **Hagan caminatas con un propósito.** Esto puede parecer tan obvio que tú lo has pasado por alto. Identifiquen árboles, piedras y plantas. Inventen un juego, como encontrar todas las casas azules, contar los postes de luz o buscar cierto tipo de flores. Cuéntale historias mientras que caminan. O simplemente ponte al día con la vida de tu hijo o hija. Caminar juntos les permite a los dos tener charlas de corazón a corazón que podrían no darse de otro modo.

- **Lleva a tu hijo o hija cuando tú ejercites.** Si tú vas a un gimnasio, pregunta si hay clases para chicos. Si sales a correr o a andar en bicicleta, alienta a los chicos más grandes a que te acompañen. Inscríbete en una liga de bolos, o entrenen juntos para una "maratón popular" en la que todos ganan.
- **Visiten parques locales.** ¡Diversión libre, aire fresco y apropiado para la edad de todos! Trata de encontrar y explorar cada parque, plaza de juegos, senderos, y espacio verde en un radio de veinte millas alrededor de tu casa.
- **Remonten una cometa.** Permítele a tu niño o niña que elija una cometa, después remóntenla juntos. O si te sientes ambicioso, construye una cometa improvisada.
- **Planea vacaciones activas.** Lleva a tu familia por una semana—o aunque sea un día—a destinos que impliquen actividad física, tal como andar en kayak, ir de campamento, explorar, andar en trineo o en patines.

Quítales el Aburrimiento a las Tareas de la Casa

Pídeles a los chicos que recojan hojas con un rastrillo y la respuesta será desmoralizante. Sugiere saltar en una pila de hojas y ellos probablemente desaparezcan detrás de la puerta. Todo está en la presentación. Usa tu inventiva para recibir ayuda sin que ellos sospechen que es algo más que diversión. Agregar un elemento de competencia—"¡Veamos quién puede sacar la mayor cantidad de malezas!—también funciona bien con muchos chicos.

Por supuesto que este método de "dos pájaros de un tiro" a menudo no funciona con los chicos más grandes. En esos casos, no los fustigues enumerándoles los beneficios. Eso es tan efectivo como decirles que la espinaca les dará músculos como a Popeye. Simplemente insiste en que ellos completen las tareas asignadas y sonríe para ti mismo/a sabiendo que están haciendo un poco de ejercicio también.

Usa estas ideas para ayudar a que la hora de las tareas de la casa sea más parecidas a la hora del juego:

Planta un jardín. Haz participar a tus chicos en la preparación del suelo, en la elección de las flores, vegetales y frutas y en su plantación. Que te ayuden a desmalezar, regar y cosechar. Después lleva a los chicos a que repartan canastas de comida y flores a los vecinos.

Palea la nieve. Deja que los niños te ayuden con esta tarea del invierno. Y jueguen mientras tanto—hagan ángeles de nieve o un fuerte o empiecen una pelea de bolas de nieve. Después, deslícense en trineo como recompensa (y más ejercicio).

Pinta la cerca. No dudes en dejar que los niños ayuden, pero es una buena idea usar pintura a base de agua. Haz que los chicos más pequeños pinten pedazos de madera sobre un trozo de tela tirado al lado del proyecto real. Un balde de agua hará las veces de "pintura" para los más pequeñitos.

Cuida una mascota. Lleva a tus chicos y tu perro a un parque o a la playa donde todos puedan correr por todos lados. Hacerse responsable de algún modo de una mascota, desde cepillarla hasta jugar con ella a la pelota, también ayudará a que tu hijo o hija se muevan.

Proyección RealAge: **Un niño que crece con un perro en la familia—y ayuda a cuidar de él—a menudo se convierte en el dueño de una mascota cuando es adulto. Un adulto que camina y juega con un perro la mayoría de los días puede hacer que su edad real sea al menos un año más joven.**

Comienza Hoy

Tu hijo o hija no tiene que tratar de jugar al hockey sobre hielo equipado/a como un profesional o inscribirse para todo un año de lecciones de danza. En realidad, considera el tiempo y el dinero que eso implica antes de lanzarte con los dos pies. Trata de arreglar una o dos clases de prueba. De esa forma, si resulta que la actividad no es la adecuada, no es un gran problema cambiar. El punto es simplemente empezar, porque un estilo de vida activo es la forma número uno de asegurar una larga, saludable vida.

Lo que el Entrenador Necesita Saber Acerca de Tu Hijo o Hija

Cuando los chicos comienzan un nuevo programa de deportes, hay algunas cosas fundamentales que el entrenador/instructor debería saber sobre ellos. Esta hoja para copiar lo hace más fácil.

☐ Nombre _____

☐ Fecha de nacimiento _____

☐ Resultados del estudio físico deportivo para determinar la salud en general y su aptitud

_____

☐ Expectativas—¿Esto es estrictamente para diversión o es parte de un plan a largo plazo para alcanzar un alto nivel de competencia?

_____

☐ Alguna limitación de salud, tal como asma o epilepsia _____

☐ Alguna lesión que pudiera impedir o dificultar el desempeño _____

☐ Alguna alergia _____

☐ Los nombres de los médicos del niño e información de contacto

    ☐ Nombre _____ Número de teléfono _____

    ☐ Nombre _____ Número de teléfono _____

En caso de emergencia información de contacto con los padres y otro adulto responsable en caso de que los padres no puedan ser ubicados.

    ☐ Nombre _____ Número de teléfono _____

        ☐ Relación con el niño _____

    ☐ Nombre _____ Número de teléfono _____

        ☐ Relación con el niño _____

    ☐ Nombre _____ Número de teléfono _____

        ☐ Relación con el niño _____

☐ Proveedor de seguro y número de póliza

_____

☐ Algún compromiso que tenga tu hijo o hija que pueda interferir con las prácticas o partidos

_____

Información adicional _____

_____

Considera lo Siguiente al Evaluar el Entrenador de Tus Hijos

Formación y experiencia	• ¿Cuán extensa es la experiencia del entrenador en el deporte? • ¿Se le ha hecho al entrenador una verificación de antecedentes penales? • ¿Es el entrenador un buen modelo de vida? • ¿Motiva e inspira al equipo?
Estilo del entrenador	• ¿Cuán competitivo o relajado es el entrenador? ¿Ese estilo va bien o está en conflicto con la actitud de tu hijo o hija? • ¿El entrenador sigue atentamente las reglas, normas y técnicas adecuadas? • ¿Cómo es el plan de prácticas? ¿Va bien con los horarios de tu hija o hijo?
Consideraciones de seguridad	• ¿El entrenador está certificado en Resucitación cardiopulmonar (CPR por sus siglas en inglés)? • ¿El entrenador indica ejercicios de calentamiento antes de las prácticas y partidos para disminuir la posibilidad de lesiones?
	• ¿Alienta el entrenador dietas extremas o suplementos para mejorar el rendimiento? • ¿Alienta el entrenador la hidratación adecuada durante las prácticas o en el partido?

Muchas de las listas de este capítulo pueden ser impresas de www.RealAge.com/parenting

Capítulo 4

A LIMPIARSE SE HA DICHO

Convenciendo a los Chicos que Estar Limpios—de Pies a Cabeza—Vale la Pena

(hasta podrías lograr que usen hilo dental)

Mi hija toca todo lo que ve y después se mete sus dedos en la boca."

"Mi hijo usa las mismas medias por dos días y piensa que lavarse los dientes es opcional."

"Mi hija adolescente comparte *todo* con sus amigas."

¿Te suena familiar?

Mantener a los chicos limpios y libres de gérmenes está en los primeros lugares de la lista de cosas por las que los padres se preocupan. La mayoría siente que sus hijos son como imanes para cada bichito que aparece—y muchos lo son. Con todos los resfriados, estornudos, tipos de tos y sarpullidos en las

> El niño promedio tiene de cinco a nueve resfríos por año.

escuelas hoy, los salones de clase son virtualmente platos de lujo para los gérmenes. Dado que los gérmenes se propagan a través del contacto cercano, el hecho de que los chicos se toquen el codo unos con otros constantemente o que toquen todo lo que tienen a la vista los hace particularmente vulnerables a las infecciones.

Los niños típicamente tienen de cinco a nueve resfríos por año y los preescolares parecen ser los más susceptibles, probablemente porque los chicos pequeños tienen más posibilidades de meterse cosas en la boca y hay menos posibilidades de que se laven las manos con frecuencia.

Entiende Cuál Es el Enemigo—Los Buenos Gérmenes Versus los Malos

La pelea contra los gérmenes es una batalla en la que es realmente importante entender al enemigo. Después evalúa las defensas que en este momento tiene tu niño o niña y mejora sus costumbres.

Primero de todo, *germen* es un término paraguas para una cantidad de pequeños organismos vivientes (también llamados microbios) como las bacterias, los virus y los hongos. Junto con otras simpáticas criaturas microscópicas, algunos gérmenes pueden causar enfermedad o infección (ver la tabla en la página 125 para una revisión rápida.) Pero el 95 por ciento de los gérmenes son inofensivos. En realidad, la mayoría de ellos están del lado de tus hijos, trabajando duro para mantenerlos saludables. Por ejemplo los microbios en el tracto intestinal ayudan a que los chicos digieran la comida, y la exposición constante a otros gérmenes realmente ayuda a inmunizarlos contra ciertas enfermedades.

Lo que Diferentes Tipos de Gérmenes Pueden Hacer

Tipo	Descripción	Enfermedades que pueden causar
Bacterias	Organismos unicelulares que pueden vivir y reproducirse dentro y fuera del cuerpo. Se multiplican subdividiéndose. Menos del 1% de todas las bacterias produce enfermedades, pero cuando una bacteria infecciosa entra en el cuerpo, se reproducen rápidamente.	Caries; neumonía; impétigo; infecciones en el oído; meningitis bacterial; infecciones de los senos nasales; inflamación de la garganta; infección del tracto urinario.
Virus (responsables de la mayoría de las enfermedades comunes de la niñez)	Siendo los más pequeños de los microbios, los virus necesitan estar en o sobre un ser viviente (planta, animal o ser humano) para crecer y reproducirse. Viajan en las corrientes de aire o en los fluidos del cuerpo. Las partículas de virus pueden sobrevivir sobre superficies por días y sólo son necesarias unas pocas para infectar a alguien.	Resfríos y gripe; neumonía; mononucleosis; meningitis viral; la mayoría de los tipos de tos y dolores de garganta; verrugas; varicela; sarampión; polio.
Hongos	Estos incluyen levaduras, hongos y moho. A diferencia de otras plantas, los hongos no obtienen el alimento del suelo, el agua y el aire. En lugar de eso, se alimentan de plantas, personas y animales. Prefieren los lugares húmedos y cálidos.	Infecciones de levadura, como algunas formas de sarpullido de pañal; pie de atleta; tiña; aftas orales; infecciones micóticas de uñas.

Tipo	Descripción	Enfermedades que pueden causar
Protozoo	Estos organismos unicelulares viven mejor en ambientes húmedos y a menudo propagan enfermedades a través del agua. Algunos son parásitos y necesitan vivir en otros organismos.	Infecciones intestinales que llevan a la diarrea, náuseas, y dolor abdominal (los protozoos causan malaria y disentería).
Helmintos	Diminutos animales parasitarios, los helmintos incluyen la lombriz intestinal y la lombriz solitaria.	Infecciones intestinales.

Pero podemos estar poniendo todo tan limpio que los sistemas inmunológicos de los chicos no enfrenten retos para que desarrollen habilidades fuertes de resistencia ante ciertas enfermedades. Además, el uso excesivo de productos antibacteriales puede estar creando "superbichos," gérmenes que son más difíciles de eliminar que en el pasado. Esa es la razón por la que yo sugiero regresar a los básicos—el viejo jabón común y agua. Ellos son todavía la mejor línea de defensa contra la mayoría de los gérmenes malos.

¿Qué puede hacer tu familia para mantener los buenos gérmenes consigo y los malos a raya?

Un Plan Contra la Invasión

Es imposible eliminar los gérmenes dañinos totalmente, pero recuerda ese viejo dicho: "Un onza de prevención vale una libra de cura." No se necesitan toneladas de esfuerzo para cuidar a los chicos contra muchos gérmenes.

Las costumbres de buena higiene son los guardianes de la buena salud, ya que restringen el acceso y ayudan al sistema inmunológico a trabajar sin problemas. Ellos son la primera línea de defensa de tu niño o niña—lo cual, nuevamente, nos lleva a los cuatro pasos de los que hablamos en el capítulo 1. (A propósito, este plan de prevención funciona para todos los grupos de edad, de modo que toda la familia debe seguirlo).

1. **Identifica: ¿Por dónde entran desapercibidos?**
   Afortunadamente, los gérmenes son muy predecibles. A la mayoría les gusta ir de aventón en las manos de las personas, pero otros viajan a través del aire en estornudos o en la tos, o a través de fluidos del cuerpo tales como el sudor, la saliva o la sangre. Sus favoritos puntos de entrada son la boca, los ojos y la piel.

CONSECUENCIAS A CORTO PLAZO DE LA MALA HIGIENE	CONSECUENCIAS A LARGO PLAZO DE LA MALA HIGIENE
• Comezón en la piel, acné, sarpullidos, Infecciones	• Cicatrices de los sarpullidos y el acne
• Más resfríos y gripe	• Sistema inmunológico deprimido, lo que se traduce en más enfermedades
• Mal aliento	• Caries, enfermedad de las encías (gingivitis)
• Olor corporal	• Riesgo de infecciones severas
• Parásitos intestinales	• Dificultades en la carrera/aislamiento social debido a un cuidado personal inadecuado
• Intoxicación por alimentos	

2. Informa: Explícales qué sucede cuando los gérmenes entran a sus cuerpos

Es importante para los chicos saber por qué la buena higiene es vital para su salud. Las consecuencias del descuido a menudo no son tan obvias, de modo que puede ser difícil para los chicos—y aún para los adultos, en realidad—ver la relación. Ésa es tu tarea. Habla con tus chicos acerca de cómo funciona el cuerpo. Explícales que los gérmenes malos enferman sus cuerpos y que las buenas costumbres de higiene los mantienen saludables. Habla tanto de las consecuencias a corto y largo plazo de descuidar estas costumbres.

3. Instruye: Enséñales a tus chicos cómo parar en seco a los gérmenes

Muy bien, ahora tus chicos ya saben lo básico sobre cómo los gérmenes entran en sus cuerpos y por qué la limpieza es importante. A continuación, necesitan conocer la forma más importante de detener a los gérmenes antes de que invadan:

Lávate esas manos, lávate esas manos, lávate esas manos.

Piensa cuántas veces los chicos se frotan sus ojos, tocan su nariz o ponen sus dedos en sus bocas. Esa es la forma en que los gérmenes logran entrar—a menos que hayan sido eliminados a través del caño de desagüe. De modo que laven, laven, laven—después de usar el baño, antes de comer, después de toser o estornudar, después de estar cerca de alguien que está enfermo, después de llegar a casa de la escuela o de cualquier lugar público.

Por supuesto, lavar las manos no es el *único* buen hábito de higiene que necesitarás enseñar a tu hijo o hija, pero es el primero. Pasaremos a los otros más tarde.

4. Inculca: Elogia las habilidades de los niños para luchar contra los gérmenes

Exactamente como con cualquier nuevo hábito, los chicos necesitan que se los recuerdes dulcemente y que los elogies mientras están adquiriendo conductas buenas e higiénicas. También, déjalos que te vean cepillándote los dientes o usando el hilo dental antes de ir a dormir o enjabonándote las manos después de haber estado en alguna plaza de juegos o de haber usado el baño. Ellos rápidamente adquirirán la idea y, con suerte, no tendrás que decir constantemente: "¿Recordaste lavar tus manos?"

Evaluando las Costumbres Actuales de Tu Niño o Niña

Es hora de echarle una mirada a cómo les está yendo a tus chicos en cuanto a sus rutinas de cuidado personal.

  Empecemos con el hábito de higiene número uno: ¿qué tan a menudo se lavan las manos tus hijos?

Probablemente no lo suficiente. Además de lavarse las manos cuando están visiblemente sucias, los chicos deberían siempre lavarse las manos:

ANTES de tocar alimentos o bebidas, de comer algo, de tocar las medicinas o de ponerse una bandita adhesiva.

DESPUÉS de usar el baño, de estar en contacto con cualquier fluido corporal (sangre, sudor, orina o vómito), de toser o estornudar, de tocar animales o mascotas o de administrar primeros auxilios.

¿Es mejor el Jabón Antibacterial? ¿Funciona el Gel Desinfectante?

Numerosos estudios han demostrado que no importa qué clase de jabón uses. Es el agua enjabonada que frotas y frotas la que elimina los gérmenes. En cuanto a los jabones antibacteriales, ha habido algunos debates sobre si producen o no gérmenes más resistentes. La investigación no es definitiva, pero hay cierta potencialidad. Por esta razón, pienso que agua y jabón común están bien para el uso de todos los días.

Cuando no puedes llegar hasta una pileta, los desinfectantes de manos a base de alcohol son un substituto razonable. Nuevas investigaciones muestran que estos gels reducen la propagación de gérmenes por la casa. En un estudio las familias que lo usaban cortaron la propagación de una enfermedad gastrointestinal entre los miembros de la familia a más de la mitad. Los chicos pueden frotarse las manos con este gel y luego dejarlas secar al aire. Elige productos que contengan al menos 60

Seis Pasos para Limpiar Tus Manos

Uno de tres chicos y una en cinco chicas no se lava sus manos después de usar el baño. Un enjuague rápido no cuenta. Enséñales cómo hacerlo bien:

1. Humedecer las manos con agua tibia.
2. Usar suficiente jabón como para formar una espuma visible.
3. Restregar las palmas y los dorsos de las dos manos, entre los dedos y debajo de las uñas por al menos quince segundos (el tiempo que lleva recitar el alfabeto o cantar "Feliz Cumpleaños")
4. Enjuagar bien con agua corriente tibia.
5. Secar cuidadosamente con una toalla limpia.
6. En los baños públicos, cerrar la canilla usando toallitas de papel—un montón de gérmenes acechan en las canillas.

por ciento de alcohol (aparece en la etiqueta como alcohol iso-propílico, etanol o n-proponol) Sólo ten cuidado de no abusar de estos productos de limpieza, ya que pueden resecar la piel.

La Forma Correcta de Cubrirse la Boca al Toser o Estornudar

Aquí hay otra forma en que se transmiten los gérmenes: cuando los chicos se cubren sus bocas cuando tosen o estornudan. Puede parecer un gesto correcto, pero toser o estornudar en sus manos esparce esos gérmenes sobre todo lo que sus manos tocan después—picaportes, juguetes, libros, pelotas blandas, otra gente. Cualquiera que toque alguna de esas superficies contaminadas, se puede enfermar también.

De modo que aquí va un mejor método: enséñale a tu hijo o hija a que gire su cabeza apartándola de la gente cuando tosa o estornude y que lo haga dentro de un pañuelito de tisú o en la parte interior de un codo, presionando la boca firmemente dentro del brazo. De esa forma los gérmenes están contenidos, minimizando el riesgo de esparcirlos.

Cuidado Dental

El cuidado dental es vital para la salud, de modo que invierte mucho tiempo en esto. Tan pronto como un niño pueda sostener un cepillo de dientes, que comience a cepillar sus dientes al menos dos veces al día.

Proyección RealAge: Cepillarse regularmente y pasarse hilo dental son costumbres saludables que ningún chico puede darse el lujo de pasar por alto. En realidad, los chicos que

Evitando el Deterioro de los Dientes por el Biberón

El deterioro de los dientes es un tema importante para los bebés y niños pequeños dado que tanto de lo que beben contiene azúcar. Y cuando un niño lentamente succiona un biberón, el azúcar se queda en la boca donde las bacterias orales la convierten en ácido que come el esmalte dental.

Puedes evitar esto limitando los biberones a las horas de la comida y no permitiéndoles quedarse dormidos con un biberón en la boca. Para los chicos más grandes, sacia la sed de la noche con agua. También alienta a los jovencitos a que empiecen a tomar de una taza a aproximadamente el año de edad; cuando un niño bebe de una taza, el azúcar pasa por sus dientes más rápido y hace menos daño.

continúan la rutina diaria del cepillado y el uso de hilo dental en la adultez pueden quitarse tanto como 6.4 años de su edad. Su edad real será todavía entre treinta y treinta y cinco cuando ya estén llegando a los cuarenta.

 ¿Todavía Sin Dientes?

Aún los bebés necesitan cuidado dental. Toma un trozo de tela húmeda o almohadilla de gasa y suavemente limpia sus encías y lengua después de alimentarse para remover cualquier bacteria y exceso de azúcar que pueda haberse acumulado. Tan pronto como el primer diente aparezca, cepíllalo suavemente con un cepillo de dientes para bebés y agua común. Posterga la pasta de dientes con flúor hasta que los chicos sean lo suficientemente grandes como para escupirla—usualmente alrededor de los tres años de edad. Y entonces usa sólo un poquito de pasta no más grande que una arveja. Trata de no permitirles que traguen la pasta—y definitivamente no les permitas comerla directamente del tubo—un exceso de flúor puede ser perjudicial.

Cepillando los dientes de bebé

Asegúrate de que los chicos tengan muchas oportunidades de verte cepillarte y pídeles que te "ayuden" a cepillar tus dientes. Los chicos están más dispuestos a "dejarte un turno" a ti cuando estén cepillando *sus* dientes después de que lo hayan probado en ti. Los pequeños probablemente necesitarán tu ayuda hasta los cinco ó seis años, pero después deberían empezar a cepillarse solos; de todos modos, mira para comprobar que todos los dientes sean alcanzados por el cepillo, especialmente los molares posteriores.

Recuerda, dos veces al día es lo mínimo recomendado—si es posible, alienta a tu hijo a que se cepille después de cada merienda, especialmente después de las golosinas azucaradas. Si piensas que cepillarse no es tan importante hasta que salgan los dientes permanentes, piénsalo nuevamente. Los dientes de los bebés son más susceptibles al deterioro dental que los dientes de los adultos y aunque se van a caer, las caries pueden acelerar este proceso y dejar huecos. Los dientes restantes pueden entonces correrse para llenar los huecos—y provocar que los dientes permanentes salgan torcidos. Además, si las buenas costumbres de cepillado no se establecen temprano, es más difícil lograr que los chicos más grandes se cepillen a menudo y regularmente.

Sugerencia para el Cepillado de Dientes

Cuánta pasta dentrífica: Aunque los avisos publicitarios muestran un chorro con forma de S, todo lo que necesitan los niños es sólo un toque.

Cuánto tiempo: Hay que cepillarse por al menos dos minutos, aunque los odontólogos generalmente prefieren de tres a cuatro minutos.

La realidad: La mayoría de los adultos se cepilla por sólo treinta segundos.

Prueba usar un reloj para hacer huevos de tres minutos para medir el tiempo de cepillado. O encuentra entre las canciones favoritas de tus chicos, aquella que dure aproximadamente tres minutos y pásala mientras se están cepillando.

Establecer buenas costumbres de cepillado a temprana edad ayudará a evitar el deterioro dental y las enfermedades de las encías más adelante, dado que los problemas de salud dental de muchos adultos pueden remontarse a malas costumbres en la niñez.

Cómo Hacer para que se Cepillen Más

Una forma de motivar a los chicos a que se cepillen es dejarlos elegir sus propios cepillos de dientes y pasta dental. Para cepillos de dientes, todo vale—desde Barbie a rayas de cebras—mientras que tenga cerdas suaves y que sean lo suficientemente pequeños como para entrar cómodamente en la boca de un niño.

Las pastas dentales de los chicos vienen en sabores y colores divertidos también, tales como chicle y el color morado de Barney. Cualquiera está bien, mientras que contenga flúor. El flúor combate el deterioro haciendo más resistente a la bacteria el esmalte de los dientes. Ha jugado un rol importantísimo en la disminución de las caries entre los chicos.

De cualquier modo, ingerir demasiado flúor puede causar fluorosis, una afección en la cual puntos marrones aparecen en los dientes de los niños. La forma primaria en que los chicos reciben demasiado es al tragar los enjuagues de flúor o pasta dental con flúor, especialmente con los tentadores nuevos sabores de pasta a su disposición. Aunque se necesita de una buena cantidad para que sea peligroso, ten cuidado (especialmente si el agua de tu ciudad está fluorada, como lo

A Mantener los Cepillos Limpios

Un puñado de cepillos de dientes húmedos en el baño familiar puede contribuir a la propagación de bacterias. Reemplaza los cepillos de dientes después de cualquier enfermedad y al menos cada tres meses—las cerdas se gastan. También recuérdales a los chicos que:

- Se laven sus manos antes de cepillarse
- Sequen las cerdas del cepillo cuidadosamente después de usarlo
- Sacudan cualquier humedad extra de sus cepillos
- Lo conserven parado, en forma vertical
- Nunca compartan sus cepillos de dientes

está en la mayoría de las ciudades de los Estados Unidos.)

Si el agua de tu comunidad no está fluorada, o si tus chicos beben agua embotellada exclusivamente, ellos deberían tomar suplementos de flúor—que un médico u odontólogo puede prescribir—o beber agua embotellada con agregado de flúor (controla las etiquetas), comenzando a los seis meses.

> Mantén a los chicos pequeños alejados del enjuague bucal. Dado que usualmente contiene alcohol—hasta el 30 por ciento—el enjuague bucal puede ser peligroso, aún letal.

El Hilo Dental

Desafortunadamente, con sólo cepillarse no se puede cuidar a los dientes de las malas bacterias que viven en la placa entre los dientes de los niños. Comenzando a alrededor de los tres años de edad, o una vez que la mayoría de los veintes dientes primarios están en su lugar, agrega limpieza con hilo dental a la rutina. Deberás ayudar a los chicos con esto hasta que tengan aproximadamente nueve años y tengan la habilidad manual para manejar el hilo.

Los hilos dentales con un mango son más fáciles de usar por los niños que los que hay que envolver alrededor de los dedos. Algunos vienen en formas divertidas y colores brillantes, lo que puede ayudar a que los chicos adopten el hábito de usar hilo dental.

Una Visita al Odontólogo

Si visitar al dentista te llena de ansiedad, trata de no pasarles esa inquietud a los niños. Busca un dentista que disfrute trabajar con chicos o se especialice en el cuidado dental pediátrico, que tenga una sala de espera simpática para un niño, y que tal vez hasta ofrezca pequeñas recompensas—pegatinas, pequeños

Por Qué Usar Hilo Dental Es Fundamental

Permitir que la película bacterial blanda y pegajosa llamada placa se acumule entre los dientes invita a toda clase de problemas bucales, entre ellos:

- Barniz dañado y deterioro
- Encías irritadas, sangrantes
- Mal aliento
- Pérdida de dientes
- En casos severos, daño a la estructura ósea que sostiene los dientes

No pienses inocentemente que el cuidado dental adecuado es meramente cosmético, o que se trata sólo de dientes y encías. Puede tener un efecto mucho mayor en la salud en general. Algunos estudios han mostrado una nítida conexión entre serios problemas de salud dental y enfermedades cardiovasculares en los adultos—parece que las bacterias de la boca pueden entrar en el torrente sanguíneo y contribuir a la inflamación y obstrucción de las arterias. **De modo que mantener la boca de los niños saludables ahora puede mantener su corazón saludable más adelante.**

juguetes, o algo parecido—después de una revisión. Los chicos que desarrollan una buena relación con el odontólogo tienen más probabilidades de sentirse cómodos al realizarse limpiezas y chequeos regulares. Los exámenes dentales de rutina descubren los problemas cuando recién empiezan, cuando los arreglos son pequeños, lo que ayuda a eliminar los procedimientos más importantes e incómodos que pueden producir en la gente un temor a los dentistas que durará toda la vida.

 ### Adolescentes y Dientes

Idealmente, los adolescentes ya tienen hábitos dentales ya bien establecidos, pero es difícil estar seguro porque ellos usualmente cierran la puerta del baño. Si no los puedes ver cepillarse, tú puedes todavía hablar acerca de lo importante que es, especialmente si tienen aparatos de ortodoncia. Las advertencias funestas sobre la salud caerán en oídos sordos pero intenta explicándoles que cepillarse y usar el hilo dental dos veces al día ayuda a:

Por Qué Cepillarse Antes de Ir a Dormir

Para eliminar los *Streptococci mutans*. Estos gérmenes orales se alimentan de azúcar y causan deterioro de los dientes. Pueden multiplicarse hasta treinta veces por la noche.

- Mantenerte besable—¡sin aliento a dragón!
- Evitar que los alimentos se descompongan entre sus dientes
- Evitar que manchas o el desagradable sarro oscurezcan su sonrisa
- Evitar visitas al dentista para recibir inyecciones y trabajo con el torno

Si tienes una batalla sobre el uso del hilo dental en tu casa, mantén a mano enjuagues bucales. No es un substituto del hilo dental pero puede ayudar a mantener las encías de los adolescentes más saludables. Sus dientes son permanentes ahora, de modo que no hay vuelta atrás.

Manteniendo los Gérmenes Fuera de la Boca

Movámonos a otro tema vinculado con la boca, desde el uso de "chupetitos" hasta comerse las uñas.

Los Bebés Exploran con Sus Bocas

Mucho antes de que los chicos comiencen a cepillarse y usar hilo dental, se ocupan en poner cosas en sus bocas. Es una de las formas principales en que los bebés y los niños que están comenzando a caminar exploran su mundo. Aunque es normal, esta etapa oral puede incrementar el número de microorganismos con los que un niño entra en contacto. Pero dado que te pondrías chiflado tratando de inspeccionar y desinfectar todo lo que los chicos se ponen en sus bocas, concéntrate en mantener los elementos más populares—chupetes, anillos de dentición, manos—tan limpios como sea posible.

Uso Inteligente del Chupete

Chupetitos, tontainas, pacificador, chupete—como quiera que lo llames, son sinónimos de bebés. Ellos satisfacen la intensa necesidad instintiva de chupar y les dan a los niños una forma de calmarse a sí mismos. Pero hay algunas pautas para usarlos. Primero, ¡no uses a Maggie Simpson como modelo! Un chupete no debería ser una elemento constante en el rostro de tu hijo o hija. Las investigaciones sugieren que la succión constante a un chupete puede contribuir a que las bacterias se muevan de la garganta hasta el oído medio, causando infecciones.

Prueba usar los chupetes sólo para las siestas y la hora de dormir, para tranquilizar a tu bebé para que duerma. Algunos estudios muestran que limitar el uso de esta forma puede ayudar a reducir la ocurrencia de infecciones al oído.

Es una buena idea hacer que los chicos dejen de usar el chupete al año de edad. Más allá de esta edad, puede convertirse en un hábito difícil de quebrar y puede afectar el lenguaje y el desarrollo dental. Puede ser que hayas oído de muchas formas diferentes de quitar el hábito del chupete, pero mi opinión es que nada supera el método de la abstinencia. Puede ser que tengas que resistir por un día o dos de gemidos y llantos, pero mantente firme. Pronto será olvidado.

Anillos de Dentición

Comenzando aproximadamente a los cuatro ó seis meses, los bebés se convierten en pequeñas máquinas de baba y comien-

---

Lo Básico Sobre el Chupete

Posterga la introducción del chupete hasta que tu bebé tenga un mes de edad, de modo que no interfiera con la alimentación a pecho (algunos bebés no parecen querer succionar un chupete o su pulgar, a propósito, y está bien, así que no lo fuerces).

- Elije chupetes de una pieza que no puedan separarse y convertirse en un peligro de asfixia.
- Antes de usar un nuevo chupete, sumérgelo en agua hirviendo o lávalo en el lavaplatos.
- No "enjuagues" el chupete en tu propia boca; sólo le agregarás más gérmenes.
- Revisa los chupetes para detectar signos de deterioro o reemplázalos a menudo.
- Para prevenir problemas de encías y de dientes, nunca sumerjas un chupete en líquidos azucarados antes de ofrecérselo a un niño. Tampoco pongas miel en los chupetes ya que este remedio común para la dentición puede producir botulismo.
- Nunca ates un chupete a una cinta y lo enlaces alrededor del cuello del bebé, o alrededor de un botón o broche—el bebé podría estrangularse o ahogarse con la cinta.

Precauciones a Seguir para Dormir a un Bebé

Aunque la causa de SIDS (por sus siglas en inglés, sudden infant death syndrome, síndrome de muerte súbita del bebé) todavía es desconocida, se ha hecho un gran progreso en la prevención de las inexplicables, desgarradoras muertes de bebés mientras están durmiendo. Además de tomar las siguientes precauciones, alienta la postura sobre la barriga mientras el bebé esté despierto.

- Los bebés están mucho más seguros durmiendo sobre sus espaldas, de modo que nunca pongas a un bebé de menos de un año a dormir sobre su barriga, ni siquiera para una siesta corta.
- Investigaciones recientes sugieren que los bebés de menos de un año que duermen con chupete tienen un riesgo reducido de sufrir una muerte súbita.
- La ropa de cama mullida puede fácilmente obstruir la respiración, aumentando el riesgo. Saca de la cuna las almohadas, los juguetes de peluche, los acolchados sedosos, las protecciones blandas contra golpes y las mantas suaves y esponjosas antes de poner a dormir a un bebé.
- No permitas que nadie fume cerca del bebé (lo que quiere decir "en la casa").
- No permitas que el bebé comparta la cama con otros niños (o adultos).
- Mantén la habitación a una temperatura cómoda para los adultos y viste a tu bebé con ropas de dormir livianas; la temperatura demasiado alta es un tema de preocupación.
- Si se necesita una manta, pon el bebé sobre su espalda con sus pies casi tocando los pies de la cuna, pon la manta sobre el pecho del bebé (no más alto) y mete los bordes debajo del colchón—o simplemente usa un saco de dormir para bebés.
- Nunca pongas una manta sobre la cara o cabeza de un bebé.

Ten presente que aunque el SIDS puede suceder hasta la edad de un año, la mayoría de las muertes ocurren entre los dos y los cuatro meses, y los bebés de ciertos grupos étnicos son especialmente vulnerables: los afroamericanos, los indígenas americanos y los indígenas de Alaska.

zan a roer todo objeto duro que pueden encontrar. Aunque la aparición de los dientes puede ser incómoda, evita darle gel o medicamento para anestesiar el dolor. En lugar de eso, frota suavemente sus encías con un dedo limpio o, aún mejor, entrégale un anillo de dentición frío o una toallita húmeda para morder. Aquí va un truco que a menudo funciona: sumerge una punta de una toallita en agua y ponla en el freezer.

> ### Tres Consejos Sobre los Anillos de Dentición
>
> 1. El anillo debería estar hecho de una sola pieza de goma firme.
> 2. Enfría o congela el anillo para ofrecer alivio extra.
> 3. Lee las etiquetas de los anillos de dentición rellenos con líquido—deberían contener sólo agua destilada o purificada, por las dudas que se rompan y abran.

A muchos bebés les encanta el efecto calmante o anestésico de esa punta helada. Para un dolor por dentición realmente fuerte, un médico puede sugerir Tylenol para niños.

El flujo intenso de baba y saliva puede causar sarpullidos en la cara y el cuello, de modo que seca el rostro de tu bebé con un trozo de tela suave y limpia. También puedes frotar un poco de suave bálsamo para cara sobre las mejillas y mentón para proteger esas zonas de la baba. Poner un pequeño pañuelo para babas debajo de la cabeza del bebé en la cuna te ahorrará tener que cambiar sábanas cubiertas de baba todo el tiempo. Sólo asegúrate de que éste, y cualquier cosa que pongas en la cuna, no pueda soltarse o fruncirse, creando un riesgo de asfixia.

Chupando el Dedo Pulgar

Muchos bebés, niños que están empezando a caminar y aún niños pequeños, se chupan sus pulgares u otros dedos. No te preocupes. Éste es un hábito de la niñez perfectamente normal y totalmente tranquilizador cuando los chicos están cansados,

Una Historia Real Sobre la Crianza: Cómo Corey Terminó con su Hábito de Chuparse el Dedo

Nuestra hija Corey ya había cumplido los cuatro años y había empezado el preescolar pero todavía se chupaba el pulgar. Yo podía decir que estaba lista para dejar el hábito porque parecía muy acomplejada de él, a menudo escondía su cara en la parte interior de su codo cuando lo hacía. Al principio tratábamos de distraerla en el momento en que veíamos a su pulgar acercándose a su boca y la comprometíamos en alguna actividad que requiriera las dos manos. Aunque esto debilitaba el hábito, no lo detenía.

De modo que pensamos juntas con Corey y tuvimos la idea de crear una tabla de progreso. Juntas decidimos cuál era un número razonable de "errores" por semana y después controlamos ese progreso con pegatinas en una tabla que colgamos. Le dábamos un pequeño premio al final de cada semana en que se mantenía dentro de los límites—que se hicieron cada vez más y más pequeños—y después una recompensa más grande cuando, al final de cinco semanas, ella terminó con el hábito. Funcionó como por encanto.

La ayudamos a lo largo del proceso poniéndole una bandita adhesiva en su pulgar, especialmente a la noche, como un recordatorio. Había oído acerca de otros métodos pero, afortunadamente, la bandita sola fue suficiente.

—CAROL, WILTON, CT

disgustados o aburridos. Sólo insiste para que se laven las manos a menudo.

Para la mayoría de los chicos, la succión del pulgar usualmente va desapareciendo para los cinco años. De todos modos, si todavía continúa cuando los dientes permanentes están saliendo, puede causar problemas. Los chicos que se chupan sus dedos pulgares a menudo tienen los dientes del frente sobresalientes, y requieren aparatos de ortodoncia. También, la succión del pulgar en los chicos que están en edad escolar puede atraerle muchas burlas de los otros chicos.

Hay muchas formas de ayudar a un niño que quiere librarse del hábito pero no puede, tal como poner en el pulgar líquidos que sepan amargos o ponerle un entablillado en el dedo cuando se va a dormir. Pero uno de las formas más simples es hacer que el niño use guantes por algunos días. (Este truco también puede ser útil si tienes en la casa un niño que se come las uñas.)

  ### Comerse las Uñas

Algunos niños pequeños van directo de chuparse el pulgar a morderse las uñas. Otros adquieren el hábito durante la adolescencia como una forma de aliviar el estrés, y casi la mitad de todos los adolescentes se muerden sus uñas en un cierto grado.

Las puntas de los dedos rojas y doloridas y las cutículas sangrantes que resultan del hábito invitan a las infecciones alrededor de la base de las uñas. Además de todo eso, los chicos tocan incontables superficies cargadas de gérmenes todos los días y morderse sus uñas les permite a los gérmenes tener un acceso fácil al cuerpo. Morderse las uñas por largo tiempo también puede causar daño permanente a las uñas y una apariencia deforme. A veces inclusive conduce a problemas dentales.

Los chicos tienen más probabilidades de dejar de morderse las uñas cuando comprenden qué cosa provoca ese gesto. Eso significa que primero necesitas ayudarlos a comprender la razón. ¿Es algo que hacen cuando están distraídos/as—algo que hacen cuando estás absortos/as leyendo un libro o mirando televisión? ¿O es un síntoma de frustración, aburrimiento o

Cómo Ayudar a que los Chicos Dejen de Comerse las Uñas

- **Señálalo.** Recuérdales amorosamente en cualquier momento en que sus dedos vayan hacia su boca.
- **Trata la causa.** Si comerse las uñas está relacionado con el estrés, trabaja en técnicas de control del estrés, tales como respirar profundo, hacer ejercicio o meditación.
- **Encuentra un reemplazo.** Dales a los chicos otra cosa para que mantengan sus manos ocupadas cuando comiencen a morderse las uñas— hasta simplemente garabatear en un pedazo de papel o apretar a Silly Putty.
- **Corta y recorta.** Mantén sus uñas tan limpias, cortas y limadas como sea posible. Si lucen de algún modo más lindas, los chicos cuidarán más de ellas.

estrés? Si es así, ayúdalos a encontrar otra forma de aliviarlo por ejemplo apretar una pelotita antiestrés. La misma táctica usada para que dejen de chuparse el dedo también puede ayudar a que los chicos dejen el hábito de comerse las uñas.

Ser Cuidadosos con los Alimentos

Las bacterias pueden lograr el acceso al sistema de tu niño o niña a través de la comida. *Salmonella, E. coli* y *Listeria* son sólo unos pocos de los cientos de organismos que se originan en los alimentos y que pueden poner a los chicos en riesgo de enfermedades, nauseas y diarrea. Hazles saber a los chicos que es difícil saber si la comida ha sido contaminada dado que los gérmenes a menudo no producen mal olor o sabor en la comida. Explícales que esa es la razón por la cual manipular adecuadamente los alimentos—lavarlos, cocinarlos y mantenerlos refrigerados—es tan fundamental. Sobre todo enséñales a los chicos la importancia de enjabonarse bien antes de atacar la comida.

¿Qué Hay de la Regla de los Cinco Segundos?

La comida que ha estado en el piso por menos de cinco segundos ¿es segura para que los chicos la coman?

Hablando en términos generales, no. No importa cuán rápido la levantes. Si la comida aterriza donde hay bacterias, se contaminará casi inmediatamente.

Sacudir o soplar la comida que se ha caído no ayuda. Puedes quitar la basura visible, pero los bichitos microscópicos no se van a ningún lado.

Yo sé que muchos padres miran hacia otro lado cuando sus chicos instituyen la regla de los cinco segundos y, en una ocasión, no creo que esto sea algo de lo que preocuparse realmente. Pero trata de no dejar que esto se convierta en un hábito para tus chicos.

Y por supuesto, cuando estés en duda, tírala.

¿Cuán Limpia Está tu Cocina?

Aunque muchas personas creen que mantienen limpias sus cocinas, cuando se las ha grabado mientras preparaban comidas en casa, la mayoría de los adultos cometían muchos errores en la manipulación de los alimentos que elevaban el riesgo de enfermedades provenientes de alimentos. Enséñales a los chicos estas conductas básicas y ¡asegúrate de practicarlas tú también!

- Siempre lávate las manos, no sólo antes de comer o de preparar la comida, sino también después de tocar ciertos alimentos, especialmente carne de res, de ave o pescado crudos.
- Mantén limpia el área de preparación de la comida.
- Ocúpate de comidas crudas y cocidas en distintas áreas de trabajo y usa diferentes tablas de cortar, cuchillos, cucharas y otros utensilios.
- Lava todos los alimentos que se comerán crudos (tales como frutas y vegetales).
- Guarda los alimentos a la temperatura correcta.

Protegiendo la Piel de tu Hijo o Hija

La piel protege al cuerpo de la exposición a los agentes dañinos y los gérmenes que causan enfermedades. También es el hábitat para una abundante cantidad de microorganismos que juegan un rol equilibrante esencial en el cuerpo. Estas bacterias inofensivas son conocidas como gérmenes residentes, y protegen contra las dañinas bacterias pasajeras que de otro modo podrían quedarse ahí.

No te olvides de limpiar los utensilios de limpieza y los secadores. Como regla general, los gérmenes aman la humedad, de modo que las esponjas, esponjas vegetales y repasadores deberían ser todos limpiados, secados y dejados a secar completamente entre uso y uso para inhibir la proliferación de gérmenes. Asegúrate de reemplazar las esponjas y esponjas vegetales a menudo, y limpia los repasadores y toallas con blanqueadores o una alternativa a los blanqueadores, usando la opción más caliente de tu lavarropas.

Bañando al Bebé

Puedes comenzar dándole al bebé baños de bañera directamente, pero no es necesario bañarlos todos los días. Siempre que sean cambiados y limpiados regularmente en el área del pañal—y alrededor de las orejas y bajo el mentón, donde se concentra la baba—no deberían necesitar ser bañados más que cada tres o cuatro días.

Para los bebés chiquitos, bañeras para bebés pequeñas y de plástico son más seguras que una bañera de tamaño común. Unos meses más tarde, cuando los bebés se pueden sentar por su cuenta, pueden pasar a la bañera más grande. En cualquiera de los dos casos, nunca dejes a los bebés sin atención en la bañera—la tragedia puede acontecer en sólo unas pocas pulgadas de agua y en cuestión de minutos.

No te pases con el jabón, que puede producir sequedad en la piel. Un limpiador líquido, humectante suave (tal como Johnson's Baby Wash, Cetaphil o Dove) es una buena opción. Una vez que esté fuera de la bañera, sécalo con suaves golpecitos, dejando un poco de humedad en la piel, e inmediatamente aplica una crema o loción para fijar esa humedad.

> ### Dos Consejos para Bebés a Quienes no les Gustan los Baños
>
> * **Dales algo con que jugar.** Al principio puede ser algo tan simple como un repasador limpio para chupar durante el baño. Más adelante, las tazas de plásticos son excelentes juguetes para verter. Muñecos de goma también pueden ayudarles a sentirse más cómodos. Soplar burbujas hace maravillas con muchos chicos.
> * **Haz locas esculturas de pelo.** Mientras que les lavas el cabello con shampú, haz cuernos y todo tipo de formas con espuma. Ten un espejo de mano en el baño para mostrarle los extraños peinados.

 Hora de Tu Baño

A algunos chicos les va a encantar oír esto: "Totalmente limpio" no siempre es bueno. Aunque bañarse frecuentemente tiene beneficios estéticos y puede aliviar el estrés, juega un rol menor en la prevención de las enfermedades. Además, algunos niños tienen una piel sensible que puede reaccionar mal si se los baña demasiado a menudo. Por ejemplo, puede agravar la eczema, una enfermedad irritante de la piel que causa picazón. Y cuanto más se rascan los chicos, más irritada se pone la piel, incrementando las posibilidades de que haya infecciones de la piel tales como impétigo.

Un baño diario está bien, pero asegúrate de aplicar crema hidratante inmediatamente; algunos chicos pueden tolerar ser bañados completamente sólo una o dos veces por semana, con baños de esponja los otros días.

- Pasar una esponja suave puede ser exactamente tan bueno como restregar enérgicamente y produce menos sequedad.
- Enséñales a los chicos a concentrarse en las áreas húmedas, tales como los espacios entre los dedos del pie, la ingle y las axilas, donde los gérmenes pueden alimentarse de sudor, aceite y restos de células.
- Después del lavado, siempre seca la piel con palmaditas en lugar de frotar.

 Adolescentes Limpios

Una cosa es preocuparse por proteger a los chicos pequeños de los gérmenes que pueden enfermarlos, pero los adolescentes son animales totalmente diferentes. Y ¡ahí hay mucho más de que preocuparse! Tú no puedes estar ahí las veinticuatro horas del día los siete días de la semana para recordarles que se laven las manos, mucho menos para asegurarte que estén usando ojotas en el vestuario o de que no le pidan rimel a una amiga. Además, tienes las preocupaciones usuales sobre la higiene—desde acné hasta olor corporal—y nuevas preocupaciones también, como las perforaciones hechas por ellos mismos, que pueden causar infecciones serias.

Entonces ¿qué tiene que hacer el padre o la madre de un adolescente? Usa el mismo método del que hemos estado hablando a lo largo de todo este libro: Identifica, informa, instruye, inculca esas buenas costumbres, y confía en que tu adolescente los mantendrá. No hay garantías de que los adolescentes practicarán la buena higiene el 100 por ciento del tiempo, pero si tu voz resuena en su cabeza, tienen más posibilidades de hacer buenas elecciones. De modo que comenten los siguientes temas juntos.

A Ducharse

Los adolescentes son famosos por tomar largas duchas calientes, pero éstas pueden ser perjudiciales para su piel. Pónganse como propósito duchas de sólo cinco a diez minutos como máximo, usando agua tibia, no caliente—y una vez al día es más que suficiente. Bañarse con mayor frecuencia quitará los aceites naturales de la piel, dejándola seca e irritada. Para los chicos con horarios intensos de deportes, alienta las duchas después de que llegan a casa de prácticas o partidos en los que han transpirado.

Limpieza de los Genitales

Especialmente después de la pubertad, recuérdales a los chicos de doce o trece años y a los adolescentes cuán importante es mantener sus cuerpos enteros limpios. Los chicos y chicas adolescentes deberían bañarse al menos varias veces a la semana, limpiar sus zonas genitales con jabón y agua, y secarse meticulosamente para prevenir infecciones.

Por favor, advierte a tu hija sobre los peligros de la ducha vaginal. Aunque muchas mujeres, jóvenes y mayores, usan las duchas vaginales para sentirse más "limpias," la verdad es que las duchas vaginales las ponen en riesgo de muchas diferentes infecciones vaginales. Trastocan el equilibrio natural de los buenos organismos en la vagina, que son responsables de mantener la zona limpia.

Hormonas, Acné y Olor Corporal

Los cambios en el olor de tu niño o niña son a menudo el primer indicador de que la pubertad ha comenzado. Cuando comienzas a advertir que tu hijo o hija tiene una diferente clase de olor al regresar de su práctica de fútbol, es hora de introducir el desodorante. Neutralizar el olor y las manchas de sudor son importantes para la autoestima y la aceptación de los grupos, de modo que alienta el uso diario de un antitranspirante.

Otra cuestión provocada por los cambios hormonales de la pubertad es el acné, que puede tener un efecto devastador en la imagen de sí mismo. Para la mayoría de los chicos, lavarse dos veces al día con un limpiador facial suave y usar medicación contra el acné de venta sin receta es suficiente. Desalienta el lavado excesivo o el fregado intenso; ambos pueden en realidad incrementar la producción de aceite y exacerbar cualquier problema. Todos los cosméticos y lociones usados sobre el rostro deberían ser libres de aceite. Para el acné severo, existen tratamientos por receta médica; habla con tu médico sobre ellos.

Hongos Entre Nosotros

 ¿Sarpullido por el Pañal o Infección Vaginal?

Tú podrías instantáneamente pensar en vestuarios cuando piensas en contraer un hongo, pero hasta los bebés están en riesgo.

La cándida, por ejemplo, es un tipo de hongo (comúnmente conocido como infección de hongos) que puede afectar a los bebés. Usualmente aparece como una forma de sarpullido por el pañal, aunque también puede desarrollarse en otras partes del cuerpo del niño o niña, especialmente en las zonas calientes y húmedas como el cuello de un bebé. Comienza como diminutos puntos rojos que se multiplican en un sarpullido rojo brillante u oscuro con bordes nítidos. Si tu bebé se está alimentando a pecho, a veces el pecho de la madre se infecta también; la levadura puede también alojarse en la piel alrededor de las uñas. Ambos, la mamá y el bebé tienen que ser tratados para prevenir la reinfección.

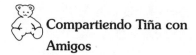

Compartiendo Tiña con Amigos

La tiña, otra infección micótica, es común entre los chicos pequeños y los adolescentes y es causada por varios diferentes tipos de hongos. Aparece como un sarpullido escamado, seco o húmedo, en muchas zonas del cuerpo, incluyendo el cuerpo cabelludo, la ingle, las manos y los pies. En el cuerpo usualmente aparece como uno o más parches del tamaño de una moneda con un borde circular escamoso y un centro liso. Sobre el cuero cabelludo el sarpullido carece usualmente de borde circular y luce más parecido a una mancha escamosa o pelada.

La tiña se propaga fácilmente a través del contacto con cualquier cosa que haya tocado la piel infectada, razón por la cual los chicos a quienes les encanta com-

Cómo Prevenir las Infecciones por Hongos

Mantener la piel limpia y seca es la mejor defensa contra las infecciones de hongos. Pero los chicos tienen también menos probabilidades de contraer dichas infecciones si:

- Se cambian sus medias y ropa interior todos los días
- Visten ropa aireada, transpirable cuando el tiempo es cálido
- Se quitan sus zapatos en casa y airean sus pies
- Tiran sus zapatillas deportivas cuando están gastadas y asquerosas
- Nunca piden los zapatos de otra persona

Controla regularmente a las mascotas buscando áreas donde se le ha caído el pelo, lo que puede ser un síntoma de una infección por hongos. Tu veterinario puede determinar si se trata de un problema

partir—intercambiar peines, ropa, hasta zapatos—son los más susceptibles. Este es un ejemplo cuando quieres desalentar el compartir.

¡Cuidado: Infecciones!

La mayor parte del tiempo, la bacteria habita en la piel de tus niños sin causar ningún problema. Pero si los chicos se cortan, se raspan o un insecto los pica, las bacterias de todos los días, tales como los *Streptococcus* y *Staphylococcus* pueden comenzar a multiplicarse y penetrar el tejido, causando una infección de la piel. Las más comunes son celulitis, foliculitis e impétigo.

 ### Impétigo

Impétigo es una infección bacterial de la piel que típicamente afecta a los niños en edad escolar en climas cálidos y húmedos. Causa un grupo de pequeñas ampollas o llagas que pueden reventar, supurar líquido y desarrollar una costra color miel. Los brotes ocurren con mayor frecuencia alrededor de la nariz y boca, pero el impétigo puede aparecer en cualquier lugar y tiene una preferencia especial por la piel que ya está irritada por, digamos, una eczema, urticaria, picadura de insectos o una reacción al jabón. El impétigo es muy contagioso—si se lo toca con los dedos se extiende fácilmente a otras zonas del cuerpo, y también se propaga a otros miembros de la familia en las toallas, ropa y ropa de cama que hayan tocado la piel infectada de la persona. Tu médico lo tratará con antibióticos.

Los Sí y No del Vestuario

Algunas cosas terriblemente infecciosas pueden crecer en los vestuarios, las duchas y piscinas de las escuelas. Estos lugares cálidos y húmedos son el hábitat ideal para muchos tipos de bacterias y hongos.

Para ayudar a prevenir la comezón del deportista, las verrugas plantales, el pie de atleta, la tiña y otras infecciones por hongos, dales a los adolescentes estas pautas para bañarse y cambiarse en el vestuario.

- SÉCATE meticulosamente, especialmente entre los dedos, con una toalla limpia.
- NO compartas las toallas con nadie.
- CÁLZATE zapatos o sandalias de ducha en todos lados (sí, en la ducha).
- NO te sientes en bancos compartidos, especialmente si están húmedos— son refugios para los gérmenes.
- ROCÍA todas las semanas tu casilla con un spray desinfectante.

Limpiando Raspados y Rasguños

Limpiar cuidadosamente los cortes y raspaduras tan pronto como sea posible después de que se hayan producido reduce el riesgo de infecciones y cicatrices. Lava todas las heridas suave pero meticulosamente con jabón y agua corriente por cinco a diez minutos. Dado que las heridas punzantes tienen más probabilidades de infectarse, empapa esas heridas en agua jabonosa por quince minutos (y asegúrate de que las vacunas contra el tétanos estén al día; las pinchaduras son a menudo causadas por objetos metálicos oxidados o sucios). Las cremas y pomadas antibióticas mantendrán la humedad del tejido y ayudarán a combatir la invasión bacterial. Una venda puede ayudar a mantener los gérmenes afuera, pero que no esté muy apretada y cámbiala todos los días—o inmediatamente si se ensucia o humedece.

Señales Claras de una Infección de la Piel

Por favor, busca ayuda médica si aparecen algunos de estos síntomas:

- La herida se pone muy blanda.
- Aumenta el dolor o la inflamación cuarenta y ocho horas después de la herida inicial.
- La herida supura pus o líquido.
- Se forma una costra amarilla en la herida.
- El tamaño de la costra aumenta en lugar de disminuir.
- El enrojecimiento aumenta alrededor de la herida (celulitis).
- Una raya roja se extiende hacia fuera de la herida.
- La herida no se ha curado en diez días.
- El niño desarrolla una temperatura de más de 100 grados F.

 ### ¿Me Podrías Prestar Tu Conjuntivitis?

Los niños pequeños, los chicos de once ó doce años y los adolescentes son conocidos por su tendencia a compartir casi todo—juguetes, banditas para el cabello, cosméticos, ropa deportiva, lo que se te ocurra—y esto puede diseminar varias infecciones bacteriales y virales, incluyendo la conjuntivitis y la conjuntivitis aguda.

La conjuntivitis es una infección del ojo altamente contagiosa que causa enrojecimiento, picazón y secreción. Evitarla implica (a) tratar de mantener las manitos fuera de los ojos infectados; (b) para las adolescentes, nunca compartir maquillaje de ojos con amigas; y (c) para los chicos que usan lentes de contacto, ser rigurosos en mantenerlos limpios (ver recuadro).

 ### Infecciones Producidas por las Perforaciones para Aros y los Tatuajes

Algún tiempo atrás, las únicas infecciones que veía relacionadas con las perforaciones para aros eran en el lóbulo de la oreja. Hoy en día, los adolescentes se perforan sus narices, cejas, ombligo, lenguas y más. Muchas de estas áreas son proclives a las infecciones, especialmente si las perforaciones no están hechas de una manera higiénica. Los tatuajes, aún si están hechos por un profesional, pueden conducir a serias infecciones y hasta a enfermedades.

Dado que muchos estados requieren del permiso de los padres para esas perforaciones y los tatuajes para los chicos de menos de dieciocho años, muchos adolescentes tratan de hacerlo por sí mismos, lo que puede ser muy peligroso. Las perforaciones caseras pueden causar infecciones serias, sangrado excesivo e incluso daño nervioso. Los tatuajes caseros pueden conducir a infecciones bacteriales, micóticas y virales—incluyendo hepatitis y VIH— y puede causar reacciones alérgicas, síndrome de shock tóxico, tétanos y enfermedades de la piel.

Habla con tus adolescentes acerca de los riesgos. Si terminas dando permiso a estas formas de autoexpresión, asegúrate de que sean hechas por un perforador o un artista del tatuaje acreditado que utilice elementos estirilizados.

El Cuidado Correcto de los Lentes de Contacto

Enséñales a los chicos que usan lentes de contacto a hacer lo siguiente siempre, o estarán prácticamente pidiendo un desagradable caso de conjuntivitis aguda:

- Lava, enjuaga y sécate las manos antes de tocar los lentes de contacto.
- Usa soluciones estériles para la limpieza y enjuague de los lentes—nunca saliva o agua de la canilla.
- Descarta los lentes en la fecha de vencimiento o después del intervalo prescripto por el oftalmólogo.

Bichos a Tener en Cuenta: Cómo Espantar a esos Pequeños Sinvergüenzas

No importa cuán limpios estén tus hijos, puede ser que sea imposible evitar algunas molestias comunes, como los piojos en la cabeza y las lombrices intestinales—casi todos los chicos tienen que lidiar con al menos uno de estos dos incordios en algún momento. Sin embargo, hay formas de reducir el riesgo, y si les enseñas a tus niños bien ellos podrían ser unos de las pocos afortunados.

 Piojos en la Cabeza

Estos diminutos insectos parásitos sin alas viven en el cabello de los chicos y se alimentan de pequeñas cantidades de sangre tomada del cuero cabelludo. Los brotes son especialmente comunes entre los chicos de entre tres y doce años dado que los chicos de este grupo de edad tienden a tener un contacto físico cercano y a menudo comparte cosas. El contacto es la única forma de pasar los piojos de una persona a otra y ¡se mueven rápido! Recuérdales a los chicos que no deben compartir *ningún* elemento que esté en contacto con sus cabezas—peines, cepillos, sombreros, bufandas, bandanas, moños, broches, lazos para el cabello, vinchas, toallas o cascos.

Si tu hijo o hija finalmente se infecta, verás diminutos óvalos blancos perlados llamados liendres, que son los huevos de los piojos, pegados a los cabellos a aproximadamente ½ pulgada del cuero cabelludo. Puede ser que también veas los piojos, que son unos pequeños insectos marrones. La primera línea de ataque son piojicidas de venta sin receta (Rid, Nix) pero ahora hay variedades de piojos resistentes que responden sólo a tratamientos prescriptos por un profesional. También hay algunos remedios caseros a los que mucha gente tiene una fe ciega; la

---

Remedio Casero Contra los Piojos

Empapa el cabello y el cuero cabelludo con limpiador líquido Cetaphil; saca con el peine el exceso y usa un secador de cabello para secar la loción en la cabeza. Déjala suficiente cantidad de tiempo como para que los piojos se asfixien—al menos ocho horas—luego lava el cabello para quitar el limpiador.

premisa que comparten es sofocar los piojos. Si quieres probar uno de ellos, poner mayonesa en el cabello es un poco sucio pero parece que funciona, como también funciona cubrir el cabello con Cetaphil, un limpiador para la piel suave (ver el recuadro de la página 156). Pero la única forma infalible de erradicar estos bichos es peinar meticulosamente el cabello del niño con un peine fino y sacar cada pequeña liendre. También, sale a la caza de LouseBuster en el año 2008. Este artefacto similar a un secador de cabello que elimina los piojos y huevos con aire caliente, está actualmente siendo probado y los resultados iniciales parecen promisorios.

Lombrices Intestinales

Si tu hijo o hija se despierta a la noche, rascándose su trasero y pidiéndote a los gritos: "¡Haz que se detengan!" piensa que son lombrices intestinales. Son muy comunes entre los chicos. Las pequeñas lombrices blancas, de menos de media pulgada de largo, se alojan en los intestinos y ponen sus huevos alrededor del ano, provocando comezón en el trasero, especialmente durante la noche.

Las lombrices intestinales son muy fáciles de agarrar: los

Despiojando Tu Casa

Una vez que una persona de la familia tiene piojos en su cabeza tendrás que ponerte en acción para evitar que otra persona en la casa se contagie. Aquí está lo que hay que hacer:

- Lava toda la ropa, toallas y ropa de cama en agua caliente y después sécalas con el ciclo más caliente por al menos veinte minutos.
- Limpia en seco todo lo demás—juguetes de peluche y almohadas también—que no pueda ser lavado en el lavarropas, o séllalo en bolsas herméticas por una semana.
- Pasa la aspiradora meticulosamente por todas las alfombras, alfombritas, muebles tapizados, asientos del auto y felpudos para el piso.
- Sumerge los peines, broches, vinchas, cepillos y todos los otros elementos para el cabello en alcohol de frotar o shampú medicinal por una hora—pásalos por la máquina lavadora de platos o simplemente tíralos.

minúsculos huevos son a menudo recogidos en las manos mientras están jugando con otros chicos; las manos tocan la boca del niño; los huevos se tragan y son incubados en la parte alta del intestino. Las nuevas lombrices hembras ponen sus huevos cerca del ano. Si el chico se rasca su trasero, los huevos pueden quedar bajo sus uñas (donde pueden vivir por varias horas) y pasarse a otros miembros de la familia, compañeros de juego y a casi todo en la casa. Los huevos de lombrices pueden vivir por semanas en la ropa, los juguetes y las camas.

La mayoría de los casos son diagnosticados con una prueba de cinta: una cinta de celofán es presionada contra la piel alrededor del ano y luego observado por un médico bajo un microscopio para comprobar si hay huevos de lombrices intestinales.

Afortunadamente las lombrices intestinales son bastante fáciles de tratar. Hay disponibles medicamentos por prescripción y sin ella. Si un miembro de la familia está infectado, es una buena idea tratar a toda la familia porque las lombrices intestinales son fácilmente propagadas. Además lava toda la ropa de cama, toallas, juguetes de peluche y ropa en agua caliente y mantén las uñas de las manos de todos extra limpias y cortas.

 Cintura Abajo—Evitando Infecciones del Tracto Urinario (UTI, por sus siglas en inglés)

Otro problema común para los chicos son las infecciones del tracto urinario (UTIs). Los síntomas usuales son necesidad urgente de orinar con mucha frecuencia, dificultad para hacerlo y una sensación de ardor al hacerlo. Si tu hijo o hija te dice que le duele hacer pis, vean al pediatra para un análisis y cultivo urinarios para determinar si necesita ser tratado con una tanda de antibióticos. Vayan rápidamente. Estas cosas pueden ponerse peor rápidamente. También, ten presente que en los chicos pequeños, el hecho de que se mojen por accidente frecuentemente, de día o de noche, puede ser un síntoma de infección urinaria.

Esta es la forma en que la infección urinaria comienza. Las bacterias viven al final de la uretra—el tubo que elimina la orina de la vejiga—y sobre la piel alrededor del agujero de la uretra. Cuando las bacterias dañinas encuentran el camino hacia arriba de la uretra y adentro de la vejiga, pueden causar una infección del tracto urinario (o cistitis).

Las chicas tienden a sufrir infecciones urinarias más a menudo porque sus uretras son más cortas y están más cerca del ano, donde las problemáticas bacterias—usualmente *E. coli*—acechan. Tomar frecuentes baños de espuma, usar jabones perfumados o lociones corporales para el baño o secarse incorrectamente puede irritar la uretra y hacer más probables las infecciones urinarias.

Cómo Prevenir las Infecciones del Tracto Urinario

Diles a tus hijos:

- No "se aguanten"—vayan al baño tan pronto como sientan la necesidad.
- Beban una gran cantidad de líquido; orinar a menudo ayuda.
- Relájense y vacíen la vejiga.
- Chicas: bajen los pantalones hasta los tobillos y siéntense cómodamente en el inodoro, con los pies apoyados en el piso (o en un taburete para pies).
- Chicas: séquense cuidadosamente desde el frente hacia la parte de atrás (muéstrales en una muñeca).
- Chicos: abran los pantalones y ropa interior completamente de modo que no haya presión sobre los genitales.
- Lávense las manos a conciencia con agua y jabón después de usar el baño.

Diligencia, Disciplina y Paciencia

Los gérmenes son una parte inevitable del mundo de tu hijo o hija, y la mayoría son benignos. Pero aquellos que no lo son pueden causar verdaderos problemas si las costumbres de higiene diarios se relajan un poco. Durante el primer par de años, mucha de la responsabilidad por la limpieza de tus chicos cae sobre tus hombros. De cualquier modo, todo lo que hagas, aún en esas pocas primeras semanas y meses, tiende las bases para costumbres saludables en el futuro. Y ésa es una importante inversión en el bienestar de tus hijos para los años venideros.

Muchas de las tablas y listas de este capítulo pueden ser impresas de www.RealAge.com/parenting

Capítulo 5

VOLVIÉNDOSE MÁS LISTOS
Enseñándoles Buenas Costumbres con sus Tareas Escolares a los Chicos
(del tipo que los pondrá al frente en la escuela)

Los chicos son como esponjas. Sin dudas has oído esta comparación, y es real. Ellos absorben todo lo que los rodea. Cuando son estimulados, son superabsorbentes. Pero si se los exprime demasiado (o no lo suficiente), se convierten en esponjas empapadas, goteando lágrimas de frustación.

El punto es que todos los chicos aprenden de manera diferente. Algunos aprenden a través de lo visual mientras que otros a partir de estímulos auditivos. Algunos necesitan mucho aliento; otros necesitan resolver las cosas solos. Cualquiera sea el caso, tú quieres ayudarlos a aprovechar al máximo su estilo de aprendizaje.

Pero antes de que salgas corriendo e inscribas a tu hijo o

hija en clases particulares o clases avanzadas, da un paso atrás y descubre qué es lo que tu niño o niña realmente necesita para tener éxito.

Podría ser descubrir la lectura por placer y como modo de relajación. Podría ser la música o el arte. O estudiar a los amigos y la socialización. Identificar las fortalezas y debilidades de tu hijo o hija (siempre hay una mezcla) y encontrar formas de mejorar ambas es un paso esencial para ayudarlo/a a convertirse en una persona que aprende y alcanza sus objetivos durante toda su vida.

El Enfoque al Aprendizaje de Tu Hijo o Hija

Cuando se trata de resolver un nuevo rompecabezas, jugar a algo o hacer tarea escolar, tu hijo o hija ¿hace alguna de estas cosas?

- Le da un ataque
- Lloriquea
- Deja las cosas para más adelante
- Se siente frustrado
- Llora con facilidad
- Parece desinteresado
- Se enoja

O:

- Muestra esfuerzo y perseverancia
- Disfruta de tener éxito
- Expresa entusiasmo por aprender
- Expresa frustación apropiadamente

Los padres siempre tienen curiosidad acerca de las capacidades y el desarrollo intelectuales de sus hijos o hijas. ¿Mi hijo o hija es de inteligencia media? ¿Por debajo de la media? ¿Dotado? ¿Muestra signos de incapacidad para el aprendizaje? Sin importar las respuestas, los padres quieren tranquilizarse sabiendo que ellos están haciendo todo lo que pueden para alentarlos a progresar.

El Talento Puede Ser un Desafío

Tomemos a Jaime, un niño de siete años que vi, junto con sus padres, para lo que parecía un examen de rutina. Rápidamente me di cuenta que Jaime era excepcionalmente brillante. Su vocabulario era enorme para un chico de segundo grado, y cuando le pregunté acerca de la escuela, describió con gran detalle una unidad de ciencias sobre imanes. Su mamá metió la cuchara y comentó sobre las elaboradas historias que Jaime escribía, usualmente sobre robots, naves espaciales y el espacio exterior.

Pero los padres de Jaime estaban preocupados. Su hijo era proclive a los arrebatos y a llorar en la escuela. Estos episodios no sólo eran una distracción en el salón de clase, sino que también le estaban creando problemas sociales A menudo se burlaban de él en el patio de juegos, y algunos chicos lo llamaban "bebé llorón," lo que provocaba aún más lágrimas. Resultó ser que estos arrebatos habían comenzado dos años antes cuando Jaime había empezado el jardín de infantes. Comencé a sospechar que sus estallidos emocionales estaban vinculados a una falta de estimulación en la escuela.

"Él siempre ha estado por encima de la curva," explicó el padre de Jaime. "Me preocupa que se aburra. Hace la tarea volando, tan rápido que tiene mucho tiempo libre para llenar."

Estaba claro que Jaime no tenía suficientes desafíos, y dado que él ya sabía o rápidamente captaba la información que le enseñaban, no se sentía parte de la clase. Por el contrario, se sentía aislado y no aceptado ni por su maestra ni por sus compañeros.

Muchos chicos que son académicamente muy avanzados tienen problemas sociales. Sus habilidades para convivir con la gente a menudo no son tan avanzadas como sus habilidades académicas y les resulta muy duro relacionarse con sus compañeros.

Sugerí que los padres de Jamie hablaran con su maestra acerca de formas de tener en cuenta su talento especial y de lograr que estuviera más involucrado. Si su escuela no tenía un programa de aprendizaje acelerado, tal vez era el momento de encontrar una que lo tuviera. (Ver la lista al final de este capítulo para ver las cosas a considerar en el momento de elegir una escuela para tu hijo o hija.) Los padres de Jaime también podían ayudar buscando actividades para después de la escuela—un club de ciencia por ejemplo—que le permitiría forjar amistad con chicos cuyos intereses y habilidades estuvieran más parejas con las propias.

"¿Hasta dónde llegamos? Quiero decir, queremos que tenga suficientes desafíos, pero ¿cómo sabemos cuando es demasiado? Y ¿cómo lo ayudamos a integrarse al grupo de compañeros?" preguntó el papá de Jamie.

Buenas preguntas. Puede ser que estés enfrentando situaciones similares, preguntándote como puedes asegurarte de que tu hijo o hija tenga suficientes desafíos sin extralimitarse. Además quieres que tu hijo o hija se integre y tenga amigos.

Nutriendo al Niño Dotado

Todos los chicos necesitan validación y aceptación, y a veces los chicos dotados pueden llegar a reprimir su habilidad intelectual simulando que no saben tanto como realmente saben para poder integrarse. O a la inversa, pueden ser jactanciosos o sabelotodos, lo que a menudo hace que sus compañeros se alejen.

Un mentor a menudo puede ayudar. Si puedes encontrar uno que sea un buen compañero para tu hijo o hija, la relación puede realmente ayudarlo/a a desarrollar habilidades sociales y proveerle aliento, inspiración y comprensión también. Si tu hijo o hija está abierto/a a la idea, pídele a la maestra que te ayude a identificar algunos candidatos a mentor.

Desarrollo Irregular

Finalmente los chicos dotados son a menudo perfeccionistas y se imponen estándares altos que pueden crear mucho estrés en sus vidas. Los padres tienen sus propias expectativas. Ten cuidado de no transmitir un deseo de perfección. Deja que los niños te vean fallar en las tareas de todos los días como al intentar una nueva receta o un proyecto de carpintería. Ayúdalos a comprender que el aprendizaje es un proceso, que no todo viene fácilmente y que a veces "no está mal" es suficiente.

El Aprendizaje Comienza Muy Temprano

Desde el momento en que son bebés, los chicos están absorbiendo información sobre el mundo que los rodea. Algunas personas a punto de ser padres tratan de sacar ventaja hablandole, pasándole música y leyéndole a su bebé mucho tiempo antes de su nacimiento. Puede parecer tonto al principio pero los investigadores han llegado a la conclusión de que el desarrollo cognitivo comienza en el vientre materno. Muchos factores en el ambiente prenatal, tales como la alimentación y las hormonas, pueden afectar el desarrollo temprano de las habilidades que los bebés y los niños usarán más adelante. Por ejemplo, los niños comienzan a aprender sobre sonidos antes del nacimiento. Exactamente cuánto aprenden antes del nacimiento no se sabe todavía, pero empezar temprano no puede hacer daño.

Una y Otra Vez

Como padres, te deleitas en los momentos significativos de tus niños: las primeras palabras, aprender a leer. Pero tus chicos no podrían estar haciendo semejantes progresos intelectuales solos. Tú, junto con las otras personas importantes en sus vidas, proveen la estimulación esencial para ese crecimiento. Hablarles, cantarles y leerles a tus hijos desarrolla conexiones en el cerebro que se vuelven más fuertes con el tiempo y la repetición. El cerebro de un niño pequeño está en verdad preparado para alentar la repetición de sonidos, patrones o experiencias. Este "eco" provee un sentimiento de confort y seguridad, y desarrolla caminos neuronales fuertes en el cerebro que se convierten en las autopistas de aprendizaje. Esa es la razón por la cual a los niños pequeños les encanta oír la misma canción o la misma historia una y otra vez.

¿Es exasperante para los padres? Sí. ¿Importante para el desarrollo cognitivo del niño? ¡Sin lugar a dudas! De modo que respira profundo, y prepárate a cantar "Las ruedas del autobús" por decimoquinta vez. Estás ayudando a desarrollar el cerebro de tu bebé.

Leer Es Realmente Fundamental

Desde el momento en que sabes que estás esperando un bebé, sueñas con la vida que quieres para tu niño o niña. ¿Que sea un artista? ¿Una maestra? ¿Un médico? No importa, mientras que

inicies a tu hijo o hija en el camino hacia el éxito en la escuela.

Primero de todo, leerles a tus
niños es la forma más significa-
tiva de alentar el desarrollo del
cerebro. No puedo recalcar esto
lo suficiente. Ya sea que estés leyendo a tu bebé que aún no ha
nacido (trata de hacerlo todos los
días durante el último trimestre)
o a tu bebé (hazlo diariamente
también), o pasando páginas sobre el sillón con tu niño o niña
que recién ha comenzado a caminar o leyendo al lado de la cama
antes de apagar la luz, es un momento especial para ti y para tu
hijo o hija. No sólo fortalece el
vínculo, sino que asocia el leer con sentimientos cálidos, haciéndoles desear leer más.

> ### Otras Formas de Hacer que la Lectura Sea Divertida
>
> - **Coméntalo.** Hablen acerca de la historia juntos.
> - **Cámbiala.** Haz que tu hijo o hija se imagine un final divertido.
> - **Haz que adivinen.** Pídele a tu hijo o hija que adivine qué sucederá después.
> - **Involúcralos.** Discute formas de manejar un desafío o un problema que aparezca en la historia.
> - **Dramatízalo.** Usa diferentes voces para cada personaje en la historia.
> - **Tomen turnos.** Altérnense para leer capítulos, una vez que los chicos sepan leer.

Aún después de que los niños han aprendido a leer por sí
solos, todavía es importante compartir un momento juntos leyendo en voz alta. También, pídeles a los chicos más grandes
que les lean a sus hermanos más pequeños. Se sentirán orgullo-
sos y los chicos más pequeños estarán más entusiasmados con
aprender a leer.

Los Primeros Tres Años y Más

Los expertos están de acuerdo en que una enorme cantidad de
desarrollo cognitivo acontece antes de los tres años de edad.
Las conexiones neuronales hechas en esa etapa afecta la forma

Mantente en Contacto

Arranca el año escolar enviando a la maestra o maestros de tu hijo o hija una pequeña carta presentándote. También completa la lista al final de este capítulo e inclúyela en la carta. A lo largo del año envía breves actualizaciones, destacando cualquier cosa nueva que le esté sucediendo a tu niño o niña o en la casa. Algunos maestros inclusive proveen una dirección de correo electrónico en la que pueden ser contactados.

en que los chicos organizan y coordinan la información, cómo razonan y cómo resuelven los problemas. Eso significa que las experiencias de los primeros años son cruciales para el éxito futuro en la escuela y en la vida. De modo que tú eres realmente el primero y más importante maestro!

Cuanto más rica en lenguaje hagas el ambiente preescolar de tu niño o niña, mejor. Formulándole preguntas constantemente, explicando las respuestas y simplemente hablando, le provees a tu hijo o hija la estimulación que necesita. Los niños que son constantemente estimulados por el lenguaje tienden a tener puntajes más altos en los tests intelectuales.

Una vez que esté en el jardín de infantes, el aprendizaje empieza realmente a florecer. La mayoría de los padres están sobrecogidos por el crecimiento intelectual de sus niños desde el momento que entran al jardín de infantes hasta el momento en que se gradúan del jardín de infantes. Aprenden *tanto* en un tiempo tan corto.

Pero ¿qué hay después del jardín de infantes? El conocimiento de los niños obviamente continúa creciendo, pero los momentos que constituyen hitos no son tan fáciles de precisar con exactitud. Esa es la razón por la cual es particularmente importante mantenerse involucrado con el desarrollo intelectual de tu hijo o hija a través de todos sus años de escolaridad. Ayúdalo/a con sus tareas escolares cuando sea necesario, mantén abiertas las líneas de comunicación con los maestros, y participa de la asociación entre padres y maestros y concurre a las reuniones entre padre y maestro.

Hitos Intelectuales: Qué buscar

Al final de este capítulo, hay una lista para ayudarte a rastrear dónde está tu hijo o hija en su desarrollo. De todos modos, recuerda que los niños se desarrollan a su propio ritmo y por lo tanto es imposible predecir cuándo exactamente un niño va a dominar una habilidad. Sin embargo, lo siguiente te dará una idea general de cuándo los cambios tienden a ocurrir. No te alarmes si tu hijo o hija no ha alcanzado ciertos hitos de su edad; sólo toma nota y mira el cuadro intelectual más grande. Hay probabilidades de que no haya nada de que preocuparte pero si te inquieta, coméntalo en su próximo chequeo médico.

El Progreso del Cerebro: Evaluando el Desarrollo Intelectual de Tu Hijo o Hija

De modo que, ¿cómo piensas que te está yendo en cuanto a nutrir el cerebro de tu niño o niña? Obviamente los primeros tres años de vida son cruciales, pero tu trabajo como animador/a del aprendizaje no termina allí. Desde el nacimiento hasta los dieciocho años (y aún más allá) encontrarás oportunidades para ayudar a comprometer, desafiar y apoyar a tus hijos de modo que puedan lograr su máximo potencial y alcanzar el éxito en y fuera de la escuela.

Miremos tus respuestas a las preguntas sobre aprendizaje en el Test RealAge para chicos saludables y tal vez aprenderás un poquito también.

¿Cuánto tiempo de sueño tiene tu niño o niña la mayoría de las noches?

Todos los niños necesitan grandes cantidades de sueño para funcionar a su máximo potencial. A los chicos que no duermen lo suficiente a la noche les puede resultar difícil concentrarse a lo largo del día, lo que irá en desmedro de su desempeño. Aunque cada chico es diferente cuando se trata de la necesidad de sueño, hay algunas pautas generales que yo les sugiero a los padres. Para los chicos de nueve años o menos, diez o más horas por noche es lo óptimo. A partir de los diez años, aproximadamente nueve horas y media es lo mejor.

Haz respetar una hora de ir a la cama que le permita a tu hijo o hija tener suficientes horas de sueño. No es la más fácil de las tareas si tienes un/a adolescente que preferiría quedarse levantado/a y mirar televisión o mandarse mensajes instantáneos con sus amigos en lugar de tener algún tiempo extra con los ojos cerrados. Ésa es la razón por la cual yo recomiendo que no haya televisor, computadoras o aparato para video juegos en el dormitorio. Haz que éste sea un lugar para dormir, no de recreación. Sin dudas tu adolescente se quejará entre dientes y refunfuñará cuando des este paso, pero es importante, especialmente si sus notas no son lo que podrían ser.

A Dormir

¿Qué más puedes hacer para asegurarte de que los chicos duerman lo suficiente? Las siguientes sugerencias pueden ser adaptadas para un niño mayor o menor. Sólo ten en cuenta que lo que puede ser tranquilizador para un niño puede ser estimulante para otro, de modo que puede ser necesario experimentar un poquito:

- **Mantén la rutina.** Establece una rutina regular. Saber a qué hora termina la noche reduce las peleas a la hora de ir a la cama.
- **Llena la panza.** Un pequeño bocadillo aproximadamente una hora antes de la hora de ir a la cama puede ayudar a calmar una barriguita que hace ruido.
- **Date un baño.** Un baño tibio puede ser una transición tranquilizante antes de ir a dormir.
- **Prepara el ambiente.** Crea un entorno que invite al sueño para los chicos pequeños: luz tenue, música suave, la cobija o juguete de peluche preferidos.
- **Apégate a ella.** Una vez que hayas establecido una rutina de sueño, sé perseverante, incluso en los fines de semanas.

Identificando Problemas de Sueño

Si tu hijo o hija está durmiendo lo suficiente y sin embargo todavía se siente cansado/a pide un control para ver si hay algún problema médico. Hay algunas condiciones que pueden perturbar los hábitos de sueño. ¿Se despierta frecuentemente a la noche, ya sea tres o más veces o por un total de al menos una hora? Un estudio reciente encontró que casi el 20 por ciento de los chicos en la escuela primaria sufren de perturbaciones en el sueño como éstas. La apnea del sueño—una condición con ronquidos y respiración entrecortada—puede ocurrir cuando las agmídalas han crecido o adenoides bloquean las vías respiratorias. Es bastante común en niños y hace que dormir sea difícil. Los problemas en el sueño también pueden ser un síntoma de algún problema emocional, tal como ansiedad o depresión. Trata de encontrar con tu pediatra la causa y las soluciones para los problemas de sueño.

¿Qué cantidad de tiempo en total por día pasa tu hijo o hija mirando televisión o jugando video juegos?

Demasiada televisión y tiempo frente a la computadora no es solamente malo para el cuerpo de los chicos. También parece que es malo para su cerebro.

Nuevos estudios muestran que la televisión puede realmente alterar los circuitos en los cerebros jóvenes, acortando los períodos de atención y causando problemas con el foco y la concentración. Un estudio encontró que los niños de entre uno y tres años que miraban televisión diariamente tenían más dificultades relacionadas con la atención para cuando tenían siete años que los chicos que miraban televisión sólo ocasionalmente. No sólo eso, cuanto más televisión miraban más problemas tenían.

Yo sé que hay algunos chicos, especialmente los adolescentes, que juran que trabajan mejor con el televisor encendido. Con unas pocas excepciones, no creo que sea verdad. La televisión distrae lisa y llanamente. Tan pronto como los chicos entran en la vena de alguna materia, aparece un comercial de onda para su programa favorito. Paran para mirar, y después les toma algunos minutos volver a enfocar en la tarea escolar otra vez—después otra cosa atrapa su atención. Te puedes imaginar la escena.

¿Cuál es la cantidad correcta?

Los problemas de atención no son la única preocupación. El tiempo pasado frente a un televisor es tiempo que no se pasa en empeños más creativos. Menos de una hora por día de televisión y video juegos es ideal, pero trata de decirle eso a un fanático de Nintendo de nueve años. De todos modos, modera la cantidad que miran. Las nuevas pautas de la Academia Americana de Pediatría (AAP, por American Academy of Pediatrics) recomiendan que los chicos menores de dos años no miren televisión, y no más de una o dos horas por día de programas educacionales, no violentos, para los chicos más grandes. De todos modos, los programas de calidad tienen un efecto positivo sobre el aprendizaje—a los chicos preescolares que los miran les va mejor en los exámenes de lectura y matemática, informa la AAP. En otras palabras, la cantidad correcta de la programación correcta puede ser educacional.

Por otro lado, aquí está lo que ven los chicos que miran tres o cuatro horas de televisión no educacional por día: aproximadamente 8,000 asesinatos y 20,000 comerciales por año. Ningún chico necesita eso.

¿Qué hay de la computadora? ¿Cuánto tiempo pasa tu hijo o hija por día usándola para otras cosas que no sean trabajo escolar?

Las computadoras son fantásticas para aprender sobre cualquier cosa, y es sorprendente ver cuán expertos son los chicos en usarlas, para investigar para proyectos escolares, para unirse a grupos online para chatear sobre un tema favorito, o hasta para mandar mensajes electrónicos a sus maestros. Pero como el tiempo frente al televisor, el uso de la computadora para cosas que no sean el trabajo escolar debería ser limitado. Menos de una hora debería ser suficiente para la mayoría de los niños.

El jurado está todavía deliberando sobre el efecto del uso de la computadora sobre el desarrollo cognitivo y social. Algunos estudios muestran que los niños que viven en hogares con una computadora tienen hablilidades literarias y para la matemática ligeramente superiores. La investigación sobre el impacto social del uso de la computadora es un poquito más confusa que la del impacto de mirar mucha televisión. Pero claramente, si un niño pasa horas del día sobre la computadora, la interacción directa con otros chicos está reducida. Las salas de chateo y de mensajes instantáneos no son exactamente lo mismo que el estar cara a cara. Como consecuencia los chicos podrían no estar aprendiendo las habilidades sociales que necesitan.

Divertirse con juegos de computadora o video juegos violentos ¿puede conducir a un comportamiento agresivo o violento?

Hay tanto investigación que sostiene una postura como investigación que sostiene la otra. Algunos estudios sugieren que los niños se comportan de forma más agresiva después de usar juegos de computadora con temas violentos, pero algunos otros estudios sugieren que no. En mi experiencia, los efectos, si los hay, varían con cada chico en particular. Un niño que está rayando la hiperagresividad podría ser alentado a volverse más violento, mientras que uno que intrínsecamente es no violento tiene pocas probabilidades de cambiar.

Mis preocupaciones generales—académicas, sociales y físicas—acerca del pasar excesiva cantidad de tiempo jugando a estos juegos se mantienen, sin importar que sean divertidas o violentas. Si en algo te preocupa el lenguaje o la violencia de un juego que tu hijo o hija quiere, lee las advertencias en la caja acerca de la naturaleza del contenido. Si lo compras, pero con dudas, mira el juego con tu hijo o hija. Apá-

---

Buscadores Seguros para Chicos

Estos motores de búsqueda son perfectos para chicos. Los conectan sólo a sitios que los editores han seleccionado cuidadosamente por ser apropiados para niños. Los filtros dejan afuera cualquier sitio inapropiado.

Ask Jeeves para Chicos
www.ajkids.com

Kids Click!
www.kidsclick.org

LookSmart's Kids Directory
www.netnanny.com

Yahooligans!
www.yahooligans.com

galo si sientes que es inapropiado y habla con él o ella acerca del contenido.

¿Tu hijo o hija está supervisado/a (ya sea por un adulto o por software) cuando usa Internet? Si tu respuesta es no, toma la decisión de cambiarla a sí. Tu hijo o hija debería estar supervisado/a mientras usa la Internet. Porque aunque ésta ofrece todo tipo de información útil, hay a su vez la misma cantidad de información no apropiada para un niño. En lugar de permitirles a tus chicos que usen buscadores generales como Yahoo o Google, prueba con buscadores destinados a los chicos que filtran y dejan afuera la basura. (Ver Buscadores Seguros para Chicos.)

Obviamente, no es factible mirar en todo los momentos en que tu hijo o hija está navegando en la web. Esa es una buena razón para instalar un filtro en la computadora que mantendrá seguro/a a tu hijo o hija y te permitirá a ti rastrear los sitios que han sido visitados. Es también otra razón por la que sacar la computadora de los dormitorios de los chicos, donde se hace más probable que naveguen en forma dudosa tarde a la noche. Establece reglas en el hogar para el uso de la computadora, y enséñales a los chicos conductas seguras y listas (amables) (ver el recuadro sobre navegar se-

---

Inculca Estas Reglas para Navegar con Seguridad

- **Permanece anónimo.** No des información personal: nombre, fecha de nacimiento, dirección, ciudad, escuela.
- **Muévete en secreto.** Invéntate un alias
- **Levanta banderas rojas.** Alerta a un adulto si alguien hace un contacto inapropiado en una sala de chateo, en una cartelera de anuncios o a través de un correo electrónico.
- **Sé amigable.** No está permitido montar en cólera, enviar correo basura o burlarse de alguien.
- **Sin fotos.** Limita o prohíbe que se publique tu foto en una página web personal o comunidad de Internet.
- **No hables con extraños.** No abras correo de nadie que no sea conocido.

Ayuda a que los Chicos "Lo Entiendan" en la Escuela

Los chicos se motivan no sólo por el éxito—una A en un trabajo o un 95 por ciento en una evaluación de matemática—sino también cuando comprenden lo que están aprendiendo. Los chicos quieren "entenderlo" y tienen un deseo innato de seguir intentando, aún cuando fallen al principio.

Tomemos aprender a andar en bicicleta. Tengo dudas de que algún chico haya aprendido a andar en bicicleta sin algunos rasguños y moretones en el intento. Pero no importa cuánto tiempo lleve, no renuncian.

La euforia que sienten los chicos una vez que están pedaleando solos es similar al sentimiento que tienen cuando leen su primer libro o cuando finalmente comprenden cómo encontrar el valor de una x en un problema de álgebra. Ese sentimiento de "¡aha!" hará que sigan queriendo más—más éxitos, más conocimiento y más comprensión del mundo que los rodea.

guro en esta página). Puede ser de ayuda pegar una serie de pautas a la vista en la computadora de modo que sean recordadas cada vez que los chicos se conectan.

¿Tiene tu hijo o hija un área especial en la casa que sea específicamente para hacer tarea?

El mejor lugar para hacer la tarea escolar depende en gran medida del estilo de trabajo de tu hijo o hija. Seguro, algunos chicos tienen problemas para concentrarse con hasta la mínima distracción—una hermana bebé en la misma habitación, por ejemplo. Ellos deberían tener un lugar tranquilo para trabajar. Para la mayoría de los chicos, sin embargo, el lugar perfecto para la tarea es la mesa de la cocina o el comedor, donde pueden pedir fácilmente tu ayuda o la de otro miembro de la familia si la necesitan. Esto también es bueno para ti, porque es más fácil estar involucrado/a con lo que tu hijo o hija está aprendiendo y descubrir cuáles son sus fortalezas y cuáles los aspectos en que tiene que esforzarse.

Por supuesto, si tu niño o niña está más comodo/a despatarrándose en el piso—o en realidad, estudiando en una casa en un árbol—está bien. Tener un lugar constante para hacer la tarea establecerá buenas costumbres de estudio desde temprano, y eso es vital para el éxito escolar en general.

Trata de tener todos los elementos necesarios a mano. Disminuye el tiempo que se pierde buscando una barrita de pegamento o un marcador rojo, durante el cual se saca el foco de donde debería estar: la tarea. Mantén completa la provisión de útiles, a menos que te guste correr hasta la tienda justo antes de que cierre, esperando que tengan lo que necesitas. Aquí hay algunas sugerencias:

- Papel: cuaderno, papel milimetrado, cartulina, papel de calcar y para la computadora
- Pegamento y barrita de pegar
- Cinta
- Lapiceras, lápices, crayones, marcadores
- Tijeras
- Perforadora
- Calculadora
- Regla
- Carpetas para informes
- Tarjetas para exhibir

¿Cuándo hace la tarea tu hijo o hija?

Establecer un constante momento del día para hacer la tarea es otra forma de ayudar a establecer buenas costumbres de estudio. Aunque algunos padres consideran que lo mejor es esperar hasta después de la cena, yo sugiero que comiencen a hacerla dentro de la hora después de haber llegado a casa de la escuela. Primero, deja que tu niño o niña se tome treinta o cuarenta minutos para recargar energía, corretear con el perro, comer la merienda o charlar contigo, pero después que la hagan. Si postergas la tarea hasta el momento después de la cena, tu hijo o hija—y tú—pueden llegar a estar demasiado cansados para completar un trabajo, especialmente si es exigente. Las cosas pueden tornar hacia el malhumor, y conducir al estrés que puede dificultar el sueño.

Si el único tiempo disponible para hacer la tarea es después de la cena y las calificaciones no están sufriendo, sigan trabajando así. Pero si cada noche se convierte en una batalla, o las calificaciones han bajado, podría ser el momento de recortar las actividades extracurriculares que interfieran y no permitan terminar la tarea.

Trata de evitar permitirle a tu niño o niña que termine la tarea a la mañana antes de la escuela, especialmente después de una noche en que ha estudiado hasta tarde—aunque es mejor que no hacerla para nada. De todos modos, las mañanas deberían estar concentradas en llenar las panzas de los chicos con alimentos nutritivos para el día que tienen por delante, no para terminar el trabajo que debería haber sido terminado la noche anterior. Si tratar de ponerse al día es un escenario de todos los días, pregúntate algunas cosas:

- ¿La cantidad de tarea es apropiada?
- ¿Tu niño o niña está teniendo dificultades con el nivel de trabajo que se le asigna?
- ¿Tu hijo o hija dejando tareas para el último momento?

Realmente es responsabilidad de tu hijo o hija hacer la tarea, pero es tu responsabilidad asegurarte de que la haya hecho. Establecer buenas costumbrse de tarea escolar cuando los chicos son pequeños hará una enorme diferencia cuando crezcan y comiencen a hacerse cargo en forma independiente de las tareas escolares.

¿Deberías Ayudar a los Chicos con Sus Tareas?

La respuesta es sí, pero sólo hasta cierto punto. Tus hijos cuentan contigo para que los ayudes explicándoles las conexiones entre las cosas que son nuevas para ellos y las que ellos ya conocen. Mantente disponible para responder preguntas durante el tiempo de hacer la tarea—apoyando sus esfuerzos para captar el material nuevo y dándole nueva forma a la información para adecuarla a su nivel de comprensión.

Ayuda Positiva con la Tarea
- **Córtala en pedacitos.** Descompone los grandes proyectos en componentes más pequeños, más manejables.
- **Hazlo fácil.** Comienza con las tareas más sencillas. Si los chicos comienzan con lo más difícil, pueden llegar a estar demasiado cansados o contrariados como para completar las tareas que son pan comido.
- **Déjalos hacer a ellos.** No les des las respuestas—ayúdalos a encontrar las respuestas
- **Prioriza.** Pregúntales qué pueden hacer solos y en qué podrían necesitar ayuda. El éxito en una tarea puede hacerles pensar que pueden hacer las otras también.
- **Organícense.** Enséñales a los chicos a administrar su tiempo con un cuaderno o agenda donde siga las pisadas a las taras y las fechas de entrega.
- **Háganse compinches.** Organicen grupos de estudio o encuentros telefónicos con un compinche. Alienta a los chicos más grandes para que supervisen el trabajo de sus hermanos más chicos, o que los ayuden de alguna forma: que les hagan deletrear listas de palabras, los ayuden a construir un diorama o a usar tarjetas de multiplicar.

¿Cómo pasa tu hijo o hija su tiempo libre?
Vivimos en una era tecnológicamente muy rica. Los medios electrónicos están en todos lados, entreteniéndonos y también influenciando nuestras elecciones. Pero no deberían dominar nuestras vidas. Ayuda a tus chicos a que vuelvan a las cosas básicas alentando otras formas de recreación, como leer, jugar

El Valor Educacional de los Juegos

Los juegos son mucho más que sólo una forma de ejercitar el cuerpo. También son una forma maravillosa de ampliar su mente. Les enseñan a los chicos a autorregularse—independientemente, aprenden el valor de las reglas y las consecuencias de quebrarlas. Por ejemplo, en un juego en el patio cada uno espera su turno. Si alguien trata de adelantarse, alguien podría no tener su turno. Los chicos rápidamente determinan qué es justo y qué no lo es. Antes de que un adulto les diga qué reglas deben seguir, ellos las descubren solos.

Jugar juegos tambien agudiza ciertas habilidades. Por ejemplo, planificando su próximo movimiento en las damas, administrando su dinero en Monopoly y respetando los turnos en Old Maid, los chicos aprenden estrategia, razonamiento lógico y habilidades sociales.

en el patio, el arte o las artesanías. Podría sorprenderte descubrir cuánto aprenden realmente los chicos a través del juego no estructurado. No sólo es saludable para sus cuerpos, sino que también es saludable para sus mentes.

Déjalos para que se arreglen solos, los chicos siempre se las han arreglado para entretenerse solos. Probablemente hayas visto con tus propios ojos cómo un chico deja a un lado el brillante juguete nuevo y toma para jugar la lindísima caja en la que vino. Trata de mirar las cosas comunes—una bandejita de plástico para hacer cubitos de hielo o un volante viejo con los ojos de un niño. Si estos objetos no presentan ningún riesgo o peligro, agrégalos al cajón de los juguetes donde tu hijo o hija los pueda encontrar. Crea un ambiente que invite al juego y después retírate y deja que empiece a aprender. Algunas otras sugerencias:

- Aprovisiona los estantes de los chicos con elementos para hacer arte y ropa para disfrazarse.
- Recicla contenedores de plástico que puedan ser usados para poner agua, verter arena o esconder tesoros secretos.

Haciendo Conexiones con el Mundo Real

Lo que los chicos aprenden en la escuela puede no tener un impacto perdurable si parece desconectado de la vida cotidiana. Pero si ellos pueden rápidamente aplicar la nueva información en un uso práctico, tienen más probabilidades de ver cómo puede ayudarlos en el mundo real. Aquí encontrarás algunas formas en que los padres pueden ayudar a vincular lo que se aprende en el salón de clases con la vida de sus chicos:

- Lee el diario de los domingos con los chicos de once o doce años y los adolescentes. Comenta o debate las noticias locales o los temas nacionales fuertes. Haciéndolo ayudarás a desarrolar habilidades de pensamiento crítico.
- Habla acerca de los eventos del mundo y de cómo se relacionan con las clases de historia o geografía de un chico de la escuela media.
- Con un capullo de fanático por la matemática, discute el precio del gas como forma de practicar el trabajo con porcentajes.
- Permitirles a los chicos más pequeños usar su propio dinero para comprar algo que quieran, después habla sobre el precio de esas cosas y de cuánto cambio deberían recibir.
- Dicta tu lista del supermercado para mejorar sus habilidades de escritura.
- Cocinen juntos. Medir los ingredientes de una receta les da significado a los números y las fracciones.

- Conserva las cajas de cartón: podrían ser una perfecta casa de muñecas, una estación de bomberos o la empalizada de un corral.
- Reserva las cobijas y almohadas viejas para hacer carpas calentitas, cavernas o fuertes.
- Ve acumulando bufandas y remanentes de telas para hacer disfraces para jugar al como si—un hermoso tocado o la capa de un superhéroe.

¿En qué clubes, actividades u organizaciones participa regularmente tu hijo o hija?

Esta pregunta también está planteada en el capítulo 3, pero aquí está en el contexto del aprendizaje y el desarrollo intelectual. Las actividades después de la escuela deberían ser una parte importante en la vida de todos los chicos. Les permite profundizar en intereses específicos y demuestran que el aprendizaje no está confinado a los salones de clase. Además, las actividades intelectualmente estimulantes ayudan a mantener sus mentes agudizadas al crear nuevas conexiones en las células del cerebro. Y si los juegos mentales como el ajedrez, los crucigramas y los rompecabezas lógicos se vuelven una parte corriente de la vida de tu niño o niña, podrían ayudarlo/a a conjurar ciertos tipos de demencia mucho más adelante en sus vidas.

Proyección RealAge: **Si los chicos desarrollan un aprecio por el aprendizaje cuando son pequeños, tienen probabilidades de mantener un deseo de conocimiento cuando son mayores. Si lo hacen, cuando tengan cuarenta, parecerán de treinta y siete.**

Obstáculos en la Carretera al Éxito

Todos los chicos tienen algún tropezón en el camino del desarrollo intelectual, sean ellos excepcionalmente brillantes o que funcionen por debajo de la norma. Y algunos chicos también tienen que luchar con dificultades físicas o de conducta que entorpecen su habilidad para aprender. Estas incluyen problemas de audición o de lenguaje, desórdenes del aprendizaje tal como la dislexia, y problemas de comportamiento tal como ADHD (por sus siglas en inglés, Attention Deficit Hyperactivity Disorder—desorden de hiperactividad y déficit atencional). Estos desafíos aparecen con más frecuencias de lo que

Datos básicos sobre ADHD (por sus siglas en inglés, Attention Deficit Hyperactivity Disorder—desorden de hiperactividad y déficit atencional).

El ADHD hace difícil el aprendizaje para muchos chicos. Tanto como del 3 al 5 por ciento de los chicos en Estados Unidos lo tienen, por lo tanto son muchas las posibilidades de que en cada salón de clase haya al menos un chico luchando con ADHD.

El ADHD es un trastorno biológico, no sólo de conducta. Los síntomas a menudo se comparan con un comportamiento normal en la niñez—exuberancia, energía inagotable y montones de preguntas a quemarropa—pero llevado a un extremo que afecta la habilidad del niño para funcionar en la vida cotidiana. ¿Cómo podemos reconocer a un chico con este trastorno?

Los chicos con ADHD tienen tres síntomas principales:

1. Tienen serias dificultades para prestar atención.
2. Son *muy* activos.
3. Son a menudo muy impulsivos

Se han encontrado tres tipos diferentes de ADHD que afectan tanto a niños como a adultos:

1. Desatento—verdadera dificultad para concentrarse en una tarea
2. Hiperactivo-impulsivo—muy activo, y a menudo actúa antes de pensar
3. Combinado—desatento, hiperactivo e impulsivo

crees y es fundamental estar muy atentos. Si sospechas que hay algún problema que está en ciernes—ya sea ADHD, dislexia, falta de seguridad en matemática o falta de estimulación—convérsalo con la maestra de tu hijo o hija, con la escuela y el pediatra. Es importante ocuparse de estos problemas tan temprano como sea posible.

La Preocupación de una Madre sobre el ADHD

Matthew, un activo chico de siete años, y su mamá Judy vinieron a verme. Desde el momento en que Judy comenzó a hablar, me dí cuenta que las lágrimas se acumulaban en sus ojos. "La escuela de Matthew le diagnosticó problemas de atención y me pidió que hablase contigo sobre estos hallazgos," dijo, entregándome el informe de la escuela con la evaluación. "Su maestra mencionó que podría necesitar medicación. Eso realmente me preocupa porque he oído sobre el exceso de medicación en los chicos en estos días. No quiero que comience a tomar drogas a menos que sea absolutamente necesario."

El informe hacía una lista de todos los exámenes que le había hecho a Matthew para evaluar su comportamiento y cómo éste podría afectar su desempeño en la escuela. Su puntaje en Sistema de Evaluación de Comportamiento para Niños (BASC por Behavior Assessment System for Children) mostraba que él era un fronterizo de ADHD. También incluido en el paquete estaba el boletín de calificaciones de Matthew.

"Parece que está teniendo algunas dificultades," dije.

Judy me confirmó que estaba teniendo dificultades académicas y que ella sospechaba que se debían, al menos en parte, al hecho de que no podía sentarse quieto. "Si no se levanta para sacarle punta a un lápiz, está hurgando en su mochila. Vuelve a su asiento si se lo pido, pero en unos pocos minutos está de pie otra vez. Y siempre está hablando—a un compañero, consigo mismo, a alguien que pasa por el pasillo. Si piensa que sabe la respuesta a una pregunta, simplemente la dice."

Después de descartar otras causas para su inquieto comportamiento, Matthew fue diagnosticado con ADHD. Pero yo no estaba convencida de que la medicación sola sería el mejor paso en su tratamiento. Aunque es a menudo efectiva, considero que la medicación funciona mejor cuando va unida a una modificación en el comportamiento.

Dado que su falta de concentración y su incapacidad para permanecer sentado estaban teniendo un impacto en su trabajo escolar, le sugerí a Judy que hablase más con su maestra y la psicóloga de la escuela. Juntas podíamos desarrollar un programa que estaría orientado específicamente a los problemas que Matthew estaba afrontando. El plan tenía que incluir mucha reafirmación positiva, pero consecuencias coherentes también. También un fuerte seguimiento en casa también de modo que Matthew estuviera siempre seguro de qué se esperaba de él.

Con cualquier sistema de recompensas, es importante discutir cuál es el objetivo final y explicarles que se trata del éxito, no del fracaso, de premios no de castigos. Usar una tabla provee una forma visible de controlar el progreso. Cuando un chico ve que tiene algún control sobre su mundo, y recibe reafirmación positiva, su capacidad para tener éxito mejora.

El plan básico para Matthew es de tal forma que puede ser útil para muchos chicos. Sólo altéralo para que se adecúe a problemas de comportamiento y objetivos específicos.

El Plan del Juego de Mantenerse Sentado de Matthew (para chicos de cuatro a diez años)

- Prepara una tabla de estrellas doradas en casa. Pídele a Matthew que ayude a diseñarla y crearla.
- Explícale que será usada para mejorar—no para castigar—el comportamiento.

- Comenta los objetivos y la forma en que Matthew puede alcanzarlos.

- Bríndale estrategias para ayudar a Matthew a que autorregule su impulso a estar inquieto–que levante la mano antes de hablar en clase, que pida permiso para levantarse de su asiento, que tome un asiento en la fila del frente en la clase—de modo que pueda concentrar su atención en la maestra y no en los otros chicos.

- Entrégale una pelotita antiestrés para que apriete cuando se sienta inquieto. Puede ayudarlo a liberar suficiente energía como para poder prestar atención.

- Pídele a la maestra de Matthew que haga un informe diario, y agrega estrellas de oro los días que permanezca centrado en sus tareas en la escuela.

- Después de cinco estrellas en una fila, dale un gusto en algo que realmente le encante—ir a su pizzería favorita o a un partido de béisbol.

Creciendo con ADHD

Si tu hijo o hija es diagnosticado/a con ADHD, es importante mantener la dimensión de las cosas. Aunque es una condición crónica que presentará algunos desafíos a lo largo de su vida, no es una condena de por vida o una barrera a éxitos futuros. La severidad o frecuencia de los comportamientos superactivos e impulsivos podrían disminuir a largo plazo.

De todos modos, cuando un chico se vuelve un adolescente o un adulto joven, la necesidad de medicación usualmente continua.

Muchos chicos con ADHD se convierten en adultos exitosos y creativos que hacen malabares con múltiples tareas con facilidad. Aprender a compensar el trastorno—desarrollando sistemas de organización personales, haciendo listas, administrando el tiempo, y reduciendo el estrés—ayuda a los niños a equilibrar su falta interna de concentración con las demandas del mundo exterior. Tú puedes empezar a inculcar estas costumbres temprano, haciendo algunas de estas cosas en equipo con tu niño con ADHD:

La Controversia Sobre la Medicación para ADHD

¿Estamos sobremedicando a nuestros niños? Pienso que es más importante preguntar si hemos encontrado la droga que mejor funciona para un chico en particular. Los medicamentos han demostrado ser una forma muy efectiva de tratar este trastorno. De todos modos, un panel consultivo urgió a la FDA a que hiciera una advertencia fuerte sobre todas las drogas estimulantes usadas para tratar el ADHD por un potencial riesgo de ataques cardíacos, derrames cerebrales y muerte súbita en individuos susceptibles.

El diagnóstico y tratamiento de ADHD debería tener lugar solamente después de una evaluación del desarrollo emocional, social y académico del niño por un médico. Sé cauteloso con cualquier médico que quiera prescribir medicación sin una evaluación detenida.

Sólo después de eso yo recomendaría usar medicación además de la modificación del comportamiento.

Habla sobre todas las opciones con tu pediatra o con el profesional del cuidado de la salud especializado en desórdenes de la conducta. Hay algunos tratamientos alternativos para ADHD que incluyen hierbas, vitaminas, tratamientos quiroprácticos y entrenamiento optométrico de la visión. Aunque conozco a gente que los usa, yo recomiendo tener precaución dado que hay poca evidencia de que sean efectivos y algunos pueden ser riesgosos.

Encontrar el tratamiento correcto para un niño con ADHD tendrá un significativo efecto cada y todos los días—verás un niño más feliz, más seguro de si mismo, que es capaz de tener éxito en la escuela y en la vida.

- Asegúrate de que coma una dieta saludable, bien equilibrada.
- Aférrate a un horario que asegure que el niño tenga suficiente tiempo de sueño.
- Limita las distracciones en el ambiente en que hace la tarea.
- Haz que escriba las tareas y las preguntas que tiene sobre ellas para preguntarte a ti en casa—de modo de evitar la repetición de preguntas en casa. PERO asegúrale que está bien hacer algunas preguntas en la escuela para estar seguro de entender las instrucciones.
- Haz un gráfico u organizador visual para ayudarlo a controlar las tareas.

Una Desviación en la Lectura: Dislexia

Los niños que tienen problemas para aprender a leer pueden estar sufriendo dislexia. Hay otras incapacidades para el aprendizaje, a propósito—discalculalia, o dificultad con los conceptos matemáticos, y disgrafia, o dificultad con la escritura. De cualquier modo, la dislexia es la causa más común para las dificultades de lectura, deletreo y escritura. Afecta a entre el 5 y el 10 por ciento de los niños en los Estados Unidos, tanto niñas como niños en igual medida.

La dislexia es un problema neurológico que tiende a aparecer en una misma familia. Por lo tanto si otros miembros de la familia—padre o madre, abuelos, tíos o tías—tienen dislexia, presta particular atención al desarrollo en la lectura de tu niño o niña.

Los factores ambientales pueden jugar un rol también, pero los expertos no se ponen de acuerdo sobre la medida en que eso sucedería. Proveer un ambiente linguísticamente rico puede

Signos Tempranos que Advierten Sobre la Posibilidad de Dislexia

Darse cuenta temprano de discapacidades para el aprendizaje, como la dislexia, hace que sea más fácil superarla. Aquí hay algunos signos de advertencia:

- Confusión de la derecha con la izquierda
- Dificultad para pronunciar ciertas palabras
- Desarrollo lento del lenguaje
- Dificultad para hacer rimas o recordar las palabras de una canción
- Dificultad para recordar secuencias como el alfabeto o los meses del año
- Dificultad para hacer tareas en secuencias
- Lectura por debajo del nivel del grado
- Dificultad para leer en voz alta sin cometer muchos errores
- Dificultades ortográficas, aún cuando se copian palabras (cambiar el orden de las letras es común)
- Confusión de palabras cortas
- Dificultad en seguir indicaciones de muchos pasos
- Dificultad para contar historias

ayudar a reforzar las habilidades literarias y a facilitar el rápido desarrollo cognitivo que ocurre antes de los tres años. Pero aún los padres más atentos—aquellos que leen y hablan a sus hijos desde que son bebés—pueden tener un niño con dislexia. ¿Mi conclusión? La genética juega un rol más importante que el ambiente de aprendizaje en determinar si un chico tendrá dislexia.

La Identificación Temprana Es Importante

Los chicos con dislexia pueden aprender a leer, y con una enseñanza efectiva que comienza en el *kinder*, tendrán más probabilidades de leer al nivel de su grado a través de los años.

Los chicos a quienes no se les diagnostica y no se les ayuda hasta el tercer grado tienen más dificultad que los chicos a quienes se les identifica más temprano. Es común para ellos tener todavía problemas para leer en el noveno grado. Claramente, cuanto más temprano se detecta la dislexia, mejor. Pero como siempre, nunca es demasiado tarde (aún para los adultos) para aprender a leer. Aunque no hay una cura médica para la dislexia, con trabajo arduo y la instrucción adecuada, los chicos que la padecen pueden aprender a compensar el trastorno, leer bien y prosperar académica y socialmente.

La Crianza de un Estudiante de por Vida

Alentar el amor por el aprendizaje es uno de los regalos más grandes que puedes hacerles a los niños. Aunque tu nivel de participación cambiará a menudo—a veces dirigiendo, a veces retirándote—enriquecer el ambiente, asegurarte de que las necesidades sean satisfechas, apoyarlos a través de los períodos más exigentes y aplaudir cada uno de sus logros es esencial para la crianza de una persona que aprenderá toda la vida.

A medida que los chicos crecen, comparte con ellos tu entusiasmo por los descubrimientos:

- Si estás emocionado/a por algo que hayas leído, discútelo durante la cena.
- Embárquense en una nueva aventura de aprendizaje juntos, tal vez abordar un nuevo idioma. Mientras que caminan o hacen las compras juntos, intenten llevar una conversación en esa segunda lengua.
- Si algo despierta tu interés, lánzate con todo tu cuerpo e involucra a tu hijo o hija. Podría ser entender cómo funciona tu nueva cámara digital o aprender a tocar el piano.

Recuerda inculcar un sentido de perspectiva: a veces el mejor aprendizaje tiene lugar cuando las cosas no resultan fácil:

- Si estás inscripto/a en una clase para adultos y tienes dificultades para completar una tarea, hazle saber a tu hijo/hija cómo planeas superarlas: ¿Encontrándote con el profesor? ¿Haciendo investigación extra? ¿Trabajando algún tiempo más en la biblioteca? Si tu nota no es la que espe-

---

Siete Pasos para Criar a una Persona que Aprenderá Toda la Vida

1. **Define su estilo de aprendizaje.** Descubre si es primariamente:
   - **Visual:** aprende mejor al ver las demostraciones de la maestra, diagramas sobre el pizarrón, ilustraciones en los libros.
   - **Auditivo:** aprende mejor al escuchar las clases, los debates entre los compañeros de clase, aún libros en audio.
   - **Cinestésico:** aprende mejor al hacer, comprometiéndose con el entorno, "actuando" un papel.
2. **Consigue ayuda.** Únete a la escuela de tu hijo o hija para implementar juntos un programa que aliente el éxito.
3. **Mantente concentrado.** Ayuda a tu niño o niña a trabajar en lo que se necesita resolver primero, termínenlo y luego sigan adelante con otra cosa
4. **Celebra el logro.** Elogia a los chicos a menudo por aquello en lo que son buenos y alienta el crecimiento continuo en esas áreas.
5. **Mantente positivo.** No permitas que los chicos se definan por sus limitaciones: "No soy bueno en matemática" o "Soy un mal lector."
6. **Controla el progreso.** Destaca cuán duro lo intentan, cuán lejos han llegado.
7. **Provee perspectiva.** Explícales que tú cometes errores, que la perfección no es el objetivo y que las equivocaciones son una oportunidad para aprender.

rabas, explica que tú hiciste tu mayor esfuerzo y que de todos modos aprendiste algo en el proceso.

- Pídeles a los chicos que te enseñen algo que ellos ya sepan hacer. Ayudarte a aprender—y verte tropezar—les da a ellos la oportunidad de destacarse y te permite a ti demostrarles paciencia y perseverancia.

- Celebra el aprendizaje. Si no tomas fotos perfectas con tu nueva cámara, ¿a quién le importa? Has capturado algunos recuerdos maravillosos. Ríete y disfrútenlas juntos, y promete que aprenderás a hacerlo mejor.

Todos los chicos pueden convertirse en personas que aprenden durante toda la vida. Tu aliento y entusiasmo inagotables los harán querer abrir la puerta a las infinitas oportunidades que provee el conocimiento.

Hitos Intelectuales:

¿Qué esperar en las diferentes edades?

Primera Infancia—7 a 12 meses		
7 a 12 Meses de Edad	**Comunicación / Habilidades del Lenguaje**	**Cognitivo / Habilidades Intelectuales**
Los bebés a esta edad son curiosos acerca de todo. Dado que se han vuelto más coordinados, los bebés comienzan a interactuar más con el entorno. Su memoria mejora y empiezan a juguetear con independencia—tratando de alimentarse solos, por ejemplo. Y esos dulces balbuceos son realmente el comienzo del desarrollo del lenguaje.	• Reconoce palabras para elementos comunes como "taza," "zapato" y "jugo." • Responde al nombre y a indicaciones verbales simples, tales como "no." • Usa gestos simples tales como sacudir su cabeza para "si" o "no." • Balbucea con inflexiones para imitar diferentes sonidos lingüísticos. • Trata de comunicarse con acciones o gestos. • Dice una o dos palabras ("chao," "papá," "mamá," "no," aunque pueden no ser claras). • Usa exclamaciones tales como "oh, oh."	• Explora objetos en muchas formas diferentes—por ejemplo sacudiendo, golpeando, arrojando y dejando caer. • Juega con dos juguetes al mismo tiempo. • Busca elementos que se hayan caído—comida en el piso, o una pelota que se ha ido rodando. • Repite una acción que provoca una reacción—por ejemplo, derribar bloques. • Encuentra un juguete que está cubierto. • Disfruta mirando ilustraciones en un libro. • Disfruta juegos tales como tortita de manteca y acá está.

Niños que Empiezan a Caminar–12 a 24 Meses

12 a 24 Meses de Edad	Comunicación / Habilidades del Lenguaje	Cognitivo / Habilidades Intelectuales
Este es un momento divertido para los bebés y para los padres también. No sólo están los bebés aprendiendo a caminar, y hasta a bailar, sino que también están aprendiendo a hablar, a responder a directivas simples, y a decirte qué es lo que quieren, usualmente señalándolo. Al final de esta etapa, los bebés pueden usar sus dedos y manos para pasar las hojas de un libro, apilar bloques y garabatear con un crayón. Aman las canciones e historias repetitivas. Aunque probablemente les guste estar rodeados de otros chicos, el juego es usualmente uno al lado del otro, y no interactivo. Aprender a compartir viene después. Las habilidades del lenguaje están realmente desarrollándose en esta etapa también—por ejemplo, unir dos palabras para oraciones simples y usar pronombres tales como "yo" y "mío."	• Escucha historias, canciones y rimas simples. • Sigue órdenes simples y comprende preguntas simples. • Comunica gustos y disgustos, no verbalmente, o con lenguaje simple. • Dice varias palabras sueltas y repite palabras que ha oído. • Usa oraciones y preguntas de dos palabras—por ejemplo, "más jugo," "dónde gatito." • Imita nuevas palabras y frases, tales como "voy," "chao" y "auto mami." • Canta canciones a su propio modo. • Señala elementos o partes del cuerpo cuando se los nombra. • Dice algunas palabras que las personas fuera de la familia pueden entender.	• Comprende cómo se usan objetos familiares, tales como tazas y cucharas. • Desarrolla la discriminación de forma y tamaño y empieza a clasificar objetos en grupos de objetos parecidos. • Muestra entusiasmo cuando completa tareas simples tales como dejar caer bloques dentro de una caja. • Se da cuenta que las cosas existen fuera de la vista y puede encontrar objetos aún cuando están escondidos bajo dos o tres capas. • Comienza a tratar de ayudar con actividades tales como alimentarse, desvestirse y cepillarse. • Comienza a querer sostener libros y a pasar las páginas. • Comienza a resolver problemas simples. • Se reconoce a sí mismo/a y a la familia en fotos. • Intenta resolver rompecabezas simples de dos o tres piezas. • Comienza a jugar al hacer de cuenta, por ejemplo, tratando de alimentar a una muñeca o poniendo a dormir a un oso de peluche. • Disfruta de jugar con el dedo, de tonterías, y de canciones infantiles.

Los Terribles Dos—Dos a Tres Años

2 a 3 Años de Edad	Comunicación / Habilidades del Lenguaje	Cognitivo / Habilidades Intelectuales
¿Los terribles dos? Tal vez los chicos de esta edad desarrollaron la reputación de ser terribles porque a ellos les gusta llevar a cabo tareas simples en forma independiente, a menudo rechazando ayuda. Los chicos a esta edad pueden ser muy obsecados y querer hacer las cosas a su propio modo, como vestirse, comer, usar la bacinica y lavarse las manos. Es importante para su desarrollo y no se hará ningún daño si se les permite intentarlo. También, dado que los chicos ahora pueden hablar con oraciones de dos a cuatro palabras, pueden expresar—iy lo hacen!—sus sentimientos y frustraciones.	• Lleva adelante pedidos que tienen dos partes tales como: "Por favor toma el libro y tráemelo." • Entiende las diferencias de significado tales como "arriba-abajo," "avanza-detente," "grande-pequeño." • Tiene una palabra para casi todo. • Usa oraciones simples de dos a cuatro palabras para hablar y preguntar por cosas. • A menudo pide o dirige la atención hacia algún objeto nombrándolo. • Puede decir nombre, edad y sexo, y usar su propio nombre para referirse a sí mismo. • Usa pronombres tales como "yo," "tú," "mi," "nosotros," "ellos," y algunos plurales. • Usa plurales en forma generalizada—por ejemplo, "pieses." • Expresa sentimientos verbalmente. • Se da cuenta de cómo suenan los números y puede contar hasta cinco. • Usa correctamente palabras referidas al tamaño, tales como "grande" y "pequeño." • Puede ser comprendido por la mayoría de las personas fuera de la familia.	• Comprende mejor las similitudes y diferencias en formas y tamaños, y puede agrupar objetos en conjuntos. • Participa en una variedad más amplia de actividades tales como explorar el equipamiento del patio de juegos, trepar rocas, investigar armarios y pasar con sus dedos las páginas de un libro. • Puede reconocer y solucionar problemas a través de una exploración activa, incluyendo prueba y error. • Puede hacer funcionar juguetes mecánicos. • Juega al como sí con muñecas, animales y personas. • Completa rompecabezas simples de tres ó cuatro piezas.

Preescolares—3 a 4 Años

3 a 4 Años de Edad	Comunicación / Habilidades del Lenguaje	Cognitivo / Habilidades Intelectuales
Los chicos de esta edad son mucho más concientes y confiados acerca de las actividades cotidianas. Disfrutan de la estructura y pueden estar interesados en ir al preescolar. Aunque están aprendiendo a jugar bien con otros chicos, necesitan ayuda para tomar turnos y compartir. También siguen reglas y es menos probable que actúen por impulso. Este es también un momento para un crecimiento inmenso en las habilidades del lenguaje: la mayoría de los niños de 3 años ¡tiene más de setecientas palabras en su vocabulario!	• Nombra correctamente algunos colores. • Cuenta objetos. • Usa muchas oraciones con cuatro o más palabras. • Relata historias simples. • Susurra. • Comienza a dominar algunas reglas básicas de gramática. • Comprende palabras de posición tales como "dentro de," "afuera" y "detrás." • Usualmente habla con facilidad sin repetir palabras o sílabas. • Formula muchas preguntas con "qué," "dónde" y "quién." • Habla lo suficientemente claro como para ser comprendido por las personas fuera de la familia.	• Clasifica objetos por propósito— por ejemplo, "para jugar," "para vestir." • Reconoce y nombre diferentes figuras y hace coincidir formas geométricas simples. • Muestra interés en una variedad más amplia de tareas, actividades, y experiencias. • Trabaja para completar una tarea aún si es moderadamente difícil. • Encara problemas desde un único punto de vista. • Se entrega a juegos de fantasías. • Comprende el concepto de opuestos. • Comprende mejor intervalos de tiempo tales como "hoy," "mañana" y "ayer." • Puede trazar un cuadrado, copiar un círculo e imitar trazos horizontales. • Puede ponerse sus propios zapatos, pero no necesariamente en el pie correspondiente.

La Etapa del "¿Por Qué?"—4 a 5 Años

4 a 5 Años de Edad	Comunicación / Habilidades del Lenguaje	Cognitivo / Habilidades Intelectuales
Si eres el padre de un/a niño/a de 4 años, hay posibilidades de que sepas cuán estimulante y exasperante puede ser. Los chicos de esta edad no sólo están llenos de energía y del deseo de probar sus límites físicos, sino que también son infinitamente curiosos acerca del mundo que los rodea. Probablemente oigas: "¿por qué?" durante todo el día.	• Puede contar 10 / o más objetos. • Puede nombrar correctamente al menos 4 colores. • Se comunica fácilmente con otros chicos y adultos. • Usa palabras nuevas y poco familiares. • Comprende oraciones completas y forma oraciones con más de una cláusula. • Usa estructuras gramaticales correctas. • Usa verbos en presente, pasado y futuro tales como "habló," "habla" y "hablará." • Usa formas negativas, como, por ejemplo: "No quiero irme a dormir." • Narra historias más largas y transmite información con precisión. • Habla acerca de personas y eventos imaginarios. • Juega con combinaciones cómicas de palabras, recita rimas y canta canciones. • Sabe su nombre y su dirección. • Empieza a mostrarse interesado en aprender letras, formas y números. • Pregunta "¿por qué?" y "¿cómo?." • Pide definiciones de palabras. • Pronuncia la mayor parte de los sonidos lingüísticos con claridad y precisión, excepto unos pocos—típicamente l, s, r, v, z, j, ch, sh, th.	• Comienza a comprender la diferencia entre realidad y fantasía, y entre algo vivo y un objeto inanimado. • Comprende cómo diferenciar y clasificar por características, y puede comenzar a hacer coincidir dibujos en juegos simples. • Reproduce diseños, secuencias y orden. • Comprende los conceptos de lo más cerca y lo más lejos, más y menos. • Comprende la suma y la substracción simples. • Comprende el concepto de tiempo. • Comprende "partes," "todo" y "mitad." • Es cada vez más capaz de concentrar la atención, ignorando distracciones e interrupciones. • Pide participar en nuevas experiencias de las que él/ella ha oído o que ha visto. • Es capaz de usar varios recursos para solucionar problemas. • Construye estructuras grandes y complejas con bloques. • Comprende medidas tales como peso, altura y largo.

Comenzando la Escuela—5 a 7 Años

5 a 7 años de Edad	Comunicación / Habilidades del Lenguaje	Cognitivo / Habilidades Intelectuales
Los años de la edad escolar han comenzado. Ahora que los chicos están pasando menos tiempo en casa y más tiempo en la escuela, están más y más influenciados por los maestros y los pares. No sólo su crecimiento intelectual se está volviendo más complejo, sino que están comenzando a actuar en un campo social más amplio. Están aprendiendo cómo comunicarse con otros y establecer amistades, mientras desarrollan razonamientos morales y habilidade de resolución de problemas fuera del salón de clases.	• Formula preguntas de un nivel más alto tales como: "¿qué sucedería si . . . ?" • Secuencia números. • Usa descripciones de una complejidad creciente. • Se compromete en conversaciones más sociales y menos egocéntricas. • Usa una oración de aproximadamente seis palabras de extensión. • Recita el alfabeto completo. • Cuenta hasta 100 de una vez. • Usa la voz pasiva apropiadamente, tal como: "El pan es horneado por un rato." • Es capaz de escribir letras mayúsculas y minúsculas. • Escribe una lista expandida de letras y palabras dictadas.	• Dibuja una persona, árbol y casa reconocibles, pero los dibujos no son proporcionados. • Colorea dentro de un contorno. • Comprende "izquierda" y "derecha" y exhibe claramente lateralidad derecha o izquierda. • Se viste en forma independiente. • Puede mantener la concentración sobre un proyecto por un período sostenido de tiempo. • Regresará a una actividad después de ser interrumpido. • Persevera hasta completar proyectos de tiempo más prolongado o más complejos, con supervisión. • Usa la automotivación y otras estrategias para terminar tareas difíciles. • Intenta un espectro más amplio de nuevas experiencias, tanto en forma individual como con sus padres y adultos. • Puede deliberadamente tomar riesgos cuando está aprendiendo nuevas habilidades. • Es cada vez más capaz de pensar en posibles soluciones a problemas. • Analiza problemas complejos con más precisión para poder identificar el tipo de ayuda que necesita.

Estudiantes Primarios—7 a 11 Años

7 a 11 Años de Edad	Comunicación / Habilidades del Lenguaje	Cognitivo / Habilidades Intelectuales
El aprendizaje se da rápidamente durante esta etapa. Antes de que te des cuenta, los chicos de esta edad habrán dominado la multiplicación y la división por muchas cifras, y estarán escribiendo reseñas sobre un libro y trabajos de investigación. Este es un momento maravilloso para que los chicos aprendan responsabilidad y formalidad en lo que atañe a sus costumbres de trabajo. Dales un planificador para que escriban en él sus tareas y aprendan a manejar el tiempo. Estas habilidades organizacionales les serán de gran beneficio en los años futuros.	• Domina todos los sonidos lingüísticos, incluyendo las combinaciones de consonantes. • Controla adecuadamente el ritmo, el tono y el volumen del discurso. • Usa oraciones complejas y compuestas con facilidad. • Usa sistemáticamente gramática correcta, incluyendo tiempos verbales, pronombres y plurales. • Lee con considerable facilidad. • Escribe composiciones. • Es capaz de llevar adelante conversaciones complejas. • Sigue indicaciones bastante complejas con poca necesidad de repetición.	• Tiene una comprensión bien desarrollada del tiempo y de los conceptos numéricos. • Piensa acerca de las cosas de forma más organizada y lógica. • Es capaz de resolver problemas concretos. • Puede pensar detenidamente sobre acciones y remontarse hacia atrás hasta eventos para explicar situaciones. • Puede explicarle problemas a otra persona para solucionarlos. • Puede focalizar la atención y tomarse el tiempo para investigar en busca de información necesaria. • Puede desarrollar un plan para lograr un objetivo. • Ha incrementado su capacidad de memoria.

Preadolescentes y Adolescentes—11 a 18 Años

11 a 18 Años de Edad	Comunicación / Habilidades del Lenguaje	Cognitivo / Habilidades Intelectuales
Los chicos de la escuela media y de la secundaria están aprendiendo a pensar y a aprender de forma independiente. A esta edad los niños a menudo se apasionan por temas e intereses con los que se identifican. Ya sea que se entusiasmen con la música, el deporte, la literatura, la ciencia o la historia, alienta y apoya sus intereses y reconoce que se están volviendo autodependientes, independientes y las personas que aprenderán toda la vida que siempre has deseado que fueran.	• Comprende y usa analogías y razonamiento inductivo y deductivo. • Comprende metáforas y símiles. • Usa giros idiomáticos y términos de la jerga. • Comienza a comprender la ambigüedad y el sarcasmo. • Domina la sintaxis. • Continúa expandiendo su vocabulario. • Busca interactuar con los adultos en un nivel más maduro. • Es cada vez más capaz de intervenir en debates.	• Inicia y lleva adelante tareas sin supervisión. • Comienza a pensar en términos mucho más amplios, reconociendo cómo están conectadas las cosas unas a otras. • Comienza a desarrollar habilidades de razonamiento avanzadas, pensando detenidamente acerca de múltiples opciones y posibilidades. • Comienza a desarrollar habilidades de pensamiento abstracto, considerando cosas que no pueden verse, oírse o tocarse. • Comienza a examinar sentimientos y pensamientos internos. • Establece objetivos basados en necesidades y prioridades personales. • Explora temas de interés en profundidad. • Disfruta de jugar con ideas. • Demuestra un elevado nivel de autoconciencia. • Puede comprender proporciones, álgebra y otros procesos puramente abstractos. • Comienza a buscar soluciones propias antes que pedirles ayuda a los adultos.

Lo que la Maestra de tu Hijo o Hija Necesita Saber Acerca de Él/Ella

¡Tu hijo o hija es mucho más que puntajes en exámenes y calificaciones en una materia! Para enseñarle mejor a tu hijo o hija, la maestra debería saber las siguientes cosas:

☐ Nombre del niño o niña _____

☐ Fecha de nacimiento _____

☐ Tu hijo o hija, ¿es socialmente reservado/a o extrovertido/a? _____

☐ ¿Tiene algún talento o interés especial? _____

☐ ¿Cuál es el estilo de aprendizaje de tu hijo o hija? ¿Más visual? ¿Auditivo? ¿O aprende mejor al hacer?

_____

☐ ¿Se distrae fácilmente con otros chicos? ¿Tendrá que tener un sitio tranquilo para hacer exámenes, o un asiento al frente de la clase para trabajar mejor?

_____

☐ Tu niña o niño, ¿aprende en forma independiente o es mejor para él/ella en grupo?

_____

☐ ¿Le han diagnosticado a tu hijo o hija algo que pueda afectar el desempeño académico—tal como ADHD o dislexia—o que pueda requerir ausencias frecuentes o prolongadas?

_____

☐ ¿En qué materias está más interesado/a tu hijo o hija?

_____

☐ ¿En qué materias tu hijo o hija necesita la mayor cantidad de ayuda?

_____

☐ ¿Hay alguna situación familiar/social que podría afectar el desempeño escolar de tu hijo o hija, tal como una separación o divorcio, un nuevo bebé en la casa o una historia de acoso?

_____

Cosas a Considerar al Seleccionar una Escuela para Tu Hijo o Hija

La categoría de las escuelas está a menudo basada en los puntajes obtenidos en los exámenes estandarizados por su cuerpo de estudiantes. A pesar de que ésta es una buena forma de comparar escuelas, no elijas una solamente por puntajes numéricos. Considera estos tres factores también:

Otros números	• ¿Cuál es la cantitad total de chicos inscriptos? • ¿Cuál es la proporción maestro-estudiante? • ¿Recibirá tu hijo o hija la atención especial que necesita? • ¿Cuál es la matrícula? ¿Hay becas disponibles?
Programas especiales	• ¿Tiene la escuela los recursos para satisfacer las necesidades académicas específicas de tu hijo o hija, tales como enriquecimiento o programas especiales, salas de información o clases después del horario escolar? • ¿Ofrece la escuela programas de arte? ¿Música? ¿Teatro? • ¿Tiene la escuela un programa de educación física? • ¿Cuán saludable y bien balanceado es el programa de almuerzo? • ¿Tiene la escuela una organización padre-maestro activa?
Temas prácticos	• ¿Hay otros requerimientos de inscripción, tales como un proceso de entrevista? • ¿La escuela provee transporte? ¿Es conveniente la ubicación? • ¿Cuán segura y protegida es la escuela?

Muchas de las listas de este capítulo pueden ser impresas de
www.RealAge.com/parenting.

Capítulo 6

¡ÁNIMO!
Rutinas que Levantarán el Autoestima de tus Hijos ("acentúa lo positivo, elimina lo negativo" sigue siendo un buen consejo)

Probablemente has notado que los intereses, habilidades, y personalidades de los niños son tan únicos como sus aspectos. Por ejemplo, mientras uno es callado y disfruta cualquier momento libre acurrucado leyendo un libro, otro ama tener público y contar historias, y otro está siempre desarmando y volviendo a armar cosas.

Pero, ¿sabes qué tienen en común estos tres niños?

Explorando sus intereses y poniendo a punto sus fortalezas, cada uno está construyendo su autoestima e imagen de sí mismo—su propio ser. La salud emocional es tan importante como la física.

El bienestar de un niño requiere un cuerpo *y* una mente saludables—y cuando un problema aparece en una de estas áreas, la otra se ve afectada. Los padres preparan la base sobre la cual los pequeños construyen, confianza en sí mismos, auto-control, autovaloración, y autoestima.

Una conciencia positiva de sí mismo ayudará a tu hijo o hija a sobrellevar situaciones de tensión, desde la presión de sus pares hasta la mudanza a una nueva ciudad. Volvamos atrás y estimemos cuán saludable está la autoestima de tu hijo o hija antes de que entremos en el meollo de la cuestión. En el Test RealAge de Chicos Saludables, se te pregunta, "¿Qué puntuación crees que tu hijo o hija se daría a sí mismo respecto de su autovaloración o autoestima general?" Esta puede ser una pregunta difícil de contestar si tu hijo o hija tiene menos de ocho años, dado que estas características es-tán lejos de estar formadas todavía. Para ayudarte a evaluar si la respuesta fue acertada, considera algunas preguntas más:

1. ¿Cómo se siente mi hijo o hija acerca de su apariencia general?
   a. Atractivo/a la mayoría de las veces
   b. Atractivo/a algunas veces
   c. Promedio
   d. No muy atractivo/a
   e. Poco atractivo/a
   f. No está seguro/a

2. ¿Cuán atlético se considera a sí mismo/a?
   a. Extraordinario/a
   b. Por sobre el promedio
   c. Promedio
   d. Por debajo del promedio
   e. Para nada atlético/a
   f. No está seguro/a

3. Mi hijo o hija, ¿se siente aceptado/a por sus compañeros?
   a. Si, absolutamente
   b. Si, la mayoría de las veces
   c. Algunas veces
   d. Usualmente no
   e. Nunca
   f. No está seguro/a

4. ¿Cómo describiría mi hijo o hija su desempeño en la escuela?
   a. Excelente
   b. Por sobre el promedio
   c. Promedio
   d. Por debajo del promedio
   e. Para nada académico/a
   f. No está seguro/a

5. ¿Cómo ve mi hijo o hija su comportamiento?
   a. Niño/a perfecto/a
   b. Realmente un/a buen/a niño/a
   c. Bastante bueno/a
   d. Se mete en problemas a veces
   e. Alborotador/a
   f. No está seguro/a

Los investigadores han demostrado que estas cinco preguntas ayudan a revelar cómo los niños se juzgan a sí mismos y se comparan con otros. Las respuestas te otorgan una clara idea del sentido de autovaloración general de tu hijo o hija.

Si alguna de las respuestas fuera "no está seguro," emprende la misión de descubrirlo. Tendrás que hacer un poco de trabajo de detective y leer entre líneas, pero la comprensión que obtendrás lo vale.

¿Qué Es la Buena Autoestima?

Comienza con un sentido equilibrado, realista de quién eres y de qué eres capaz. Tener esto ayuda a los niños a encontrar su nicho—el lugar que les da sensación de pertenencia y donde sienten que pueden contribuir. Un poco de duda de sí mismos es importante. Los niños no deberían sentir que son invencibles. Esto puede ser bastante peligroso, especialmente en adolescentes estrenando su primera licencia para conducir. Darse cuenta de que hay límites puede ayudar a evitar que se lastimen.

> Algo de duda de sí mismos es saludable. Aumenta la seguridad de tu hijo o hija.

Al mismo tiempo, no quieres que tus hijos sean temerosos de lo que la vida tiene para ofrecerles. Ellos necesitan desafiarse a sí mismos, trabajar duro, y ser lo mejor que puedan. Tú puedes ayudarlos guiándolos hacia actividades que desarrollen sus fortalezas y les den la oportunidad de brillar. Los niños logran una buena y saludable autoestima desarrollando diferentes habilidades y ganando mayor control sobre su entorno, no simplemente escuchando que son buenos haciendo algo o que son atractivos o inteligentes.

En realidad, un aspecto difícil en la construcción de la autoestima es que no puedes hacer halagos vacíos. Los hijos son expertos en detectar pequeñas mentiritas piadosas, y si las escuchan, comenzarán a descreer de otras cosas que puedas decir. Por lo tanto, sé honesto/a. Cuando ves a tu hijo o hija haciendo algo bueno, elógialo/a con rapidez. Por otro lado, mantén tus antenas alertas. Si una niña de apariencia promedio pregunta si es bonita, una respuesta tal como: "Eres muy bonita por dentro, cariño," será escuchada como "Eres un patito feo." Un honesto y sincero "Pienso que eres *más* que bonita" puede obrar maravillas en una niña que está insegura respecto de sus rasgos.

Aquí hay algo más que tener en mente: El objetivo primordial es darle a tu hijo o hija un sentido de autovaloración que no necesite elogio o recompensa constante. Está bien pegar estrellitas doradas en tablas cuando los niños más pequeños hacen toda su tarea o se limpian los dientes con

> Elimina el elogio vacío... tus hijos dejarán de creerte en un abrir y cerrar de ojos.

hilo dental todos los días. Pero cuando van creciendo, deberían comenzar a desarrollar un sentido de orgullo en hacer lo que se supone que deben hacer, y hacerlo bien.

El Precio de la Baja Autoestima

Aunque es difícil medir la baja autoestima de un modo científico, los estudios muestran que puede ser un factor de riesgo para el suicidio, la depresión, el embarazo en la adolescencia, y los trastornos de alimentación en chicos tan jóvenes como los de diez u once años. Aún cuando puede no ser el único factor, es un factor sobre el que puedes influenciar fuertemente. Por ejemplo, los investigadores han encontrado que un grupo de causas pueden contribuir a provocar un episodio depresivo durante la adolescencia, incluyendo:

- Baja autoestima
- Cambios físicos, psicológicos y sociales que acompañan a esta edad y etapa
- Una transición, cambio o pérdida significativo (mudanza, divorcio de los padres, muerte)

No puedes evitar que tus hijos pasen por la pubertad, y no siempre puedes tener control sobre los cambios en la estructura de tu familia, pero *puedes* ayudar a acrecentar su autoestima.

¿Qué Dicen las Respuestas Sobre la Autoestima de Tu Hijo o Hija?

La mayoría "a:" Si tu hijo o hija tiene menos de siete u ocho años, probablemente respondiste mayormente "a" y/o "e:" Esto es así porque los niños más chicos ven las cosas como buenas o malas, y no se comparan a sí mismos con los otros. En cambio, ellos comparan lo que no podían hacer antes con lo que sí pueden hacer ahora. "No sabía andar en bicicleta el año pasado, ¡pero ahora sé!" Como resultado, la mirada que tienen sobre sí mismos los niños más jóvenes tiende a ser muy favorable, lo cual es grandioso.

Un/a niño/a de más de ocho años por quien hayas respondido mayormente "a" tiene una alta autoestima. Sólo corrobora que vea el mundo de forma realista y que no piense que es invencible, para que no ponga en peligro su seguridad.

La mayoría "b:" La mayoría de los chicos menores de doce caen en esta categoría, aunque algunos adolescentes también lo hacen. Una niña que siente que es bastante buena, sabe que puede haber otras más inteligentes, bonitas o atléticas, y aún así mantiene una alta valoración. De todos modos, algunos niños de más de doce años comienzan a cuestionar su valor.

La mayoría "c:" Un niño que cree, con o sin razón, que es tanto bueno como malo podría estar teniendo dificultades para controlar su vida.¿Piensa que puede cambiar si quisiera? ¿Se castiga sin causa? Descubrir por qué un niño se quiebra y echa a llorar puede ayudar a determinar qué es necesario para acrecentar su autoestima.

La mayoría "d:" Los niños que obtienen mayoría de "d" están entrando en un ciclo de autoestima negativa. Podría ser una fase o el comienzo de un patrón conductual. Una vez que los niños llegan a los once y doce años y a la adolescencia, comienzan a reconocer sus limitaciones tanto como sus fortalezas. Aquí es cuando la autoimagen puede venirse abajo. Pueden sentir que no están a la altura de las circunstancias académica o socialmente. Si se ven a sí mismos como si estuvieran afuera del "grupo popular" pueden trabajar muy arduamente por sentirse integrados, o insuflar los defectos percibidos fuera de proporción. Es importante mejorar su propio sentido de valor. Este capítulo puede ser el comienzo, pero si no notas diferencias en unas pocas semanas, pídele a tu pediatra que te recomiende un terapeuta que se especialice en niños.

La mayoría "e:" Un niño con una autoimagen negativa que no responde a nada de lo que le digas o hagas puede estar encaminado hacia problemas serios. La autoestima muy baja ha sido relacionada con la depresión, los desórdenes en la alimentación, problemas de conducta, y suicidio. No tomes una actitud de espero-y-veo; pide ayuda profesional. Demasiados niños tratan de lastimarse a sí mismos . . . y algunos lo logran. Algunas sesiones terapéuticas pueden llegar a la raíz de los problemas de tu hijo o hija y sugerir estrategias para que toda la familia pueda ayudar. Hay más material más adelante en este capítulo.

Etapas para un Desarrollo Saludable de Sí Mismo

El desarrollo de una conciencia saludable de sí mismo es un proceso complejo que comienza en los bebés y continúa en la adultez temprana y aún después. Aunque el proceso varía de niño en niño, hay hitos generales en cada grupo de edad, en los que los padres pueden influenciar enormemente siendo más consecuentes, cuidadosos y receptivos… ¡aún cuando tus niños insistan en que ya no te necesitan más! (tú puedes saltar hacia delante hasta el grupo de edad que aplica a tu hijo o hija: bebé, niño pequeño, niño más grande, niño de once y doce años y adolescentes)

Bebés (menos de dos años)

En el primer año de vida, los bebés comienzan a darse cuenta de que son individuos, y empiezan a distinguirse de los demás. Se dan cuenta de que tienen un cierto control sobre su mundo y reconocen causa y efecto. Un bebé que deja caer un juguete desde la silla alta aprende que alguien se lo levantará una y *otra vez*. ¡Esto puede volverse el juego favorito del bebé!

Las interacciones cariñosas con tu hijo o hija ahora establecerán la base para una autoestima positiva más adelante. En cambio, los niños que carecen de un vínculo seguro con la gente que los cuida pueden tener más propensión a una autoimagen negativa años después, y posiblemente a la depresión.

Niños Pequeños (dos a cuatro años)

Un gran hito para los niños pequeños es reconocerse en los espejos y fotos. Alrededor de los dos años, comienzan a expresarse verbalmente y comportarse independientemente, haciendo más fácil la separación. También desarrollan algún sentido de control sobre sí mismos—¡aún cuando no lo usen siempre!

Dado que trabajan por mayor independencia, los niños pequeños prueban los límites, aprendiendo qué pueden y qué no pueden hacer. Aunque es fácil sentirse frustrado cuando gritan el "¡No!" número 1,273, los niños pequeños no están simplemente tratando de ser difíciles. Están reafirmándose, lo cual es una etapa importante y saludable en el desarrollo de sí mismos. Trata de manejar estas luchas de poder, ofreciéndole un par de opciones: "¿Te gustaría ponerte esta camisa roja o esta azul?" "¿Preferirías ir al parque o a la playa hoy?" Esto les da a los niños cierta sensación de autonomía sin dejar que sean ellos quienes lleven la voz cantante.

Niñez Temprana (cinco a ocho años)

Los niños a esta edad comienzan a considerarse a sí mismos en cinco áreas: habilidad física, apariencia, aceptación de sus pares, habilidad mental, y comportamiento general. Lo ven todo blanco-y-negro. Son o "buenos" o "malos" atletas, "buenos" o "malos" lectores. No reconocen que hay zonas grises o que sus habilidades pueden variar de acuerdo a la situación. Aunque los niños reconocen similitudes y diferencias entre sus compañeros, no evalúan la real medida de sus logros comparándolos con los de los otros, sino comparando lo que pueden hacer ahora con lo que podían hacer cuando eran más chicos.

Los niños de esta edad tienden a tener una percepción del valor de sí mismos muy alta, quizá hasta irreal, por lo tanto la baja autoestima raramente es un tema. Pero con el tiempo finalmente comienzan a ganar un poco de perspectiva—las cosas no son siempre todo o nada. Comienzan a decir cosas tales como: "Soy bastante bueno haciendo amigos," o "Me va bastante bien en los exámenes."

Niñez Media (ocho a doce años)

Los niños de esta edad comienzan a tener una visión de sí mismos más amplia, más equilibrada, y pueden ver tanto sus limitaciones como sus fortalezas. Esto puede ser una bendición y una maldición a la vez, ya que comienzan a compararse con otros y a ser más críticos consigo mismos. Pueden estar preocupados acerca de cuán competentes son en la escuela, cuestionar su valor como un miembro de la familia o de la comunidad, o preguntarse si tienen lo necesario para triunfar en la vida. Pon cuidado si hay demasiados sentimientos negativos dando vueltas ahora.

El modo en como se sientan consigo mismos también depende de su habilidad para hacer amigos. La aceptación social juega un rol muy importante en el desarrollo y mantenimiento de la autoestima, y las amistades comienzan a asumir un papel fundamental ahora. Ellas proveen una variedad vasta de oportunidades de desarrollo para los chicos, incluyendo la resolución de problemas de grupo y el manejo de conflictos.

Adolescencia Temprana a Media (trece a quince años)

Alrededor de esta edad, los chicos comienzan a evaluarse psicológicamente—comienzan a tener opiniones complejas acerca de sus emociones y creencias, y a pensar en términos abstractos. La autoestima generalmente crece a esta edad—como también lo hacen los cambios de humor. Ya sea que estas montañas rusas emocionales se deban a los cambios hormonales o a la lucha por entenderse a sí mismos (o, más probablemente, a ambos), ellos son una parte normal del desarrollo personal.

Pero presta atención si el temperamento se vuelve oscuro y extremo. Los adolescentes que se sienten pesimistas en forma crónica pueden estar clínicamente deprimidos y necesitar ayuda psicológica. ¿Te suena peligrosamente cercano? Salta hacia delante hasta la sección en este capítulo acerca de la depresión para conocer más.

Adolescencia Tardía (dieciséis a dieciocho años)

Todos esos altos y bajos emocionales finalmente están por resolverse. Los niños tienen una mirada sobre sí mismos más equilibrada, precisa y están ya en camino a establecer su propia identidad. Tienen más autoestima que los niños más jóvenes, que todavía tienen

---

¿Cómo se Definen a Sí Mismos los Adolescentes?

Uno de los desarrollos psicológicos más importantes en los adolescentes es la formación del sentido de identidad. Llegar a entender quiénes son y cómo calzan en el mundo no es tarea fácil. Un estudio reciente descubrió que los adolescentes usan su vida pasada—sus recuerdos, hasta ese momento, buenos o malos—para encontrarle sentido al lugar dónde están o hacia dónde están dirigidos. Una vida llena de experiencias significativas y positivas, ayuda a los niños a desarrollar un sentido de identidad positivo.

que alcanzar el mismo nivel de conciencia de si mismos, y además se sienten seguros de compartir esa identidad con otros.

Cinco Maneras de Dar a Tu Hijo o Hija un Estímulo Emocional

Puedes estar pensando: "Mi hijo tiene una gran autoestima. Ha encontrado actividades que disfruta y en las que se destaca. Le está yendo bien en la escuela y tiene un montón de amigos. No hay problemas aquí." Es maravilloso. Pero puede ser que no perdure. Muchos chicos atraviesan etapas de dudas sobre sí mismos que pueden durar una semana, un par meses o extenderse por años. Si las cosas comienzan a ir mal, aquí tienes algunos modos de tratar de ayudarlos a ponerse bien, en forma rápida.

1. **Alienta a tu hijo o hija a hacer ejercicio físico.**
   Los estudios muestran que hacer ejercicio físico tiene un efecto positivo sobre la autoestima de los niños al menos en el corto plazo. Por ejemplo, cuando los investigadores compararon más de mil ochocientos niños de entre tres y veinte años, aquellos que comenzaron a hacer ejercicio físico tuvieron una autoestima más alta en sólo cuatro semanas. Trata de encontrar una actividad que le interese a tu hijo o hija, y luego ten prontos el transporte, el aliento, el equipo— o lo que se necesite. Esto implicará esfuerzo, tiempo y dinero, pero los beneficios pueden ser enormes. (Ve al capítulo 3 en busca de consejos para motivar la práctica de actividad física.)

2. **Consigue ayuda para la escuela.**
   Si lo académico parece ser parte del problema, pregunta en la escuela cuáles son las recomendaciones. Algunas escuelas

Escríbelo

Aunque los padres adoraríamos que nuestros hijos siempre vinieran a nosotros cuando están teniendo un problema, esto no es realista—especialmente con los niños más grandes que están luchando por establecer su independencia.

Una forma de ayudarlos a revisar sus sentimientos confusos por su cuenta es animándolos—aún a los menores de siete años—a llevar un diario. A menudo, sólo poner por escrito sus pensamientos en un papel, los ayuda a comprender mejor y ganar perspectiva. También funciona para los adultos, dicho sea de paso...

tienen personal que ayuda a hacer las tareas a los chicos que necesitan tiempo de aprendizaje extra. Si la tuya no lo tiene, pide recomendaciones respecto de clases particulares—debe de haber un estudiante universitario capacitado o una maestra retirada en el vecindario que den clases particulares y pueda ayudar a tu hijo a ponerse al día con el resto de la clase.

3. Cultiva costumbres saludables.

A veces la baja autoestima puede tener como origen chicos que entran en un ciclo en el que no se cuidan a si mismos, y padres muy ocupados que piensan que se trata de una fase extraña—hasta que se convierte en algo más que eso. Corta este patrón de raíz. Haz respetar los horarios de ir a la cama con los niños más pequeños y asegúrate de que los más grandes duerman lo necesario para funcionar apropiadamente. Lo mismo para baños y lavados de cabeza regulares—la higiene personal dudosa puede molestar a otros niños, aislando a cualquiera que fuera "asqueroso." Chequea lo que comen, con un ojo puesto en los desequilibrios, y para evitar que caigan en picos de energía—y luego caídas a pique—producidos por gaseosas o dulces cafeinados. En casa, insiste en comer comidas frescas y saludables juntos (mira el Capítulo 2).

4. Premia los logros.

Enfatiza lo positivo. Exagera una buena puntuación en un examen o un trabajo concluido; otorga estrellas por una lección de piano exitosa. Si tu hijo o hija está desalentado/a en un área, como los deportes o las matemáticas, haz un gran reparto de cumplidos en otra, como la lectura o el dibujo.

5. Haz algo sólo por diversión.

Sorprende a tu hijo o hija planeando un desayuno al aire libre, un viaje a un parque de diversiones, una tarde de cine, o incluso una escapada de fin de semana a un museo del espacio. Especialmente si algo, como la presión de sus compañeros, lo está deprimiendo, hacer lo que menos se espera y que haya sido organizado especialmente para él/ella puede hacerlo/a sentir especial y otorgarle algo que pueda contar a los demás.

Profundiza un Poco Más

Ahora que hemos revisado uno de los asuntos cruciales del test—autovaloración general—veamos cuáles fueron tus respuestas al resto de las preguntas sobre la salud emocional.

¿Qué actividades familiares disfrutan tú y el niño frecuentemente?

Tú eres el modelo de conducta más importante para tus hijos. Tus principios y creencias determinan cómo se ven a si mismos. Por lo tanto *cualquier* momento que pases con ellos es algo positivo: caminar, ir de compras, jugar a la pelota, usar una video cámara, aún hacer las tareas juntos (aunque puede ser que ésta no sea la actividad favorita para hacer contigo de tu niño o niña)—realmente no importa cuál.

Una Historia Real Sobre la Crianza: Encontrando Tiempo para Cada Uno Cuando Tienes Dos Hijos

Amy, mi hija, ama hacer cosas conmigo y a menudo me pide salir a pasear en bicicleta, o ir a tomar un helado, o al cine. Esto es maravilloso, pero no hace mucho tiempo me di cuenta de que mi hijo, Scout pasa mucho menos tiempo conmigo a solas—él tiende a quedarse atrás, y cuando sugiere hacer algo juntos, mi hija a menudo se nos pega.

Unas semanas atrás Scout descubrió algunos avisos locales sobre ventas de objetos usados que mencionaban postales de béisbol. Él las colecciona y me pidió que hiciéramos algunas compras juntos. Amy se rió y dijo que de ningún modo iba a levantarse temprano durante el fin de semana para mirar los trastos de otra persona. Entonces Scout y yo anduvimos en auto toda la mañana del sábado, encontramos dos postales que había estado buscando, y terminamos en un almacén de bollos donde mantuvimos una gran charla a solas. Ahora estamos pensando en convertir esto en algo regular.

Como resultado Scott está hablando más conmigo en general. Pienso que necesitaba sentir que él es tan importante para mí como lo es su hermana. ¿Quién hubiese pensado que las compras de garage lograrían esto?

—CHELSEA, RYE BROOK, NY

¿Con qué frecuencia te pide ayuda tu niño o niña frente a un problema?

A menudo, espero. No se trata de que seas su mejor amigo. Pero deberías estar disponible para escuchar, hacer preguntas, y dar consejos en cualquier momento. Esto puede ser difícil a veces, especialmente porque los adolescentes se vuelven autónomos e incluso herméticos. Simplemente hazles saber que tú estás siempre para lo que sea y, cruza los dedos, vendrán a ti con sus problemas.

Pero además de estar accesible, necesitas poner límites. Los padres que son cariñosos, comprometidos y alentadores, pero que también hacen respetar reglas claras, tienden a tener hijos con autovaloración más alta que los niños que tienen padres superestrictos y controladores.

Dicho esto, es un dato bastante conocido el que finalmente habrá cosas que tus hijos no querrán hablar contigo absolutamente—pero podrían hablar con algún otro adulto. Te estarás adelantando al juego si indirectamente le sugieres un confidente o dos, quizá una maestro o una madrina que esté en onda.

¿Con cuántos integrantes de la familia extensa tiene contacto tu hijo o hija (a través de visitas, correo electrónico, llamadas telefónicas, etc.)?

Ya sea que tu familia extensa viva a dos o a dos mil millas de distancia, los teléfonos celulares, las computadoras, las máquinas de fax, permiten estar en contacto en forma increíblemente fácil; y sentir el amor incondicional que los miembros de la familia brindan, es maravilloso para el desarrollo de la autoestima de tu hijo.

Ayuda a tus niños a mantener estos vínculos familiares haciéndoles escribir correos electrónicos a su abuelo o abuela o enviar ilustraciones por fax. Coloca a los primos, tías, tíos en las memorias de los aparatos telefónicos de modo que los niños puedan llamarlos con sólo apretar un botón. O forma un grupo familiar en Internet tales como los que ofrece *Yahoo!* Y luego diviértanse mandando notas y compartiendo fotos. No sólo se beneficiarán los niños con estos contactos, tu familia también lo disfrutará.

¡Conseguir que Tus Hijos Realmente Escuchen!

1. **Di el nombre de tu hijo primero.** Esto llama su atención. "Sofía, por favor prepárate para ir a la cama," es más efectivo que: "Prepárate para ir a la cama, Sofía."

2. **Mantente a la distancia de un brazo.** No le grites a tu niño desde el otro lado de la casa (ni siquiera desde el otro lado de la habitación) y esperes que el mensaje llegue. En cambio, acércate lo suficiente para que tu hijo vea tu cara claramente y se concentre en ti en vez de en una habitación llena de distracciones.

3. **Convierte las negativas en afirmaciones.** Los niños escuchan "No" todo el día y comienzan a dejar de prestarle atención a las negaciones. Transforma tus instrucciones en positivas y dile a los niños lo que *sí deben hacer*. "Cuelga tu abrigo," y no "No tires tu abrigo al suelo" o "Termina tus tareas ahora," y no "No toques el televisor antes de terminar tus tareas."

4. **Reconoce los límites de tu hijo.** Muchos niños tienen problemas para recordar más de tres cosas a la vez. En vez de darles una lista interminable de cosas para hacer, sólo dile tres.

5. **Compórtate cortésmente.** Háblale a tu hijo o hija de la misma forma que te gustaría que él te hablara. Si le muestras buenos modales, incluyendo las "mágicas" palabras—*por favor, gracias* y *de nada*—tu hijo o hija aprenderá a hablar cortés y respetuosamente.

6. **Sé coherente.** El ser claros acerca de las reglas ayudará a que tu hijo o hija satisfaga tus expectativas. Hablar mucho y no actuar en consecuencia— permitir a tu hijo o hija andar en bicicleta sin su casco un día y luego insistir en que lo use la próxima vez, por ejemplo—causa confusión.

7. **Otórgales un minuto.** A los cerebros de los niños les toma un poco más de tiempo procesar información, por lo tanto permítele un momento para darse cuenta de lo que has dicho, antes de esperar que se ponga en marcha.

8. **Sé un buen oyente.** Desarrolla buenas costumbres de oyente cada vez que tu hijo te hable, de modo que tú y los otros reciban el mismo trato a cambio. La buena comunicación es una calle de dos vías.

Proyección RealAge: Los niños que tienen contacto cercano con padres, abuelos, hermanos y otros familiares generalmente se enfrentan menos con depresiones y presiones de sus pares. Y cuando llegan a adultos, estos vínculos pueden ayudarlo a lucir y sentirse casi cuatro años más jóvenes. Imagina esto: tu hijo, de cuarenta años, pero sintiéndose de treinta y seis.

¿Qué tan bien juega tu hijo o hija con sus hermanos y niños en el mismo grupo de edad?

Una cosa es segura: cuando se trata de autoestima, la amistad cuenta. No es importante si tu hijo o hija tiene dos docenas de amigos o un preciado mejor amigo. Uno es suficiente para estimular la autoestima del niño/a, para hacerlo sentir valioso/a.

Por eso es crucial que los niños desarrollen las habilidades sociales—desde iniciar conversaciones hasta resolver conflictos—que los ayudarán a hacer y mantener amistades a lo largo de la vida. Enseña a tus hijos cuán importante es ser amable, digno de confianza y leal a los amigos, aún en las edades más tempranas.

Haciendo Nuevos Amigos

Algunos niños tienen el don de atraer y mantener amigos. Pero otros están del lado de los tímidos y pueden necesitar un poquito de ayuda para encontrar sus potenciales amigos y luego romper el hielo. Aquí es donde puedes ayudar:

- **Plantea conversaciones de inicio.** Si tu hijo o hija quiere conocer a cierto/a compañero/a de escuela pero no sabe cómo encarar el tema, sugiérele qué cosas podrían hacer juntos—una tarea difícil de matemáticas o un proyecto para la clase de arte.

• **Busca lugares de encuentro.** Busca actividades locales que tu hijo o hija pueda disfrutar, como una comida al aire libre o una feria callejera. Lleva a tu hijo o hija y preséntate a ti mismo/a—y a él/ella—a las otras familias que se encuentren ahí.

• **Ofrezcan ayuda juntos.** Si tu hijo o hija es un/a amante de los animales, averigua si hay oportunidades de colaborar en el refugio local; tu hijo o hija puede hacer nuevos amigos mientras llena los recipientes de agua. Terminadas las vacaciones, rellenen los estantes en el almacén de comida del vecindario.

• **Haz una invitación a tu casa.** Para convertir conocidos en amigos, sugiere una cena con pizzas o una reunión para ver películas en tu casa. Puedes llamar a sus padres primero para combinar con ellos un horario, luego tu hijo o hija puede llamar por teléfono o escribir un correo electrónico a sus futuros amigos.

Eligiendo Amigos

Ayuda a tu hijo o hija a reconocer las cualidades que hacen a un buen amigo. Pregunta. . .

• ¿Cómo es tu amigo/a?
• ¿Qué es lo que más te gusta de él/ella?
• ¿Trata amablemente a la gente?
• ¿Es leal a ti siempre o sólo algunas veces?
• ¿Es generoso/a? ¿Cómo? ¿Por qué no?
• ¿Dice la verdad?

¿Qué tan bien piensas que tu hijo o hija maneja la presión de sus compañeros?

¿A qué padre no le gustaría que sus hijos remaran contra la corriente e instintivamente sostuvieran sus convicciones? Pero no es tan fácil. La presión de los compañeros es una parte natural y poderosa de la niñez que puede empezar tan temprano como en el jardín de infantes.

A veces, por supuesto, la presión de los compañeros es algo bueno. Tu hijo puede encontrar un equipo de deportes o un club escolar o un grupo de estudio porque "todos lo hacen."

Pero el lado negativo de la presión de los compañeros no es divertido.

Los niños quieren sentir que agradan y son parte de la multitud. (¿No lo queremos todos?) Si *todos* los niños están vistiendo zapatillas púrpura destellantes, tu hijo o hija probablemente rogará tener un par, también. Aunque este tipo de influencia parezca inofensiva, cuanto más temprano le enseñes a tu niño o niña a tomar decisiones por sí mismos, más fácil será luego para ellos mantenerse firmes en las cosas que realmente importan—especialmente diciendo "no" al cigarrillo, la bebida o las drogas.

Una autoestima saludable y la habilidad para sobrellevar la presión de sus compañeros van de la mano. A los niños que piensan que sus opiniones son valiosas les será más fácil reafirmarlas.

Alienta a tus hijos a tener sus propias opiniones formulando algunas preguntas hipotéticas. Hazlas casualmente... puede ser mientras paseas el perro o lavan juntos el auto. Pregunta:

- ¿Qué harías si vieras que un compañero está siendo acosado por otros chicos?
- ¿Qué harías si te dieras cuenta que un compañero está copiando tus respuestas en un examen de matemática?
- ¿Qué harías si algunos niños formaran un club durante el receso y te invitaran a ti, pero no a tu amigo?

Luego habla sobre cada una de las situaciones y planteen soluciones posibles juntos.

Cuando tus hijos ingresen a la adolescencia, comienza a prepararlos para la arremetida de presión de sus compañeros que usualmente aparece con ella, trabajando en estos dos temas:

1. **Decir que no.** Ejerciten cómo rechazar cigarrillos, drogas, y alcohol. Los niños que han practicado cómo decir que "no" van a poder más probablemente decir "no" cuando la situación real ocurra.

2. **Elegir amistades saludables.** Recuerda a tus hijos que la presión positiva puede vencer a la negativa. Los niños que frecuentan un grupo de amigos que es una buena influencia están menos tentados a pasar tiempo con niños que podrían ser una mala influencia.

Si tú les hablas sobre la resistencia a la presión de sus compañeros desde temprano y a menudo, cuando las decisiones difíciles lleguen—y llegarán—tus hijos tendrán más probabilidades de tomar la decisión correcta.

¿Es Baja Autoestima o Depresión?

¿Cómo diferenciarías los malhumorados "dolores de crecimiento" de la depresión? El tiempo es una señal: Estar triste o enojado por una hora o dos, o quizá por un día ó dos, es bastante normal. Estar triste por semanas o meses no lo es. Otra señal es no poder funcionar normalmente en las actividades del día a día. Además, si existen antecedentes de depresión en tu familia, toma cada señal—incluidas las que están más abajo—aún más seriamente:

Una Historia Real Sobre la Crianza:
Cuando Otros Niños Presionan

Cuando mi hija estaba en segundo grado, comenzó a pasar momentos difíciles en el patio de recreo. Ella quería jugar con un grupo determinado de chicas, pero ellas la incluían un día y excluían el próximo, aparentemente por capricho. Un día, cuando había sido rechazada nuevamente, la maestra de segundo grado, la Srta. Baker, me llamó por teléfono para contarme que Alice estaba llorando, sollozando porque las niñas no querían ser sus amigas. Sabía que no podía proteger a Alice de toda pizca de dolor que tuviera mientras crecía. Pero podía ayudar a nutrir su autoestima de modo que cuando una situación cruel surgiera nuevamente, no se sintiera tan indefensa como se sentía ese día.

Esa noche, después de una larga charla con muchas lágrimas e incontables abrazos, le di a Alice una tarea. "Mañana durante el recreo," comencé, "pregunta a alguien con quien no hayas jugado antes, si quiere jugar contigo. Luego, cuando vuelvas a casa de la escuela, quiero que me lo cuentes todo."

La tarde siguiente Alice saltó del micro escolar con una sonrisa gigante. "¡Lo hice!" exclamó orgullosa. "Le pregunté a Kimberly si quería jugar conmigo y juntamos flores silvestres para la Srta. Baker durante el recreo. Dijo que eran hermosas."

Esta no fue la última lucha de Alice durante los recreos, pero desde ese momento las cosas parece que cambiaron para ella. Continué recordándole qué significa ser una buena amiga, y que a menudo ser amable con los otros no sólo hace sentir bien a los otros, sino que también nos hace sentir bien a nosotros mismos.

—DIANE, BROOKLYN, NY

- Irritabilidad y pérdida de los estribos por pequeñas cosas
- Imprudencia o temeridad
- Destrucción de las cosas de la casa o juguetes
- Arrebatos frecuentes con quejas y gritos
- Afirmaciones del tipo "Me odio"

- Aburrimiento o descontento crónico
- Problemas persistentes para concentrarse o fantasías constantes
- Pérdida de interés en actividades de las que disfrutaba hasta ese momento
- Hipersensibilidad al error o al rechazo
- Heridas autoprovocadas por mordidas, golpes o cortes
- Cambios en los patrones de sueño
- Cambios en los patrones de alimentación
- Charlas sobre muerte o suicidios; afirmaciones del tipo: "Me gustaría estar muerto/a"

Si tu hijo o hija muestra alguna de estas señales, busca ayuda de un profesional. **Si tu hijo está hablando de suicidio, consigue ayuda *inmediatamente*. Trata esto como una emergencia.**

Un psiquiatra de niños puede prescribir terapia y a menudo medicación también para tratar la depresión. Sigue los planes del tratamiento al pie de la letra. Rara vez, si alguna vez sucede, un profesional te recomendará drogas sin terapia. Asegúrate que tu niño o niña tome los medicamentos prescriptos todos los días, a pesar de las afirmaciones tales como: "Me siento bien." Ten en cuenta que habiendo tenido una racha de depresión se hace más probable una segunda. Los episodios de depresión a menudo vienen y van por períodos a lo largo de la vida. Sin tratamiento, los riesgos pueden ser extremadamente serios.

Si tu hijo desarrolla depresión, aprende todo lo que puedas acerca de esta condición. Reúnete con grupos de ayuda y contacta otros padres que estén experimentando lo mismo. Un niño deprimido puede ahuyentarte, pero no lo tomes en forma personal. Déjale claro que tú estás disponible en *cualquier momento* en el que quiera hablar. Éste es un mensaje que quizás necesites transmitir una y otra vez porque un niño o niña deprimido/a probablemente no se sienta merecedor/a de amor y atención. Mientras tanto, provéele un entorno estructurado, siguiendo las rutinas diarias, los horarios de comida y los horarios de dormir. Sé firme y consecuente.

En términos generales, ¿cuán seguro es tu hijo?

Es normal que la confianza de los niños fluya y refluya mientras crecen. La niñez es un tiempo de muchas transiciones, y aún niños muy seguros tienen períodos de dudas sobre si mismos. Los cambios de la escuela primaria a la escuela media, y de la escuela media al colegio secundario, puede tornarse especialmente preocupantes.

Por ejemplo, un niño o niña de doce años que completó el sexto grado es de repente el/la más joven de una escuela flamante, y tiene nuevas expectativas, tanto en lo académico como en lo social. Trata de recordarles a los niños que se asustan un poco, qué pocos son los años de escuela en comparación con el total de la vida y que, antes de lo que ellos piensan, todo habrá cambiado.

En la medida en que los niños crecen, su confianza también aumenta, en parte porque ganan mayor autonomía en la escuela—eligiendo clases en función de sus intereses y habilidades, haciendo amistades independientes, explorando constantemente y formando su propia identidad. Aún si los niños más jóvenes pierden confianza, hay buenas posibilidades de que cambien. Por ahora, alienta y elogia sus fortalezas.

¿Con qué frecuencia tu hijo o hija intenta nuevas actividades?

Cuantas más cosas prueben, más posibilidades hay de que encuentren una actividad que amen y en la que se destaquen. Intentar cosas nuevas también estimula a la confianza de los niños, aún si una actividad en particular no se vuelve una pasión.

No fuerces a los niños a mantenerse fieles a algo que ellos descubren que no disfrutan particularmente. Si ya has pagado por seis semanas de clases de gimnasia, no es un daño hacer que termine la sesión—quién sabe, podría cambiar de parecer en la mitad. Pero si la gimnasia ciertamente no resulta ser su preferencia, prueba con algo diferente. ¿Lecciones de guitarra? ¿Atletismo? Simplemente asegúrate que tu hijo o hija entienda que se trata de experimentación y exploración, no de fracaso. Habla sobre el modo en que todos aprendemos de la experiencia y sácale provecho, diciendo, por ejemplo: "¡Bueno! ¡Ahora ya puedes descartar el patinaje de velocidad de las búsquedas de tu vida!" Una puerta cerrada en una actividad puede abrir una nueva puerta a algo más apasionante. Averigua las clases que se ofrecen en el campo de deportes y juegos local en busca de nuevas actividades que probar—siempre hay algo.

Las Grandes Tensiones—La Autoestima Ayudará a Superarlas

Los niños que tienen un fuerte sentido de autoestima tienen más posibilidades de sobrellevar de buen modo no sólo las pequeñas presiones—una nueva niñera, las fechas de entrega de las tareas—sino también las grandes, como la muerte, el trauma o el divorcio. Son menos propensos a culparse a sí mismos, o a sentirse completamente perdidos o abandonados. Y se recuperarán más rápido.

Aún así, la mayoría de los niños necesitan ayuda para enfrentar tiempos realmente difíciles, aún aquellos que tienen la autoestima de Superman. Cuando la vida se vuelve dura, identificar si tu hijo o hija tiene demasiado estrés para enfrentar solo, debería ser una prioridad. El cuadro en la página incluye los dieciocho factores de estrés más grandes que los niños pueden enfrentar. Si tu hijo o hija está enfrentando más de unos pocos, algo de ayuda y guía tuya—y posiblemente de un orientador profesional—lo ayudarán a superarlos en buenas condiciones.

Cuanto menos nivel de estrés tenga tu hijo o hija, más saludable será—física y emocionalmente. El estrés no sólo causa dificultades psicológicas, sino que puede incluso manifestarse en síntomas físicos, incluyendo jaquecas, dolores de estómago, dificultades respiratorias, y debilitamiento del sistema inmune.

Los niños enfrentan las presiones de diferentes formas, dependiendo de su edad, desarrollo, y estado mental/físico—por ejemplo, un niño o niña que está cansado/a puede reaccionar de un modo diferente al que lo hará uno/a que ha descansado, y viceversa. Pero algunos niños son simplemente más sensibles al estrés que otros. Mientras un niño/a puede sobreponerse a un mal día escolar, otro/a puede pasar horas preocupándose por el regreso a la escuela al día siguiente. La forma en que tu hijo o hija maneje las situaciones tensas puede ser simplemente una parte de su modo de ser, posiblemente heredada de rasgos de la familia.

Dieciocho Factores Comunes de Estrés en la Infancia

Divorcio o separación de los padres

Problemas con el trabajo en la escuela o las tareas escolares para la casa

Notas bajas

Desacuerdos con los padres

Presión de sus compañeros: alcohol, cigarrillos, drogas, sexo

Nuevos miembros de la familia del padrastro o madrastra en el hogar

Pérdida de una mascota

Cambio de guardería

Mudanza a una nueva casa

Mudanza a una nueva ciudad

Cambio de escuela

Nuevo bebé en casa

Pérdida de un miembro de la familia o un amigo cercano

Rechazo en su equipo o en el club

Nueva licencia de conducir

Violencia en la escuela o en el vecindario

Rechazo de sus amigos cercanos

Temas de salud (propia o de personas significativas)

Ayudar a los Niños a Dominar el Estrés

Los miedos en la niñez son normales. Sé una escucha atenta, paciente y permite que tus hijos hablen de las cosas que los asustan. Charlar con bastante anticipación sobre un evento que se acerca—como una visita al médico—los ayudará a estar mentalmente preparados. Intenta leer juntos un libro infantil acerca de lo que un chequeo médico implica, e incluso juega representando lo que probablemente sucederá. A menudo, lo que los niños temen más es lo desconocido; eliminando el misterio puede minimizarse la preocupación.

Los cambios en la rutina pueden también irritar a algunos niños a los que les gustan los entornos conocidos y previsibles, mientras que otros pueden amar la espontaneidad y el cambio. Cuando planees la vida familiar, trata de encontrar un punto medio feliz. Puede ser tentador correr de la escuela a jugar fútbol, al ensayo, a hacer la tarea, a la cama, pero ese tipo de agenda diaria pondría tenso a cualquier niño/a. Planea tiempos inactivos en los que los niños puedan jugar tranquilamente en sus cuartos, leer o hacer una artesanía, o simplemente no hacer nada.

Cuando Suceden Cosas Malas

El concepto de permanecer calmos por el bien de los niños es un buen concepto para las malas situaciones. Los estudios han mostrado que en situaciones traumáticas, como guerras o terremotos, los niños tienden a enfrentar los hechos tan bien o tan mal como lo hagan sus padres. Un padre que se desmorona puede desencadenar aún más miedos en sus hijos. Pero si puedes mantenerte firme, tus hijos se senti-

> Los padres que reaccionan exageradamente en una situación estresante pueden desencadenar miedos irracionales en sus hijos.

rán más seguros e incluso aprenderán cómo conservarse bajo control durante los momentos difíciles.

Los niños necesitan amor y cariño más que nunca durante y después de incidentes traumáticos. Pueden sufrir depresión, estrés post traumático, problemas para dormir, miedos irracio-

---

Una Historia Real Sobre la Crianza: Un Trauma Llega al Hogar

Hace unos años, entraron ladrones mientras estábamos fuera de casa. Mi hijo Stevie tenía nueve años en ese momento. Dos de las cosas que los ladrones se llevaron eran sus dos más preciados tesoros: su sistema de juegos Playstation y su pelota de béisbol repleta de autógrafos. Después del robo, los ladrones dejaron su habitación en un desorden total. Basándonos en lo que robaron, suponemos que se trataba de adolescentes—rebuscaron en el guardarropas de los niños, se llevaron juguetes de poco valor y se sirvieron gaseosas y meriendas.

Yo estaba enojada, pero realmente no me preocupaba que volvieran. Stevie, por el contrario, comenzó a obsesionarse con esa idea. Durante semanas después del incidente, cada vez que salíamos de casa él chequeaba dos y hasta tres veces la llave de las puertas. Por la noche, lo asustaba cualquier sonido inusual. Hablé con el pediatra de Stevie, y me tranquilizó asegurando que la reacción de mi hijo era normal y que se aliviaría con el paso del tiempo, pero también me sugirió que lo llevara a un terapeuta, para ver si hablando abiertamente del tema podía ordenar sus sentimientos más rápidamente.

Las sesiones de terapia realmente ayudaron a que Stevie se sintiera más seguro en casa. También instalamos un sistema de seguridad, que ayuda a la tranquilidad de todos. Poco tiempo después, veía cómo mi hijo volvía a su vieja personalidad llena de vida buscando el último sistema de video juegos y determinando qué autógrafos conseguiría para su nueva pelota de béisbol.

—CHRISTINE, BRONXVILLE, NY

nales pensando que el incidente sucederá nuevamente, conductas regresivas, apego excesivo a los padres y más. La ayuda de un profesional es a menudo imprescindible.

¿Cuándo Es Necesaria la Ayuda de un Profesional?

¿Cómo puedes determinar si tu hijo o hija está estresado/a al punto de necesitar ayuda de un experto? El cuadro que sigue expone algunas pautas prácticas.

Cómo Reaccionan los Niños al Estrés en Diferentes Edades

Edad	Posibles reacciones al estrés	Cuándo considerar la ayuda profesional
Niños pequeños y preescolares (1–5 años)	• Apego a los padres incrementado • Desesperación cuando se queda solo • Llanto excesivo • Demostraciones de conductas regresivas (por ejemplo, berrinches, problemas de sueño) • Irritabilidad • Problemas con la alimentación • Confusión • Sensibilidad al entorno, especialmente al ruido • Temblores de miedo	• Cualquier reacción al estrés que sea prolongada o severa • Falta de mejoras a pesar del cuidado extra de los padres o de quien lo tiene a su cuidado • Excepcionalmente tranquilo o indiferente
Infancia temprana a media (5–11 años)	• Tiene dificultades para dormir • Tiene problemas académicos • Desarrolla miedos irracionales • Tiene frecuentes trastornos gastrointestinales, dolores de cabeza, jaquecas • Demuestra conductas regresivas (por ejemplo, moja la cama, se chupa el dedo) • Elude la interacción social • Parece distraído, extraviado • Está irritable, combativo • Está ensimismado	• Cualquier reacción al estrés que sea prolongada o severa • Se orina en la cama repetidamente • Demasiado ansioso, incapaz de relajarse • Incapaz de dejar a su padres • Asaltos de llanto sin relación con ningún evento

Edad	Posibles reacciones al estrés	Cuándo considerar la ayuda profesional
Adolescencia temprana (11–14 años)	• Parece ensimismado • Elude la interacción con la familia, los amigos • Tiene frecuentes trastornos gastrointestinales, dolores de cabeza, jaquecas, dolores y molestias inexplicables	• Cualquier reacción al estrés que sea prolongada o severa • Depresión profunda—continuamente triste, desesperado • Preocupación por la muerte, habla sobre el suicidio • Actos de rebeldía, sobreactuación, frecuentemente agresivo • Negación o incapacidad para cuidarse en las necesidades más básicas: comer, beber, bañarse • Abuso de drogas, alcohol
Adolescencia (14–18 años)	• Está ensimismado • Elude la interacción con la familia, los amigos • Tiene dificultades para concentrarse en las tareas • Tiene pesadillas, o duerme excesivamente • Responde físicamente (por ejemplo, irritaciones de la piel, trastornos gastrointestinales, dolores de cabeza)	• Cualquier reacción al estrés que sea prolongada o severa • Depresión profunda—continuamente triste, desesperado • Negación o incapacidad para cuidarse en las necesidades más básicas: comer, beber, bañarse • Abuso de drogas, alcohol • Indecisión • Comportamientos/pensamientos obsesivos • Alucinaciones • Mención de suicidio, daño a otros • Comportamiento antisocial (por ejemplo, hurto en almacenes, riñas)

Si concluyes que tu hijo o hija necesita ayuda, pídele al pediatra o al médico de la familia que te recomiende un profesional que se especialice en niños de la edad de tu hijo o hija y que tenga formación en psicología infantil. La escuela u otros padres son también una buena fuente de recomendación.

Salud Emocional Fuerte a Través de los Años

La autoestima y los mecanismos para enfrentar las circunstancias que los niños desarrollan en la infancia permanecerán a través de los a menudo tumultuosos años de la adolescencia y en la adultez. Los ayudarán a ser exitosos a la hora de hacer amigos, a lograr una carrera gratificante, a crear una familia saludable por su cuenta algún día.

Pero como sucede con la salud física, no tomes el bienestar por descontado. La actitud ante la vida y la conciencia de sí mismos de los niños puede cambiar de un día para otro como de un año para el otro; ellos pueden necesitar una guía firme una semana y un montón de abrazos y atenciones la siguiente. Sólo recuerda que mientras todos ellos tienen sus días decaídos, tu objetivo supremo es infundir en tus hijos una actitud frente a la vida, positiva, saludable, optimista. Eso es el éxito para ellos y para ti como padre.

Muchas de las listas de este capítulo pueden ser impresas de
www.RealAge.com/parenting.

Capítulo 7

EQUIPÁNDOSE
Costumbres que Evitan que los Niños se Lastimen
(incluyendo el elemento número uno del equipo de protección para hacer deportes)

Tu hijo de siete años trepa como una saeta los peldaños de madera dura en medias, mientras lleva un montón de ropa lavada y doblada—y repentinamente escuchas: "¡Ay!" Cae sobre sus rodillas en el cuarto peldaño con toda la fuerza de un camión con remolque.

Tú vas corriendo. "Ah, si no estuviese siempre apurado, o si no se hubiese sacado sus zapatillas, esto no hubiese pasado," piensas, y probablemente estés en lo cierto.

Qué fastidio. Sabes que era evitable, y que hubieses podido hacer algo para que no sucediera. Como instalar esas tiras antideslizantes para el piso que viste en Home Depot o simplemente recordarle que se pusiera sus zapatos y se tomara su tiempo. De algún modo, saber que el incidente era

Las lesiones accidentales son la causa más común de muerte en niños entre el año y los catorce años

evitable te hace sentir aún peor respecto de esos moretones que tiene en sus rodillas.

La verdad es que la mayoría de los accidentes no son tales. No suceden por casualidad; suceden porque dejamos pasar, subestimamos, o ignoramos, las situaciones riesgosas. En una palabra, nos volvemos poco cuidadosos.

Ahora los niños tienen muchas oportunidades de acarrearse problemas. Y lo hacen. Las estadísticas son sobrecogedoras. Las lesiones accidentales son por amplio margen la causa más común de muerte en niños de uno a catorce años, cobrando más vidas que los defectos congénitos, el cáncer, la violencia y las enfermedades cardíacas combinados. Además, los accidentes dejan al año miles de niños desfigurados o con discapacidades permanentes.

Estas estadísticas dan miedo, pero lo último que debemos hacer es reaccionar de forma exagerada y jurar que nunca dejaremos que nuestros hijos estén fuera de nuestra vista. Los estudios muestran que la mayoría de las heridas infantiles pueden ser evitadas siguiendo con constancia precauciones básicas y dando pequeños pasos (como es hablar) para lograr que el entorno sea seguro. Claramente, es imposible prevenir absolutamente todas las heridas, pero es posible disminuir los riesgos.

¿Cuándo Suceden los Accidentes?

Apuesto a que piensas que suceden durante el horario escolar, cuando los chicos están fuera de la casa y fuera del alcance de las miradas vigilantes. Error.

La mayoría de los accidentes infantiles suceden en las últimas horas de la tarde y primeras de la noche, durante el fin de semana, durante el verano y en vacaciones escolares

Hogar Seguro Hogar

Comienza por confirmar que tu hogar es lo más seguro posible. Probablemente lo preparaste para que fuera seguro para un bebé en forma completa antes de la llegada del primer hijo o hija, pero en la medida en que los hijos crecen y la familia se expande, tendemos a olvidarnos de la importancia de tener un hogar seguro.

En realidad, después de hacer el Test RealAge de chicos saludables en www.RealAge.com/parenting, una mamá comentó: "Este examen en línea me hizo recordar la importancia que tiene la seguridad en nuestro hogar, no sólo tener hijos saludables físicamente. Con mi primer hijo, yo estaba superconciente de los temas relativos a la seguridad del bebé, pero ahora, con tres pequeños, me he relajado de algún modo. Ahora estamos comprando nuevas baterías para las alarmas de humo y guardando bajo llave los materiales de limpieza y medicamentos. El exámen fue un gran recordatorio."

Aunque las listas de estadísticas atemorizantes, medidas de precaución y pasos a seguir de este capítulo puedan parecer un poco agobiantes, el objetivo es concentrar tus esfuerzos en áreas cruciales. Las precauciones de seguridad no son exactamente apasionantes, pero son efectivas.

Lo Básico

Después que tu hijo o hija más chico/a haya dejado de ser un niño pequeño, probablemente no necesitarás conservar los puertecillas para bebés y podrás remover las almohadillas de las puntas de la mesa de café. Pero hay muchas otras precauciones para toda la casa que recordar:

- **En cada piso:** Instala detectores de humo y de monóxido de carbono y revísalos una vez por mes. Cuando ajustes los relojes en otoño y primavera, cambia las baterías de los detectores también—es una forma fácil de recordarlo. También, conserva un extintor de fuego en la cocina y otro junto a cada escalera. Planea rutas de escape en caso de incendio con tus hijos y practica "parar, dejarse caer, y rodar" por si la ropa se prende fuego. Mantén los cables eléctricos fuera del alcance los niños.

- **Junto a la ventana:** Ata arriba las cuerdas de las persianas de las ventanas, especialmente si no son de la nueva variedad con seguridad para niños. Instala rejas en las ventanas para evitar las caídas (pero asegúrate de que puedan ser removidas con facilidad en caso de incendio). Nunca ubiques muebles que puedan escalarse debajo o cerca de una ventana.

- **Sobre las ventanas corredizas de vidrio:** Coloca calcomanías al nivel de la vista de tus hijos de modo que puedan ver que no están abiertas y no se estrellen contra o a través de ellas.

- **Sobre el piso:** Asegura todos los tapetes y alfombras para evitar los resbalones y tropiezos. Usa el revés antideslizante debajo de los tapetes. Si tienes niños de menos de tres años, pasa la aspiradora con frecuencia; cada vez que veas monedas, broches para papel o botones en el piso, levántalos instantáneamente. Recuerda, cualquier objeto pequeño puede convertirse en un peligro de asfixia.

- **En el cuarto:** Las literas son divertidas, pero no son seguras para niños menores de cinco. Revisa regularmente las literas para confirmar que son seguras y estables: una estructura poco firme podría colapsar sobre un niño. Y *nunca* permitas que salten sobre las literas.

- **En el baño:** Pega tiras antideslizantes en la bañera. Advierte a los niños sobre el peligro de electrocución, y mantén los electrodomésticos como el sacador de cabello desenchufado y fuera de su alcance.

- **Sobre el calefactor de agua caliente.** Para evitar quemaduras, establece la temperatura a un nivel seguro—entre los 120° F y los 125° F, o entre los 49° C y los 52° C.
- **En la cocina.** Coloca las asas de las ollas lejos de los bordes frontales para evitar quemaduras. Supervisa siempre que los niños estén trabajando en la cocina, especialmente si están usando cuchillos o el fogón.
- **En un gabinete bajo llave.** Si fuera imprescindible tener un arma en la casa, guárdala descargada y bajo llave, fuera del alcance de los niños. Guarda las municiones en un lugar diferente.
- **Junto al teléfono.** Coloca una lista de números de emergencia junto al teléfono. Incluye el 911, control de intoxicaciones (1-800-222-1222), tu pediatra y un vecino cercano. También es una buena idea poner en la lista tu propia dirección y número de teléfono, los cuales pueden ser olvidados con facilidad por los niños o los visitantes, en una crisis.

Entrenamiento Cuidadoso

En el camino a la adultez, los niños enfrentarán muchos riesgos; mostrarles formas de evitar las lesiones es como darles una armadura invisible. Como con las otras costumbres saludables vistas hasta aquí, usa las cuatro I's—identificar, informar, instruir, inculcar.

1. **Identificar.** Evalúa las costumbres actuales de tu hijo o hija e identifica qué necesita ser modificado
2. **Informar.** Explica los riesgos más comunes y cómo evitarlos.
3. **Instruir.** Enséñales a NO pasar por alto, subestimar o ignorar situaciones peligrosas. Entrénalos para que NO sean negligentes.

4. Inculcar. Esto es muy importante, porque los niños parecen tomar más riesgos cuando no estás alrededor. Empéñate en confirmar que las costumbres de precaución de tu hijo o hija son prácticamente automáticos.

Evalúa tus Costumbres de Seguridad Actuales

Una de las mejores partes de ser un niño es tener tiempo para andar en bicicleta, lanzar la pelota o jugar en la piscina. Los chicos pueden trabajar sus cuerpos bastante bien, pero no son indestructibles. Las causas y consecuencias de las heridas varían dependiendo de la edad del niño o niña y su grado de desarrollo. Volvamos al Test RealAge de chicos saludables para ver qué puntuación tienen las costumbres de seguridad de tu familia.

> ### ¿Qué incrementa la posibilidad de un accidente?
>
> - Un cambio de vida de importancia, como una muerte en la familia, una enfermedad crónica, o una mudanza
> - Un cambio significativo en la rutina usual de tu hijo o hija
> - Falta de familiaridad en tu entorno—estar de vacaciones, visitar amigos, estar con familiares
> - Estar apurado/a, estresado/a, o muy cansado/a
> - Estar distraído/a o sin supervisión
> - Caer en condiciones de saturación de gente

 En un vehículo personal, ¿tu hijo o hija se sienta en el asiento del auto o en el asiento de realce con el cinturón de seguridad correctamente abrochado?

Los accidentes automovilísticos son la causa número uno de muerte entre los niños. Hazte el firme propósito de que nunca permitir a tus hijos andar en auto sin estar sujetos debidamente, ¡ni por unos pocas millas! Los niños rápidamente aprenden que es una precaución no negociable. Los chicos tienen un alto riesgo de sufrir lesiones severas e incluso la muerte si no están debidamente sujetos con—dependiendo de su edad y tamaño—una silla de seguridad para bebés, un asiento de realce o el cinturón falda/hombro apropiadamente ajustado.

Un gran problema, sin embargo, es que muchos padres bien intencionados no pueden instalar los asientos correctamente. Quizá ya hayas descubierto cuán difícil puede ser esto debido a la amplia gama de modelos de auto, configuraciones de cinturones y sillas de seguridad. No obstante, las estadísticas resultantes son alarmantes: sólo el 20 por ciento de las familias usan los asientos correctamente, y menos del 10 por ciento usa los asientos de realce como corresponde.

¿Te preguntas si el asiento para el auto de tu hijo o hija está correctamente instalado? Visita una estación de inspección de asientos de autos. Chequea en la página web de la Administración Nacional de Seguridad de Tránsito en Carreteras (National Highway Traffic Safety Administration) para encontrar una que quede cerca de tu casa. O llama al 1-888-327-4236 ó 1-866-SEAT-CHECK o ve al www.seatcheck.org.

Elegir el Asiento para Auto Correcto

Durante un accidente o aún una frenada abrupta o una curva pronunciada, los sujetadores de seguridad funcionan conteniendo el cuerpo de tu hijo o hija mientras el auto se detiene, reduciendo las fuerzas que actúan sobre el cuerpo y previniendo el contacto con superficies duras dentro del vehículo, con otros ocupantes y con los peligros fuera del auto, como la ruta u otros vehículos.

Los chicos de menos de doce meses o que pesan menos de veinte libras deberían siempre ir en un asiento para autos mirando hacia atrás—por lo tanto un bebé de diez meses que pesa veinte y tres libras debería ir mirando hacia atrás, como también debería ir otro de trece meses que pesa dieciocho libras.

Asegúrate de que tu asiento para auto es el adecuado para el peso de tu hijo o hija—muchos pueden sostener niños de hasta treinta y cinco libras. El asiento de atrás es el lugar más seguro para que viajen los niños.

Los chicos con más de un año que pesan entre veinte y cuarenta libras pueden viajar en un asiento para auto que mire hacia delante. También hay combinaciones de asientos de realce que miran hacia delante con correas para chicos que pesan hasta sesenta y cinco libras. Estos son significativamente más seguros que los asientos de realce que usan el cinturón falda-hombro del auto. Una vez que los niños son suficientemente altos—alrededor de 4'9"—pueden ser protegidos correctamente por un cinturón de seguridad común. (Muchos chicos alcanzan este peso entre los ocho y doce años de edad). Los niños no necesitan más un asiento de realce cuando reúnen estos tres requerimientos:

1. **Colocación.** El cinto del hombro pasa por el medio del hombro y pecho, y no corta el cuello o garganta.
2. **Ajuste.** El cinto de la falda se ajusta perfectamente a través de sus muslos, no a través del estómago.
3. **Posición.** Pueden sentarse confortablemente contra el asiento de atrás, las rodillas flexionadas y los pies colgando.

  La Seguridad del Cinturón

Ya sea que tu hijo o hija necesite un asiento de realce o sea lo suficientemente alto/a para viajar sin él, asegúrate que use el cinturón del hombro correctamente, no detrás de su espalda o debajo de su brazo.

Ayuda a los niños más grandes a entender un poquito de

Un pasajero que viaja en los asientos de adelante tiene el 30 por ciento más de posibilidades de ser lastimado o muerto en un choque que los pasajeros que viajan en los asientos de atrás.

la ciencia de los cinturones de seguridad. Durante un accidente, el cinturón de seguridad distribuye las fuerzas del impacto a lo largo de un área más amplia del cuerpo, distribuyéndolas en forma pareja hacia las áreas más grandes y fuertes, como el pecho, las caderas, y los hombros. Un cinturón también permite que la persona se detenga al mismo tiempo que lo hace el auto, por lo tanto aquellos que lo usan pueden "disminuir" el impacto.

Como siempre, los niños tienden a imitar el comportamiento de los que los rodean—o sea, tú. Por lo tanto da un buen ejemplo usando tú mismo/a el cinturón de seguridad correctamente.

Si estableces tempranamente hábitos de seguridad en el auto, usar cinturones de seguridad se volverá una práctica normal, usada en cualquier circunstancia y en cualquier vehículo. Y eso es exactamente lo que quieres.

¿Tu hijo o hija viaja en el asiento de atrás del vehículo?

Como he mencionado, el asiento de atrás es el lugar más seguro para un niño de cualquier edad, ya sea que el auto tenga bolsas de aire o no. La vida de miles de bebés ha sido salvada exclusivamente porque estaban sentados en los asientos traseros, de acuerdo a los estudios recientes.

Seguro, el asiento de adelante es seductor. A los chicos les gusta sentarse allí porque pueden ver mejor y tienen acceso más directo a ti y a la radio. Pero no cedas. Los niños (especialmente aquellos con menos de doce años) deberían siempre viajar atrás. Las estadísticas muestran que esto puede ayudar a evitar las lesiones del cuello y de la columna vertebral en caso de una frenada repentina o un choque.

Si tu hijo o hija maneja, ¿qué tan confiado estás en sus habilidades al volante?

Puede ser bastante aterrorizante cuando los hijos comienzan a manejar, caray. En realidad, éste es uno de los hitos que los padres más temen. Con razón. Los riesgos de accidentes son más altos entre los adolescentes que entre cualquier otro grupo.

Por lo tanto, aún cuando estés relativamente confiado/a en las habilidades de manejo de tu hijo o hija, supervisa el uso del auto cuidadosamente durante los primeros años. Lleva un tiempo llegar a dominar las reglas de las rutas. Provee la mayor práctica de manejo contigo que puedas. Esto ayudará a inculcar un mejor entendimiento y respeto de las dinámicas y poder de los vehículos. Te permitirá además señalar algunos errores que otros conductores cometen habitualmente y hablar sobre la necesidad de anticipar lo que otros están por hacer. Los novatos están tan concentrados en su propio manejo que olvidan tener en cuenta las acciones de los otros conductores.

Los recordatorios regulares acerca de las reglas de la conducción segura son una buena idea, aún cuando comiences a sentirte un/a fastidioso/a. El uso de los cinturones de seguridad tiende a decaer durante la adolescencia, especialmente entre los varones, por lo tanto enfatiza que todos dentro del auto deben usarlo en cada viaje, aún en los cortos.

Hasta que los nuevos conductores estén suficientemente entrenados, limita el número de

¿Los SUVs Son Más Seguros?

No. A pesar de su tamaño y contextura, parece que los niños no están mejor protegidos en un vehículo deportivo utilitario (SUV) que en un auto común. De todos modos, los autos de color plateado pueden ser más seguros, sin importar su estilo. Un estudio comprobó que los autos plateados tienen un 50 por ciento menos de probabilidades de verse envueltos en un accidente serio que los autos de cualquier otro color. Los investigadores suponen que su tono más claro, más reflectante, los hace más visibles en la carretera.

Establece las reglas y reduce los accidentes

Los adolescentes cuyos padres tiene reglas claras sobre quiénes y cuántas personas pueden viajar con ellos son menos propensos a ser distraídos por amigos, a generar una multa o a manejar demasiado rápido o agresivamente. Pregúntales cada vez:

- ¿Quién viajará contigo?
- ¿Qué cosa no puedes olvidarte de hacer? (Abrocharte el cinturón.)
- ¿Dónde estás yendo?
- ¿A qué hora regresarás?

Si las respuestas no están de acuerdo a tus reglas, no les des las llaves hasta que si lo estén.

pasajeros que tu hijo/a adolescente pueda llevar en el auto. Ha sido demostrado que el riesgo de accidente fatal para un conductor entre los dieciseís y diecisiete años, se incrementa con el número de pasajeros. Aún tener sólo un adolescente más en el asiento delantero puede convertir al conductor en negligente.

Los otros pasajeros no son las únicas distracciones para los adolescentes que están al volante. Hablar por teléfono celular, juguetear con el reproductor de CDs, toquetearse el cabello, comer—todo puede originar accidentes. Usar el teléfono celular sin un dispositivo de manos libres, además, es ilegal en muchos estados. Recuérdale a los conductores adolescentes que deben mantenerse concentrados en la ruta todo el tiempo de modo que puedan reaccionar rápidamente y conducir defensivamente. Habla con todos tus hijos—aún los que no manejan—acerca de cómo los muchos pasajeros u otras distracciones pueden originar accidentes.

Peligros de los Autos Estacionados

Aún en los días relativamente fríos, si el sol brilla, la temperatura dentro de un auto estacionado puede llegar a niveles que amenazan incluso la vida en quince a treinta minutos.

Nunca dejes a los niños (o animales) solos en un auto estacionado, especialmente en un día soleado. Y el calor no es el único peligro: niños de hasta catorce años han sido vistos entrando al asiento del conductor, haciendo abrir de un salto la puerta del baúl, saltando fuera del auto, y metiéndose dentro del baúl. Algunos son curiosos, otros simplemente buscan un lugar para esconderse durante el juego de las escondidas o el corre que te pillo. Esto puede ser fatal. Los niños mueren en los baúles por calor y asfixia. Sigue estos pasos simples para prevenir esta tragedia:

1. **Cierra con llave.** Mantén tu auto cerrado con llave y el baúl cerrado, aún cuando esté estacionado en casa.
2. **Escóndelas.** Guarda las llaves en un lugar al que no tengan acceso los niños.
3. **Míralos.** No envíes a los chicos a jugar afuera y asumas que estarán bien; míralos regularmente.
4. **Permanezcan juntos.** En los almacenes mantén a los niños contigo, aún cuando se trate de una compra rápida.
5. **Cierra el pestillo.** Si tu auto no tiene un mecanismo en el interior de apertura del baúl, contacta a tu distribuidor para que te lo instale.

También mantente atento/a a otras cosas que los chicos puedan trepar y en las que puedan quedarse atrapados. Esas viejas heladeras, congeladores, refrigeradores enormes que andan dando vueltas en el garage, sótano o patio pueden ser extremadamente peligrosos. Un niño que se mete dentro y queda atrapado puede asfixiarse en menos de diez minutos.

Tu hijo o hija, ¿usa el equipo de protección adecuado (casco, coderas, rodilleras, protectores bucales, etc.) cuando participa de actividades o deportes?

Lograr que los chicos usen el equipo de protección se vuelve más difícil a medida que crecen. Muchos padres dicen que tienen momentos difíciles al tratar de mantener este hábito una vez que sus hijos llegan a la adolescencia porque ellos piensan que no está de moda, es incómodo, innecesario o todo esto junto. En realidad, los estudios recientes muestran que la mayoría de los adolescentes no usan cascos al andar en bicicleta, aún cuando se los exige la ley, y muy pocos los usan cuando practican *skateboarding, snowboarding* o esquí. Además, los niños usan mucha menos protección de lo que los padres piensan. Una vez que están fuera de la vista de los adultos, adiós a los cascos y almohadillas.

Razones para NO Usar el Equipo de Protección	Cómo Responder
"No está a la moda."	Aúna esfuerzos con otros padres para lograr que se vuelva un hábito más extendido; agrega las pegatinas o imágenes pintadas favoritos en el equipo de protección.
"Es incómodo, irritante o caluroso."	Consigue equipamiento que sea el adecuado; no ayudará mucho si no lo es.
"Sólo estoy practicando." "Me quedo cerca de casa."	Hazle saber a los niños que esos son los momentos en los que la mayoría de los accidentes suceden.
"Tú no lo usas."	Siempre usa tú mismo equipo de protección.
"No lo necesito."	Muéstrale a los niños las ventajas de quienes lo usan.

Dada esta investigación, pregunta a tus hijos cuán a menudo usan su equipo de protección. Si contestan "a veces" o "nunca," descubre por qué no lo hacen todo el tiempo. Identificar la(s) razon(es) puede ayudarte a idear cómo cambiar este hábito.

Los niños dicen, "No necesito un casco. He estado practicando *skateboarding* desde que tengo cuatro años." Esta falsa sensación de seguridad es algo que tú tienes que tener en cuenta. Asegúrate de que tus hijos entiendan que la experiencia no implica protección porque a todos lo niveles pueden producirse heridas. Muchos chicos creen que una vez que se han convertidos en expertos de una actividad o deporte, se vuelven invencibles.

También, existen peligros sobre los que los niños no tienen absolutamente ningún control: los motoristas distraídos que no los ven en sus bicicletas, la pelota de béisbol que golpea a un niño en la cabeza o el novato en *skate* que se cae y arrastra en su caída a otros seis. Ninguna acumulación de experiencia puede prevenir las acciones impredecibles de los otros.

Sujeta Ese Casco

Si has decidido seleccionar tus batallas y concentrarte en que tu hijo o hija use al menos un equipo de protección, que sea un casco.

Es así, la cabeza es la parte más importante del cuerpo para proteger. Mientras que la mayoría de los cortes, moretones, huesos partidos cicatrizarán, las heridas en la cabeza a menudo son permanentes y producen discapacidad. Pueden provocar la pérdida de ciertas funciones neurológicas y, en casos serios, las víctimas pueden perder la conciencia, entrar en coma y morir. Es aterrorizante.

Definitivamente quieres un casco que absorba cualquier

¿Quiénes Usan Cascos?

- Más niñas que niños
- La mitad de los niños entre cinco y nueve años
- La tercera parte de los niños entre diez y catorce años

Los cascos pueden prevenir el 80 por ciento de las lesiones en cabeza y el cerebro, por lo tanto asegúrate de que tu hijo o hija lo usen.

golpe en la cabeza de tu hijo o hija—eso implica uno revestido con espuma plástica densa y gruesa (poliestireno firme) que proteja el cráneo. Un buen casco puede reducir el riesgo de heridas de la cabeza o cerebro tanto como un 88 por ciento.

Cuándo Usar Uno

Dado que muchas heridas infantiles están más asociadas a bicicletas que a cualquier otra cosa excepto accidentes de autos, usar casco mientras se anda en bicicleta no debería ser negociable. El sesenta por ciento de las heridas serias relacionadas a esta actividad se producen en la cabeza. Los cascos son también imprescindibles para practicar *skateboarding,* esquí, patinaje sobre nieve, patinaje con rueditas, etc. Un golpe o caída puede cambiar la vida de un niño/a para siempre si su cabeza golpea la calle, la acera, el cordón, un farol, un auto, un árbol, etc. Una caída desde la altura de dos pies puede causar traumatismo de cráneo o lesiones cerebrales.

Encontrar el Ajuste Perfecto

Las heridas en la cabeza son la primera causa de muerte en relación con las bicicletas.

Los cascos pierden casi todo su poder de protección si no calzan correctamente, por lo tanto tómate tu tiempo para elegir uno. Además, los chicos no quieren usarlos si se resbalan, aprietan, caen sobre sus ojos, o son tan ajustados que producen una jaqueca instantánea. Una vez que hayas encontrado un buen ajuste para tu hijo o hija, insiste para que lo use

Protege a Tus Hijos del iPodismo

Usar auriculares les permite a tus hijos escuchar música a un volumen más alto sin que tú les grites: "¡Baja ese volumen!" Ellos también quedan muy bien debajo de un casco. Pero aunque lo que escuchen sea hip-hop o Barney, la sobreexposición puede dañar mecanismos sensibles del sentido auditivo.

Para asegurar que tus chicos sigan oyendo en forma clara en los años por venir, los investigadores que se dedican a los ruidos recomiendan limitar el uso de los auriculares en los niños a no más de una hora por día y mantener el volumen por debajo de los noventa decibeles (más o menos el sonido de una aspiradora o una cortadora de césped).

Puedes descargar software gratuito desde apple.com para establecer el límite de volumen en el iPod de tu hijo o hija.

correctamente. Los niños tienden a usar cascos ladeados o con las correas colgando, lo cual hace que el casco resulte inútil.

Alentar el Uso del Casco

Los niños son más propensos a usar casco si les gusta cómo se ven, por lo tanto permíteles que lo elijan. Ve al almacén de bicicletas para conseguir cubiertas impresas en una amplia gama de diseños que se ponen en el exterior del casco. Algunos lucen como aletas de tiburones o tienen escamas de dinosaurios. También hay cascos multipropósitos que pueden usarse para andar en bicicleta, en *skate* o para esquiar.

Por supuesto, tu hijo o hija tenderá más a usar un casco si tú lo haces. Las estadísticas lo demuestran. Un estudio descubrió que el 67 por ciento de los chicos usaban cascos cuando los adultos que los acompañaban lo usaban. Pero sólo el 50 por ciento de los niños lo usaban cuando los adultos con ellos no lo hacían. Desafortunadamente, los padres sólo usan cascos en un 60 por

**Sabes que has Elegido el
Casco Correcto Si . . .**

- **Es cómodo.** No se resbala de un lado a otro ni del frente hacia atrás
- **Se queda derecho.** Se queda justo en el medio de la cabeza, cubriendo la parte superior de la frente con su borde frontal dos dedos de ancho por encima de las cejas. No debería inclinarse en ninguna dirección.
- **Es estable.** La correa del mentón es una doble prevención para que el casco no se resbale ni se salga al caer. La correa debería quedar cómoda cuando el niño abre la boca. (Un dedo debería entrar entre el mentón y la correa del mentón cuando la boca está cerrada.)
- **Está certificado.** El casco debería tener la etiqueta en el interior certificando que ha sido aprobado por la Comisión de Seguridad de Productos para el Consumidor de Estados Unidos (CPSC por U.S. Consumer Product Safety Commission).

ciento del tiempo. (Si supieran que usar un casco siempre que monten en bicicleta haría que su RealAge fuera un año más joven, ¡quizá más padres lo usarían!)

El Riesgo Extremo de los Deportes Extremos

Muchos chicos son atraídos por la ráfaga de adrenalina de los deportes "extremos"—como montar patineta, agresiva, llena de obstáculos, patinaje y *snowboarding*. Puedes haber notado que los parques para la práctica de la patineta están surgiendo en tu propia comunidad, a menudo con rampas y tubos de caños impresionantes. Es un deporte altamente competitivo.

Desafortunadamente, las lesiones debidas a deportes con ruedas—patineta, patines en línea, *skating* sobre ruedas, monopatines—han aumentado junto con su popularidad. Cada año, más de 297,000 niños entre los cinco y catorce años terminan necesitando tratamiento médicos como resultado de las heridas provocadas por los deportes sobre ruedas. Este es el análisis:

- La lesión más seria es el traumatismo de cráneo, por lo tanto un casco es absolutamente imprescindible

- Las fracturas más comunes son las de la muñeca y el antebrazo, o sea que cuando compres patines, compra protección para las muñecas.
- Agrega coderas y rodilleras para ayudar a evitar fracturas y dislocaciones—ellas reducen las heridas de muñeca y codos en un 85 por ciento y las heridas de rodilla en un 32 por ciento.

Si tu hijo hace trucos o juega jockey sobre patines, asegúrate de que use el equipo más completo.

Deportes y Actividades Escolares

Como se menciona en el capítulo 3, los deportes en la escuela ayudan a los niños a desarrollar habilidades valiosas—autodisciplina, espíritu deportivo, liderazgo, socialización y más. Desafortunadamente, los deportes escolares son la segunda causa de lesiones más frecuentes tanto para chicas como para chicos, especialmente adolescentes. Ya sea por una sensación de invulnerabilidad o por impulsividad, la mayoría de los estudiantes atletas se desentienden de usar aún una simple rodillera o espinillera, quedando vulnerables al dolor y a las lesiones que causan discapacidad.

¡Alguna vez te golpearon en la canilla con calzado para

Cómo Caer con Gracia

Parece contraintuitivo enseñarle a tu hijo o hija cómo caer cuando el objetivo en la mayoría de los deportes es mantenerse de pie. Pero las caídas se producen, especialmente mientras se aprende un deporte nuevo, por lo tanto ayuda a tus niños a practicar técnicas de caídas—ellas reducirán las probabilidades de lesiones serias. Las básicas son:

- Agáchate si sientes que estás perdiendo el equilibrio, para no caer desde tan alto
- No trates de detener la caída con tus manos—podrías quebrarte las muñecas. En cambio, trata de caer sobre las partes más carnosas del cuerpo y rodar.
- Relaja el cuerpo en vez de mantenerlo rígido.

deporte? ¡Ay! Pero lo último que quieren los adolescentes es lucir diferente a sus compañeros, y usar casco y protectores cuando ningún otro lo hace es justamente eso. Por lo tanto trabaja con otros padres y entrenadores para que el equipo de protección sea obligatorio. Ayudará a mantener libres de lesiones a todos en el campo y en la cancha. Ganarán todos.

  Agua, Agua por Todos Lados

La mayoría de los chicos encuentra que el agua es irresistible. Ya se trate de olas rompientes o una piscina infantil, darse chapuzones puede proveer horas de diversión. De todos modos, dado que hasta el agua poco profunda puede ser peligrosa, reducir el riesgo de los accidentes es muy importante. Un chico puede ahogarse en una pulgada de agua.

¿Alguien cuida a tu hijo o hija cuando se da un baño?

Tu hijo o hija puede ver el tiempo del baño como el momento más destacado del día o como el castigo más cruel e inusual. Cualquiera sea el caso, mantén la seguridad en mente, dado que el riesgo potencial es real. Hay muchos casos de ahogo y quemaduras entre los niños jóvenes. Mantén siempre un ojo atento en los niños de menos de seis años mientras toman un baño. Esto implica tenerlos al alcance de un brazo. Asegúrate que las niñeras también sigan esta regla. (Hay más sugerencias para niñeras al final de este capítulo.) Con sólo controlarlos de vez en cuando no es suficiente; los niños pueden ahogarse silenciosamente en sólo unos minutos.

Algo más, no confundas un asiento de baño para niños con un elemento de seguridad. Los bebés pueden treparlos y ahogarse.

El agua muy caliente puede causar quemaduras serias que

requieren tratamientos muy dolorosos y pueden generar cicatrices, discapacidades físicas y emocionales, y años de cirugías e injertos de piel. Afortunadamente, cerca del 75 por ciento de estas lesiones son prevenibles. Mantén a los niños lejos de las canillas y recuérdales regularmente que no deben tocar las asas de las canillas. Compra, además, cubiertas aislantes para los grifos de las tinas. Ellas son buenas para prevenir quemaduras accidentales o golpes. A medida que los niños vayan creciendo, enséñales a dejar salir siempre el agua fría primero y luego agregar la caliente, y a siempre cerrar primero la caliente y luego la fría. Muéstrales a los niños más grandes y a las niñeras cómo chequear la temperatura del agua para el baño poniendo el codo primero. Si el agua se siente caliente en el codo, podría quemarlos.

Como se mencionó antes, mantener el calefactor de agua caliente entre los 120°F y los 125°F (entre los 49°C y los 52°C) puede ayudar a evitar quemaduras serias.

Los peligros con el agua se encuentran en toda la casa, no sólo en el baño. Los bebés de menos de un año pueden caer de cabeza dentro de inodoros o baldes y morir. Vacía y da vuelta los contenedores de agua cuando termines de usarlos; mantén las puertas de los baños y lavaderos cerradas y las tapas de los inodoros bajas.

¿Tu hijo o hija sabe nadar?

Cuando el sol calienta y el clima se vuelve caluroso, muchas familias se dirigen hacia las piscinas o la playa. Tú quieres que tu hijo o hija disfrute nadar y chapotear, pero también quieres cerciorarte de que la diversión con agua sea segura.

A los niños de entre cero y cinco años, no los dejes solos nunca. Aunque hay programas de nata-

> Entre los niños de uno a cuatro años, la mayoría de los casos de ahogo suceden en piscinas.

ción para bebés y niños pequeños, estas clases se concentran en fomentar la confianza y alentar a los chicos a disfrutar del agua, pero no les enseñan a nadar. Usualmente a los cuatro años, los niños tienen las habilidades físico-mentales necesarias para la instrucción formal en natación. Aún así, si el niño/a sabe nadar, no te confíes en las habilidades de novatos. Las tragedias pueden suceder rápidamente. Enfrascarse en un buen libro, una conversación interesante, o simplemente hacer una rápida escapada al baño es tiempo suficiente para que un niño/a se resbale dentro del agua silenciosamente. Muchos chicos que se han ahogado en piscinas familiares estaban fuera del alcance de la vista de un adulto por menos de cinco minutos. Además, los tubos inflables, los flotadores y las alitas son juguetes, no dispositivos de seguridad. Observa a los niños constantemente.

Por cada niño o niña que se ahoga, otros tres necesitan cuidados de emergencia. De estos, más del 40 por ciento son hospitalizados. Las lesiones por inmersión en agua pueden causar daño cerebral y discapacidades a largo plazo, desde problemas de memoria hasta estados vegetativos.

En el Agua Azul Salvaje

Si los juegos con agua se realizan en lagos, ríos, y océanos, asegúrate de que tu hijo o hija permanezcan en el área de nado designado, o si la playa tiene socorristas, que estén a la vista de sus torres.

Un peligro impredecible cuando se nada en el océano son las corrientes de retorno, las cuales se dan típicamente cuando cambios en el lecho del océano fuerzan a las olas de regreso hacia adentro con fuerza inusual. Las corrientes de retorno pueden arrastrar a las personas, y es fácil que un bañista sea presa del pánico cuando se da cuenta de que no es lo suficientemente fuerte como para luchar contra la corriente.

Enséñale a tus hijos qué hacer si se produce una corriente de retorno: nada en forma paralela a la costa, y ni siquiera intentes nadar directamente hacia la playa hasta ver que la gente nada normalmente lejos de la playa. Si te cansaras, haz señas de que estás teniendo problemas. Cuando alcances la costa, alerta al salvavidas y a los otros nadadores de la corriente de retorno.

> ### Reglas de Seguridad en el Agua que Todos los Niños Deben Conocer
>
> - Nunca corras cerca de una piscina
> - Nunca empujes o saltes a otros cerca del agua
> - Nunca nades solo/a
> - Salta dentro del agua con los pies primero si el agua no es profunda (cinco a seis pies o menos)
> - Si crees que podrías estar en problemas, grita o haz señas en busca de ayuda
> - Sigue las indicaciones de la piscina o las directivas de los socorristas

Si en la agenda de la familia está previsto navegar, provee a todos los niños de chalecos salvavidas aprobados por Guardia de Costa de Estados Unidos. También usa este tipo de chalecos si tu hijo o hija participa de deportes acuáticos como el *rafting* o *tubing*.

Seguridad con el Sol

Todos los pediatras han tratado quemaduras solares realmente malas, a veces en bebés que todavía no sabían caminar ni mucho menos ponerse bloqueador solar. Y no sólo en tiempo de verano, en el invierno y aún en días nublados. La sobreexposición a los rayos solares UV durante la niñez y adolescencia no sólo causa quemaduras dolorosas, ampollas y caída de la piel; también incrementa en gran medida el riesgo de cáncer de piel en la adultez—particularmente melanoma, la forma más terminal del cáncer de piel. Estudios múltiples han relacionado quemaduras con ampollas en la niñez con los melanomas de la vida futura.

Sigue estos pasos para proteger la piel joven delicada:

- Ponle un sombrero a tu hijo o hija y cúbrele tanta piel como sea posible. La ropa ligera no provee mucha protección para el sol, por lo tanto tu hijo o hija puede seguir necesitando protector solar debajo.
- Aplica protector solar sin PABA y con un SPF de por lo menos treinta para niños y bebés. Vuelve a untarlo cada pocas horas y siempre después de estar en el agua.
- Haz que los niños comiencen a usar lentes para sol con protección UV desde pequeños.
- Limita la exposición directa al sol entre las 10 A.M. y las 3 P.M., cuando los rayos UV son más intensos.

Mantén a los niños fuera del sol directo siempre que sea posible, especialmente a los bebés de menos de seis meses. Busca lugares a la sombra donde los chicos puedan jugar sin calor ni sol.

Proyección RealAge: Los niños que adquieren el hábito de limitar la expo-

Alrededor del 50 al 80 Por Ciento de los Daños Causados por el Sol en Toda la Vida se Producen durante la niñez

Días largos, soleados, suena como la materia de la que están hechos los sueños de los niños. Pero en un día determinado, los chicos tienen tres veces más exposición al sol que los adultos, dejándolos en peligro de desarrollar cáncer de piel más adelante.

Usar pantallas solares de un SPF de por lo menos treinta es imprescindible y debería usarse todo el tiempo que se esté al aire libre, en la playa o afuera. Lo mismo es cierto para los sombreros y los anteojos de sol—los cueros cabelludos y ojos jóvenes están en riesgo también.

sición al sol ahora tiene más probabilidades de conservar este hábito saludable cuando adultos. Si lo hacen, su *RealAge* podría ser de veinte y nueve cuando en realidad tienen treinta y dos.

Asfixia

Para los niños pequeños, especialmente los bebés de menos de doce meses, la asfixia es una de las causas más frecuentes de muerte accidental.

¿Le has enseñado a tu hijo o hija el signo universal de asfixia?

Un montón de cosas hacen que los niños sean más vulnerables a la asfixia que los adultos: vías respiratorias superiores pequeñas, inexperiencia para masticar, y su tendencia a poner cualquier cosa en sus bocas. Dado que todos los chicos están en riesgo de asfixia con la comida y otros objetos, a cada niño o niña se le debería enseñar la señal universal de asfixia que aparece a la derecha.

Enséñales a los niños a colocar ambas manos sobre la parte frontal de sus cuellos, cruzadas a la altura de

Estar Atentos con los Globos

Muchos padres se sorprenden al saber que los globos son una de las principales causas de muerte en la infancia. El peligro radica en que al tragarse un globo, éste adquiere la forma de la tráquea o vía respiratoria del niño en vez de moverse hacia abajo como lo haría un objeto sólido. Los niños hasta los ocho años están en riesgo, por lo tanto mantente atento/a en las fiestas con globos. Mantén los globos desinflados o reventados lejos del alcance de los niños. Puedes querer evitar los globos de goma látex y usar los de mylar en cambio—ellos no se desinflan ni revientan tan fácilmente como los globos de látex, y son por lo tanto mucho menos peligrosos.

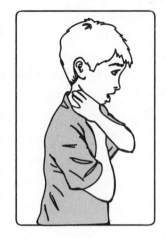

las muñecas. Este gesto debería ser considerado como un señal seria de que tu hijo o hija no puede respirar.

Consulta con los hospitales locales y los establecimientos de la Cruz Roja Americana sobre clases que enseñan técnicas de rescate para casos de asfixia y otras habilidades para salvar vidas en casos de emergencias.

Alimentos Comunes que Pueden Causar Asfixia

- Nueces
- Cucharadas de mantequilla de maní
- Salchichas
- Trozos de carne vacuna o de ave
- Trozos de queso
- Pan blanco
- Vegetales crudos (zanahorias, apio, lechuga)
- Uvas enteras
- Caramelos duros
- Palomitas de maíz
- Papas fritas de copetín

Asfixia y Niños Menores de un Año

Los bebés naturalmente colocan cosas en sus bocas, lo cual está bien si lo que mastican es un gran juguete relleno o sus propios dedos. Pero es peligroso si tragan o inhalan algo pequeño como canicas, nueces o pequeños juguetes que pertenecen a hermanos más grandes. Para los juguetes, una buena regla general es evitar las cosas que entren a través de rollo de papel higiénico.

Sigue los pasos siguientes:

- **Pensar en pequeño.** Mantente atento/a para evitar que objetos pequeños queden al alcance de los bebés. Esto incluye pequeños trozos de comida.
- **Sentarse para comer.** Cuando tu bebé comienza a comer alimentos sólidos, asegúrate de que se siente erguido mientras come.
- **Considerar la edad.** Elige juguetes que sean adecuados para su edad. Si a tu bebé se le regalan juguetes

para chicos más grandes, consérvalos en forma segura fuera de su alcance, hasta que llegue a la edad apropiada.

- **No dejar juguetes dando vueltas.** Dile a los niños más grandes, hermanos o visitas que mantengan los juguetes pequeños lejos del bebé.

Asfixia y Niños Entre Uno a Cuatro Años

Supervisa siempre a los niños pequeños cuando estén comiendo alimentos con las manos, asegurándote de que estén sentados derechos. No los apures para comer. Coloca cada vez sólo pequeñas cantidades de comida sobre la bandeja. También, asegúrate de que los trozos de comida sean pequeños—idealmente no mayores a media pulgada de todos los lados. Si no estás segura, peca de exagerada cortándolos aún más. Corta la carne a lo largo de la veta en trozos pequeños, de modo que sean fáciles de mascar.

Además de los pequeños juguetes y canicas, mantén lejos de los niños las tapas de los bolígrafos, las baterías chicas y las monedas. Periódicamente haz una inspección profunda entre los almohadones del sofá para chequear si hay elementos peligrosos que provoquen asfixia y que hayan caído a través de las rendijas. Desde el suelo, de vez en cuando, mira a la altura de

---

La Diversión de Comer con los Dedos

Estos son algunos alimentos seguros para comer con los dedos

- Zanahorias cocidas, cortadas a lo largo—no en círculos
- Trigo tostado sin corteza
- Huevos revueltos
- Cereales con forma redondeadas
- Guisantes, cocinados hasta estar tiernos (sin vainas)
- Aguacate
- Pasta cocinada
- Pedazos de bananas y peras, maduros y blandos

Comunes pero Peligrosos

Algunos de estos artículos parecen no ser peligrosos en principio, pero implican riegos para los niños

- Medicinas que se compran sin receta como las usadas en tratamientos contra la gripe o el resfriado
- Crema y ungüentos
- Vitaminas
- Productos de jardín
- Perfumes
- Alcohol
- Productos para el auto
- Colillas de cigarrillos

los ojos del bebé en busca de algún peligro que no fuera posible ver desde la altura de un adulto.

Tu Hogar a Prueba de Intoxicaciones

Además de tratar el tema de los niños llevándose todo a la boca, hablemos de los artículos del hogar comunes que son venenosos para ellos—teniendo en cuenta de que si algo es accesible, los niños lo probarán. Esta lista incluye detergente para lavar platos, plantas, licor, adornos navideños, arena higiénica y excrementos de gatos, todo tipo de limpiadores para la casa, vitaminas, medicamentos—los prescriptos y los de venta libre—y otros.

Es realmente importante mantener fuera del alcance de los niños las sustancias tóxicas. Almacénalas en gabinetes altos, no debajo del fregadero de la cocina, usa las cerraduras de los muebles y cajas con llave; y compra recipientes con tapa a prueba de niños. Pero ten en cuenta que para los dieciocho meses (a veces antes) un niño puede abrir muchos recipientes, y para los tres años, algunos niños pueden hacer saltar las tapas a prueba de niños, aún si tú no puedes. Revisa todos los cuartos en busca de potenciales elementos de intoxicación. No pases por alto la sala de estar ni las habitaciones. Además, recuerda que ciertas sustancias que no son tóxicas para los adultos pueden serlo para los niños, Por ejemplo, el alcohol puede intoxicar a los chicos y conducir a un ataque, al coma y quizá la muerte.

Quita del alcance no sólo el vino y los licores sino también algunos productos que contienen alcohol, como los enjuagues bucales, lociones para después de afeitarse y colonias—y revisa las carteras y los maletines también, especialmente si llevas artículos de tocador y medicinas contigo.

Los estudios muestran que la mayoría de las intoxicaciones ocurren cuando una sustancia se deja en una mesa o un mostrador después de ser usada. Por lo tanto anticípate. Si estás fregando el fregadero de la cocina y suena el timbre, lleva el limpiador contigo. Si casi has terminado una cerveza y no quieres tomar más, no dejes la botella sobre la mesa. Nunca le des la espalda a un niño que está cerca de un producto que es peligroso para él.

> ### Intoxicación por Vitaminas
>
> Muchos padres no se dan cuenta de que una de las causas más comunes de intoxicación infantil en los hogares es algo que tú y tus hijos pueden ingerir todos los días. Vitaminas. Las fórmulas que contienen hierro son responsables del 30 por ciento de las muertes de niños por intoxicación. Por lo tanto asegúrate de mantener todas las vitaminas fuera del alcance de los niños y nunca te refieras a ellas como "caramelos." Los niños chiquitos pueden pensar que está bien comer un manojo de esas vitaminas coloridas y brillantes—y esto puede traer consecuencias fatales.

Cómo Notar Si Tu Hijo o Hija se ha Intoxicado

Puede ser difícil decir que tu hijo o hija ha tragado una sustancia tóxica, especialmente si son demasiado pequeños para hablar. Pon mucha atención si sospechas que esto es lo que ha pasado. Las señales de que los niños han ingerido algo tóxico incluyen lo siguiente:

- No pueden seguirte con sus ojos, o sus ojos dan vueltas en círculos

- Están somnolientos antes de la hora de dormir o de la siesta
- Vomitan repentinamente
- Tienen quemaduras alrededor de sus labios y boca
- Tienen manchas alrededor de sus labios y boca
- Su aliento es repentinamente nauseabundo

También, busca evidencias acusadoras, como un recipiente que está al alcance abierto o un frasco de píldoras derramado.

Si Piensas que Tu Hijo o Hija Se Ha Intoxicado

Mantén la calma. Si sabes que es lo que ha tragado, busca en el recipiente cuáles son las referencias sobre primeros auxilios.

Coloca este número junto a tu teléfono: 1-800-222-1222. Un operador te contactará con el centro de control de intoxicaciones más cercano. O llama al 911 o a tu médico. Indica la edad, talla y peso de tu hijo o hija. Si lo sabes, explica cómo tu hijo o hija estuvo expuesto/a al tóxico: ¿Lo tragó? ¿Salpicó sus ojos? ¿Lo inhaló? Si sabes cuál fue la sustancia tóxica, lleva junto al teléfono el recipiente para poder brindar la información de la etiqueta.

Sigue cuidadosamente las directivas del centro de intoxicaciones o de tu médico.

Entre tanto, un consejo clásico acerca de las intoxicaciones ha cambiado: no te molestes en tener a mano una botella de jarabe de ipecac. Esto induce al vómito, y en muchos casos vomitar puede causar más daños que cura. Por ejemplo, puede causar complicaciones con los químicos corrosivos que queman cuando son tragados y vuelven a hacerlo al vomitar.

Mantén a la Vista a los Niños Más Grandes

Aunque las intoxicaciones son menos probables entre los chicos más grandes, esas hermosas píldoras en el gabinete de las medicinas pueden tentar a los adolescentes. El abuso de medicamentos prescriptos entre los adolescentes está creciendo a una tasa alarmante, y muchos jóvenes piensan que si un miembro de la familia está tomando algo, debería ser seguro. El uso recreativo puede ser la puerta de entrada a la adicción, sobredosis o algo peor. Para reducir el riesgo del robo de medicamentos prescriptos, habla abiertamente con tus hijos sobre los peligros de las drogas—y deshácete de los medicamentos que ya no necesitas.

> El abuso de drogas prescriptas se encuentra en segundo lugar en lo que se refiere a uso de drogas ilícitas entre los niños en los Estados Unidos, después de la marihuana.

Proyección RealAge: **Caer en el hábito de tomar demasiada medicina o tomarla inapropiadamente es peligroso para todos los niños. Si continúan haciendo abuso de medicamentos prescriptos o de venta sin receta, podrían aumentar su edad en casi cinco años. Eso significa que a los treinta y cinco, lucirán y se sentirán como de cuarenta.**

Los calmantes prescritos, los estimulantes, sedantes y tranquilizantes están siendo llevados de los hogares a las escuelas y a las fiestas "farmacéuticas" donde los chicos comparten, intercambian y tragan drogas prescriptas. Aunque el diálogo honesto y abierto sobre los peligros de las drogas reduce enormemente el riesgo de abuso y adicción de tus hijos, la presión del grupo puede ser convincente. Limita la tentación en tu propio hogar asegurando todos los medicamentos en un lugar que sea inaccesible para tus hijos y sus amigos.

Mantener Seguros los Medicamentos

- Cierra los recipientes de las medicinas inmediatamente después de haberlas usado, luego colócalos en un lugar seguro, fuera del alcance de los niños.
- Mantén los medicamentos en sus recipientes originales
- Mantén las drogas fuera de la vista de los chicos
- No dejes medicamentos sobre la encimera o sobre la mesa de luz
- Si una medicina se ha vencido, tírala.

Además, presta atención a que muchas drogas conocidas y potentes, como Vicodin, OxyContin y Valium, se obtienen fácilmente por Internet. A menudo denominadas "píldoras de pensamientos confusos," existen sitios web extranjeros no regulados, inescrupulosos, que venden estas píldoras a cualquiera que tenga una tarjeta de crédito. Por lo tanto monitorea la actividad de tu hijo o hija en línea (y tu tarjeta de crédito, también).

Esperando lo Inesperado

Ya has dado todos los pasos para que tus hijos estén lo más seguros posible, eliminando los riesgos potenciales en tu hogar y protegiéndolos tanto como es posible contra lo que pudiera suceder fuera de él.

Pero asúmelo, los accidentes aún así suceden. La clave para enfrentarlos es estar bien preparado. Las próximas pocas preguntas del test se concentran en el modo en que tu familia está preparada para una emergencia.

¿Hay un botiquín de primeros auxilios en tu casa?

Aún la casa más segura tiene su cuota de golpes, raspaduras, y picaduras. Cuando tu hijo o hija viene corriendo hacia ti con una herida, deberías tener un botiquín de primeros auxilios alcance de la mano—no sólo una caja de vendas y un poco de ungüento multipropósito metido en un rincón del gabinete de las medicinas.

Tu botiquín de primeros auxilios debería estar limpio, a mano (no sepultado en el garaje o sótano) y bien cerrado. Si tus conocimientos de los primeros auxilios son muy superficiales, anótate para una clase en tu comunidad. El entrenamiento básico en primeros auxilios puede ser muy beneficioso en situaciones de emergencia—y hoy en día éstas pueden suceder en cualquier lugar. Muchas clases también enseñan resucitación cardiopulmonar (CPR), lo cual es una habilidad particularmente valiosa cuando tienes niños.

Dado que las emergencias pueden fácilmente suceder también en un auto, y dado que pasamos tanto tiempo manejando con niños, es inteligente conservar un botiquín en casa, uno en cada auto, y llevar uno contigo cuando vas de vacaciones, ya que los niños están más propensos a sufrir accidentes en entornos desconocidos. De este modo estás preparado/a para enfrentar un accidente inmediatamente. Cada vez que uses algo de tu botiquín, reemplázalo tan rápido como puedas de modo de tenerlo listo la próxima vez que lo necesites.

Involucra a los niños en la preparación de un plan de contingencia. Una vez que los niños hayan crecido lo suficiente, trabaja con ellos en la recolección de los recursos necesarios para satisfacer las necesidades básicas durante una emergencia— huracanes, inundaciones, fuego, tornados, tormentas de nieve o calamidades provocadas por el hombre. Como regla, cuando los niños se sienten preparados, los enfrentan mejor.

Ventila el Aire

Hoy en día, el aire dentro de los hogares y en otros edificios puede contener más contaminantes peligrosos que el aire de afuera. Y dado que la mayoría de las personas pasa aproximadamente el 90 por ciento de su tiempo adentro, esto es desconcertante. Afortunadamente, la contaminación del aire en la casa es algo sobre lo cual hay mucho que puedes hacer. Para empezar, asegúrate de que tu hogar:

- Se le ha hecho un examen de plomo
- Se le ha hecho un examen de radón
- Esté equipado con detectores de humo
- Esté equipado con detectores de monóxido de carbono

Proyección RealAge: **Estar expuesto a las toxinas del medioambiente es peligroso para la salud de los niños, tanto en el corto como en el largo lazo. Si tú dejas de protegerlo ahora y ellos no toman precauciones más tarde, aumentarán su edad en tanto como tres años.**

Saca el Plomo

La contaminación con plomo es una de las amenazas a la salud más serias de las relacionadas con el medioambiente, con la que los niños se enfrentan en sus casas, y puede hacer daño antes de que nadie lo note porque los síntomas no son obvios inmediatamente. La exposición al plomo puede causar problemas permanentes de aprendizaje y conducta, dañar el oído, y lastimar el sistema nervioso, incluyendo el cerebro. Un análisis de sangre es el único modo de detectarlo. La mayoría de las clínicas de salud ofrece este análisis en forma gratuita. Tu pediatra debería incluir la rutina de revisión del plomo como parte de los chequeos regulares.

Aunque el uso de pinturas con base plomo en los hogares fue prohibida décadas atrás, el peligro todavía está presente en edificios viejos. Si tu vivienda fue construida antes de 1978, y especialmente antes de 1950—hazla revisar para corroborar si

Qué Debería Haber en tu Botiquín de Primeros Auxilios

- Gasas 4"×4"
- Gasas 8"×10"
- Un paquete de vendas de gasa en rollo de 2"
- Caja de vendas adhesivas surtidas
- Tynelol para el alivio del dolor
- Benadryl u otro antiestamínico para las reacciones alérgicas
- Cinta adhesiva
- Guantes de látex
- Toallitas húmedas cerradas
- Pomada antibiótica
- Bolsas de hielo instantáneo desechables
- Tijeras
- Pinzas
- Termómetro en una caja de protección
- Carbón activo para las intoxicaciones—llamar al Centro de Control de Intoxicaciones ANTES de usarlo
- Al menos una manta
- Bolsa plástica
- Manual de primeros auxilios en emergencias

Provisiones adicionales para tener a mano durante emergencias*

- Provisión de agua potable para tres días—calcular 1 galón por persona por día
- Provisión de comida no perecedera para tres días, tales como carnes, frutas y vegetales enlatados, barras energéticas, jugos y comida para bebé
- Abridor manual
- Radio a batería y baterías extras
- Linterna y baterías extras
- Extinguidor de fuego
- Fósforos en un recipiente resistente al agua
- Cepillos de dientes, pasta dental, jabón y otros artículos de tocador

Para una lista más exhaustiva, por favor visita www.redcross.org.

se usó pintura base plomo. El departamento de salud local o estatal puede decirte como chequear tu casa, tierra y agua. Usualmente hay un costo pequeño o ninguno asociado con estos análisis, y en las ferreterías hay disponibles equipos muy económicos que chequean la existencia de plomo.

Si descubres que hay pintura base plomo en tu casa, no intentes quitarla tú. Su remoción requiere de entrenamiento profesional en el manejo de materiales peligrosos para el control y contención del polvo de plomo.

Radón

El radón es un gas radioactivo que es invisible, inodoro, insípido—y causa cáncer. Es un subproducto natural del uranio en tierra, piedra y agua, y puede estar en el aire que tú y tus niños respiran. A diferencia del plomo, no importa qué antigüedad tenga tu casa; tanto las viejas como las nuevas pueden contener radón. Hay dispositivos económicos en las ferreterías que miden el radón; chequea con el departamento de salud local para obtener mayor información sobre la detección y remoción.

Monóxido de Carbono

Otro gas mortal que puede ser liberado en tu casa es el monóxido de carbono (CO). No puedes verlo ni olerlo, lo que lo convierte en más peligroso. El monóxido de carbono intoxica a más de 2110 chicos de cinco años o menos cada año. Mientras que todos están en peligro, los infantes y niños son los más vulnerables. Los síntomas iniciales de la intoxicación con CO—dolor de cabeza, nauseas, vértigo, dolor de pecho, se parecen al de otras enfermedades, por lo tanto es difícil de diagnosticar. Niños que están durmiendo pueden enfermar y hasta morir sin ni siquiera despertarse para quejarse de los síntomas. Protege a tu familia instalando censores de CO económicos en cada piso y en cada cuarto de tu casa, y revisándolos regularmente.

Crea un plan de acción para que tus chicos sigan en caso de que la alarma se dispare. Enfatiza la importancia de abandonar la casa inmediatamente, y acuerda un lugar de encuentro fuera, donde se pueda respirar aire fresco. No pidas ayuda hasta que hayas abandonado el edificio.

Humo

Pocas cosas son más aterrorizantes que una casa en llamas. Esa es la razón por la que las alarmas de humo son esenciales. Instala al menos un detector de humo en cada piso de tu hogar. Chequéalos todos los meses y repone las baterías dos veces al año. Una forma fácil de recordarlo es cambiar las baterías cuando cambias el reloj cada primavera y otoño.

Es importante crear un plan de escape de incendios con tus hijos. Muéstrales dos modos de escapar de la casa para el caso en que uno esté bloqueado por el fuego. Enséñales a tocar las puertas para saber si están calientes antes de abrirlas, de modo de asegurarse de que la salida es segura. Explícales que por muy horrible que sea un incendio, nunca es conveniente esconderse. Además, los bomberos, con todo su equipo pueden parecer espeluznantes, por lo tanto llévalos a un recorrido de investigación por la estación de bomberos local para lograr que tus hijos

---

El Otro Tipo de Humo Peligroso

Aquí se trata de un contaminante del aire que no necesitarás chequear: el humo del tabaco. Si hay un fumador en la casa, tus niños están inhalando esa toxina. Sea que provenga de cigarrillos, pipas, cigarros, el humo del tabaco contiene al menos cuarenta componentes que se saben que causan cáncer.

Además de cáncer, los niños que están expuestos al humo del tabaco sufren un creciente riesgo de padecer neumonía, bronquitis, asma, tos, sibilancia, flema e infecciones de oído. Los recién nacidos tienen además un riesgo mayor de muerte súbita (SIDS).

Por el bien de la salud de tus hijos (y de la tuya propia), por favor no fumes. Y no dejes que las visitas lo hagan tampoco.

Fuentes Potenciales de Intoxicación con Monóxido de Carbono (CO)

Además de instalar detectores de monóxido de carbón, chequea las fuentes potenciales de intoxicación con monóxido de carbono y hazlas revisar por un profesional regularmente:

Calderas

- Chequea los filtros y sistemas de filtrado de obstrucciones y suciedad.
- Haz chequear por un profesional para evitar las concentraciones de CO en los salidas de gases o grietas en las cámaras de combustión.
- Revisa el sistema de encendido. Si la llama es mayormente amarilla en una caldera a gas natural, puede ser un signo de que el combustible no está quemándose completamente y está liberando CO.

Sistemas de ventilación en el exterior: ventilación de salidas, chimeneas, y secadoras de ropa a gas

- Chequea las chimeneas en busca de nidos que puedan estar bloqueando el escape de gas.
- Chequea los tirajes y chimeneas en busca de rajaduras, corrosión, agujeros y escombros.
- Chequea la ventilación de las secadoras en busca de acumulación de pelusas.

Aparatos que usan combustibles inflamables como petróleo, madera, kerosene o gas natural

- Estos puede incluir secadoras de ropa, cocinas económicas, hornos y calefactores de agua.
- Chequea las llamas pilotos dado que el mal funcionamiento puede liberar CO dentro de la casa. Monitorea los hornos y cocinas a gas de cerca.

Calefactores de aire
- Chequéalos para asegurarte que están apropiadamente ventilados.

Parrillas y generadores
- No los uses en el interior.
- No los uses en un garaje anexo, ni siquiera con la puerta abierta.
- No los uses en el exterior frente a una ventana abierta.

se familiaricen con estos héroes locales, y aprendan algunos consejos sobre la seguridad en caso de incendio, además.

Establece un lugar de encuentro conocido, tal como el patio delantero de un vecino, en caso de incendio. Ensaya el plan ocasionalmente de modo que en el calor de una emergencia los chicos recuerden qué hacer.

> ### Dónde Ubicar las Alarmas de Humo
>
> - En el cielorraso o en una pared a seis a doce pulgadas por debajo del cielorraso
> - Lejos de registros o respiraderos
> - Lejos de áreas de mucha o muy poca corriente de aire (tal como puertas constantemente abiertas o aristas altas).

Los estudios muestran que los niños pueden dormir mientras suena la alarma de humo. Prueba la alarma una noche mientras la familia duerme para detectar si este problema existe. En una emergencia, sabrás a quién hay que despertar.

Evitar la Confianza Excesiva en los Niños

Puede ser que la seguridad no sea el tema más apasionante, pero enseñar a los niños a mentalizarse respecto de la seguridad merece la misma atención que otras costumbres saludables. Muchos niños piensan: "Oh, eso nunca me pasará a mí," pero, lamentablemente los ahogos, las quemaduras, las escaldaduras, las heridas en la cabeza, las intoxicaciones, la electrocutación, las heridas de bala, las quebraduras de hueso, las sofocaciones les suceden a los niños, todos los días.

Los chicos que nunca han realmente sufrido heridas y se sienten invencibles son los más vulnerables a los accidentes. La confianza es buena, pero el exceso de confianza necesita ser temperado. Sé muy directo/a acerca de las situaciones que representan riesgos y luego establece con exactitud cómo evitar esos peligros.

Darles a los niños una explicación realista de los riesgos que

Reglas de Seguridad para Niñeras

Las niñeras pueden no estar al tanto de esas precauciones básicas. Entrégales una copia o pégalas en la puerta del refrigerador.

1. Nunca dejes a los niños solos en la casa o fuera, ni por un minuto. Si los chicos tienen menos de cuatro años, permanece en la misma habitación que ellos.

2. Nunca dejes a un niño pequeño cerca del agua (tina, piscina, ni siquiera inodoro) sin tu supervisión. Sólo hace falta unas pocas pulgadas de agua y unos momentos sin supervisión para que un niño pequeño o bebé se ahogue.

3. Nunca le des a un niño/a medicinas sin el permiso de sus padres.

4. Nunca les des a niños menores a cuatro años nueces, palomitas de maíz, zanahorias crudas, caramelos duros o cualquier otro alimento pequeño y duro porque puede asfixiarse. Siempre corta los *hot dogs* y uvas en pequeños pedazos antes de dárselos.

5. Nunca les permitas a los niños jugar con bolsas plásticas (pueden sofocarlo) o con globos de látex o juguetes pequeños que puedan llevar a sus bocas y asfixiarse.

6. Nunca dejes que los niños jueguen en las escaleras, cerca de ventanas abiertas o estufas calientes o alrededor de tomacorrientes.

se señalaron en esta capítulo puede reducir enormemente los accidentes comunes—los del tipo que estudios tras estudios demuestran que son evitables.

Recuerda, si algo es previsible, también es prevenible. Con tu guía y amables recordatorios sobre las reglas y límites, tus hijos estarán seguros mientras crecen y se desarrollan.

Lo Que Tu Niñera Necesita Saber Sobre Tu Hijo o Hija

Tu Hijo o Hija

☐ La rutina de tu hijo/a

  ☐ El horario de comida _____

  ☐ El horario del baño _____

  ☐ Siesta/horario de la cama _____

☐ Alguna información especial sobre la salud de tu hijo o hija (alergias y necesidades de medicación, por ejemplo)

_____

_____

☐ Temores y fobias

_____

_____

☐ Alimentos favoritos y prohibidos

_____

_____

Reglas

☐ Las reglas generales de la casa (por ejemplo, no comer en la sala de estar, la tarea de la escuela antes de ver televisión, sólo una hora de computadora, etc.)

_____

_____

_____

_____

☐ Reglas de seguridad de tu hijo o hija

_____

_____

☐ Reglas para la niñera tales como no hacer llamadas telefónicas si no son por emergencias, no visitas, límites respecto del tiempo con la televisión/la computadora, si pueden o no salir de la casa

_____

_____

_____

Información de Contacto

☐ Cómo ubicarte en caso de emergencia y dónde estarás (¿Tendrás un teléfono celular?)

_____

_____

☐ Números telefónicos de emergencia tales como el de control de intoxicaciones (1-800-222-1222) ó 911

_____

_____

☐ Números telefónicos de familiares, amigos y vecinos en caso de que no se te pueda contactar

☐ Nombre _____ Número de teléfono _____

☐ Nombre _____ Número de teléfono _____

☐ Nombres de los médicos de los niños e información de contacto

☐ Nombre _____ Número de teléfono _____

☐ Nombre _____ Número de teléfono _____

☐ Compañía de seguro y número de póliza

_____

_____

_____

☐ Hospital de preferencia en caso de emergencia

_____

_____

_____

Dónde Están las Cosas

☐ Ubicación de los detectores de humo, los extinguidores de fuego, las salidas de la casa en caso de incendio

_____

_____

_____

☐ Ubicación de los sistemas de seguridad/alarmas y cómo operarlos

_____

_____

_____

☐ Ubicación de las llaves de las puertas en caso de que un niño/a quede encerrado/a en una habitación

_____

_____

_____

☐ Ubicación del botiquín de primeros auxilios

_____

_____

_____

Capítulo 8

CONTROL MÉDICO
Mantener la Salud de
tus Hijos Bajo Control
(para prevenir las enfermedades
que más amenazan a los chicos)

Aun cuando no tengas una hija, haz de cuenta por un momento que sí la tienes. Imagínate que es una preadolescente. Malhumorada. Obsecada. Ignorándote. No quiere salir. Sacar a pasear el perro. Ir a su práctica de danzas. Tomar su clase de Educación Física. Todo lo que quiere es estar sentada y leer, con auriculares, aislada del mundo. Cuando tú quieres realmente hacer contacto visual y sugerirle hacer algo activo, te clava la mirada. ¿Qué haces?

No quieres iniciar una pelea. Y leer realmente no es algo malo. De modo que decides no hacer nada.

Ve rápido hacia delante veinte años. Imagina que tu hija tiene ahora treinta y dos años y es una madre que trabaja. Todavía le encanta leer. Pero también es acomplejada. No juega Frisbee con sus chicos en la playa. Permanece en la cabina cuando su familia va a hacer patinaje sobre la nieve. Y definitivamente no baila ni propone brindis en las bodas. En su interior, está triste por esto, pero siente que no tiene inclinaciones atléticas y decididamente no es buena para estar en grupos grandes.

Peor aún, le han diagnosticado diabetes del tipo 2. No es curable, y la pone en gran riesgo de padecer enfermedades cardíacas, glaucoma y problemas de riñón. En realidad su RealAge es cuarenta—ocho años mayor que su edad calendario. Estás sorprendido/a por la diabetes. Ella no es particularmente pesada; sólo un poco blanda en los contornos, como podrías esperar de una madre de treinta y dos años. La cosa es que, enfermar de diabetes en la adultez tiene más que ver con una vida sedentaria y con costumbres de alimentación pobres que con el sobrepeso. Y las dos cosas parecen siempre ir de la mano.

Concentrémonos un poco más en la diabetes de tipo 2. Es incurable, pero también es una de las enfermedades serias más evitable. Y, con todo, el número de chicos (y adultos) que la padecen está en alza, pero muchos padres no conocen la diferencia entre el tipo 1 (no prevenible) y el tipo 2 (prevenible en gran medida). Mira la siguiente tabla que compara a Jimmy y Timmy:

Jimmy—tiene Diabetes tipo 1	Timmy—en riesgo de tener Diabetes tipo 2
Edad: **9**	Edad: **9**
Altura: **53 pulgadas**	Altura: **53 pulgadas**
Peso: **65 libras**	Peso: **65 libras**
Características del tipo 1 • También conocida como diabetes de dependencia de insulina, el tipo 1 de diabetes aparece cuando el páncreas produce demasiada poca insulina, la hormona que permite que el azúcar en la sangre (glucosa) sea usada como combustible.	Características del tipo 2 • También conocida como diabetes de aparición en la adultez o no dependiente de insulina, el tipo 2 de diabetes está precedida por una resistencia a la insulina, una condición en la que el cuerpo no responde correctamente a la insulina.

Jimmy—tiene Diabetes tipo 1	Timmy—en riesgo de tener Diabetes tipo 2
• Sin suficiente insulina, la glucosa se almacena peligrosamente en el flujo sanguíneo • No tiene cura	• Factores tales como la obesidad, la poca actividad física y una dieta alta en azúcar y grasa puede hacer que el cuerpo resista a los efectos de la insulina • No tiene cura
¿Por qué Jimmy tiene diabetes tipo 1? • Genética • Diagnosticada inmediatamente después de una enfermedad viral	**¿Por qué Timmy tiene riesgo de contraer diabetes tipo 2?** • Bajos niveles de actividad física • Alto índice de masa corporal (una proporción altura-peso, cuanto más bajo, más saludable) • Historia familiar • Dieta inadecuada • Peso extra ubicada especialmente en la parte media
Prescripción para reducir el riesgo • No se conoce el modo	**Prescripción para reducir el riesgo** • Evaluar las costumbres con el Test RealAge para chicos saludables y luego mejorar el estilo de vida general • Incrementar lentamente el ejercicio/la actividad a 60 minutos por día (resistencia y fuerza) • Ajustar la dieta para reemplazar la mayoría de las azúcares simples (caramelos, alimentos procesados) por carbohidratos complejos (frutas, vegetales, granos integrales)
Síntomas clásicos • Pérdida significativa de peso • Orina frecuente, especialmente en la noche • Apetito y sed incrementados	**Síntomas tempranos** • Aumento significativo de peso • Fatiga debido a la resistencia a la insulina • Elevados niveles de azúcar en sangre que se encuentra en un examen físico de rutina

Jimmy—tiene Diabetes tipo 1	Timmy—en riesgo de tener Diabetes tipo 2
Rutina diaria • Dieta estricta para controlar los niveles de azúcar en sangre • Ejercicio (resistencia y fuerza) • Control del nivel de azúcar en sangre • Inyecciones de insulina	**Rutina diaria si desarrolla diabetes** • Dieta estricta para controlar los niveles de azúcar en sangre • Programa estricto de ejercicio • Control del nivel de azúcar en sangre • Posible régimen de medicación por el resto de su vida
Riesgos si no se controla la condición • Ceguera • Insuficiencia renal • Shock diabético • Enfermedades cardíacas y derrame cerebral • Problemas/ complicaciones circulatorios • Impotencia • Amputación de un miembro • Mayor susceptibilidad a las enfermedades y complicaciones infecciosas	**Riesgos si no se controla la condición** • Ceguera • Insuficiencia renal • Shock diabético • Enfermedades cardíacas y derrame cerebral • Problemas/ complicaciones circulatorios • Impotencia • Amputación de un miembro • Mayor susceptibilidad a las enfermedades y complicaciones infecciosas

Doce Preguntas que Ayudarán a Prevenir las Enfermedades que Más Amenazan a los Niños

Mientras que algunas enfermedades no pueden ser prevenidas, muchas otras sí pueden, incluyendo el tipo 2 de diabetes, las enfermedades cardíacas, la alta presion arterial. Jimmy necesita controlar su diabetes tipo 1, y Timmy necesita evitar desarrollar el tipo 2.

Proyeccion RealAge: Sin un buen tratamiento, la diabetes puede minar dramáticamente la salud de los niños, especialmente a lo largo del tiempo. Si ellos no logran mantenerla bajo control

como adultos, su edad seria más parecida a los cuarenta
cuando en realidad estén en la mitad de sus treinta.

Recuerda, son siempre las costumbres de salud simples que
descuidamos—pequeñas elecciones que se convierten, en grandes problemas con el correr del tiempo. En los siete capitulos
anteriores, hemos cubierto varias áreas clave; ahora retroceda-
mos y reveamos para obtener un cuadro completo de la salud
de tu niño o niña y ver cómo encajan los proveedores de cuidados médicos, formulate estas pocas preguntas:

1. **¿Ha tenido tu niño o niña los controles de rutina recomendados este año?**
Los controles de rutina son esenciales para los chicos, y no lo
estoy diciendo solo porque soy pediatra. Es en los controles
de rutina que los médicos descubren condiciones tales como
las siguientes—las cuales, dado, que sus síntomas no son
siempre obvios, los padres pueden fácilmente pasar por alto:

- Problemas de vista
- Anemia
- Elevados niveles de plomo
- Hipertensión
- Colesterol alto
- Problemas de riñón
- Hiperglucemia
- Hiperlipidemia
- Problemas de audición

Los controles regulares aseguran también que cualquier
tratamiento para enfermedades ya existentes todavía funcione. Finalmente, los controles regulares cuando los chicos

están sanos ayudan a que se sientan relajados al ir al médico cuando están enfermos. Un pediatra no es tu única opción, a propósito; para otras elecciones para el cuidado de la salud, siga leyendo este capítulo.

2. ¿Qué quiere decir *regular?*

Tú y tu médico deberían decidir cuán a menudo tu niño o niña necesita visitarlo para un examen. Yo recomiendo el siguiente plan. Es más frecuente que lo que corrientemente recomienda la Academia Americana de Pediatría (American Academy of Pediatrics), que establece el mínimo necesario para asegurarse que un niño está bien en el momento de la visita. Pero mi objetivo es hallar problemas de desarrollo precozmente y prevenir enfermedades a lo largo del camino.

- A la semana después de salir de alta del hospital
- Una vez al mes durante los primeros seis meses
- Cada dos meses desde los seis hasta los doce meses
- A los quince meses, dieciocho meses, veinteiún meses, dos años, 2.4 años, 2.8 años, tres años, 3.5 años, cuatro años, 4.5 años y cinco años
- Anualmente de allí en adelante hasta los dieciocho años de edad

¿Qué sucede realmente en una visita de rutina? Los exámenes pueden incluir algunos o todos estos puntos, dependiendo de la edad del niño o la niña:

- Examen de pies a cabeza—examen de ojos, oídos, nariz, boca, corazón, órganos genitales, reflejos, tono muscular—así como exámenes de fuerza, de orina y sangre.

- Medición de la presión arterial, ritmo cardíaco y respiratorio.
- Control del índice de masa corporal (BMI por Body Mass Index) para asegurarse de que la altura y el peso están en proporción saludable.
- Vacunas, si son necesarias.

El examen físico asegura que todos los sistemas físicos de tu niño o niña están creciendo y funcionando adecuadamente. Tu pediatra debería también tomarse el tiempo para preguntar sobre:

- **Alimentación,** apetito, dietas, obesidad y trastornos de la alimentación.
- **Ejercicio,** incluyendo cuánto, qué clase y cuán a menudo.
- **Higiene,** incluyendo costumbres de sueño, cuidado dental y lavado de manos.
- **Desarrollo intelectual,** incluyendo habilidades sociales y desempeño escolar.
- **Salud emocional y autoestima,** incluyendo comportamiento, dinámica familiar, rivalidad entre hermanos y relaciones con los pares.
- **Seguridad** en el hogar, en la escuela y mientras que se viaja, incluyendo uso de los cinturones de seguridad en los asientos, protector solar y cascos.

Si tu pediatra no es un gran conversador, haz una lista de preguntas y preocupaciones por anticipado—puede ayudar a lograr lo mejor de la cita de tu niño o niña. (Si es tu primera visita, ve al final de este capítulo para ver una hoja de trabajo sobre lo que el médico necesita saber sobre tu niño o niña.)

3. **¿Tu niño o niña ha recibido todas las vacunas recomendadas?**

Las inmunizaciones y las vacunas son realmente la misma cosa. Ayudan a que el cuerpo de tu hijo o hija reconozca y combata las enfermedades infecciosas. También hacen que sea menos posible que tu niño, al estar protegido, contagie la enfermedad a otra persona que no lo esté. A los niños se les debe dar una serie completa de vacunas para que estén completamente protegidos; la lista de inmunización de la página 296 te ayudará a mantener bajo tu control el régimen de vacunas.

Las vacunas han ayudado a salvar millones de vidas en todo el mundo y han virtualmente erradicado muchas enfermedades mortales. A pesar de que muchas de estas enfermedades casi han desaparecido en los Estados Unidos, todavía existen—somos testigos del estallido de paperas en 2006. Es importante ser proactivo con las vacunas para asegurarnos de que estas enfermedades debilitantes no regresen.

4. **¿Están tú y tu pediatra siguiendo rutinariamente el crecimiento de tu niño o niña?**

Se usan tablas de crecimiento para ver si los niños se están desarrollando a un ritmo normal. Las mediciones para los bebés incluyen circunsferencia de cabeza, largo y peso; para chicos más grandes, altura y peso, que luego son comparadas con tablas de crecimiento, incluyendo el índice de masa corporal (BMI por Body Mass Index), una proporción peso/altura que indirectamente calcula la composición de la grasa corporal.

¿Las Vacunas Causan Autismo?

Uno de los grandes miedos acerca de las vacunas es que algunas de ellas—particularmente la vacuna combinada MMR contra sarampión, paperas y rubeola (Measles, mumps and rubella)—podrían causar autismo. El autismo es un desorden complejo de desarrollo neurológico que puede ser muy severo. Los síntomas incluyen:

- Interacción social afectada
- Problemas para la comunicacion verbal y no verbal.
- Rutinas obsesivas o repetitivas
- Intereses restringidos

Su causa no está clara, pero se acepta generalmente que el autismo es el resultado de una anormalidad en el cerebro: de todos modos, los investigadores no saben por qué ocurre. En muchos casos los síntomas de autismo no aparecen hasta los doce o veinte y cuatro meses.

La controversia acerca de la vacuna MMR ha surgido por un par de razones. Primero la incidencia de autismo ha crecido desde que esta vacuna especial fue introducida. Segundo, los signos de autismo a menudo aparecen alrededor del momento en que se aplica esta vacuna. Esto ha sido estudiado y debatido en extenso; de todos modos, la evidencia cientifica está contra la conexión con la vacuna MMR.

Mientras que algunos sospechaban que la vacuna MMR en si mísma era una causa, otros ponían el foco en un preservativo llamado thimerosal. Éste protege contra la contaminación y contiene diminutas cantidades de mercurio. Es el mercurio el que ha sido implicado como una causa potencial de los desórdenes del espectro del autismo (ASDs por autism spectrum disorders). Y dado que el thimerosal era usado en muchas otras vacunas también, los miedos focalizados especialmente alrededor de él tambien se han extendido. Hasta ahora, varios estudios medicos importantes no han encontrado ninguna conexión causal entre la vacuna MMR y el autismo, o entre el thimerosal y el autismo, aunque la investigacion continúa. Mientras tanto, la mayoría de las vacunas de la niñez están disponibles ahora en fórmulas libres de mercurio. Si tú tienes alguna inquietud, pídele a tu proveedor de cuidados de salud que use sólo vacunas libres de preservativos.

Puedes calcular el índice de masa corporal (BMI) de tu niño o niña con la siguiente fórmula:

Peso en libras ÷ altura (en pulgadas) ÷ altura en pulgadas × 703

Por lo tanto un niño de 7 años que pesa 50 libras y mide 4 pies (48 pulgadas) tiene un índice de masa corporal de 15.25:

$$50 \div 48 \div 48 \times 703 = 15.25$$

Un índice de masa corporal (BMI) de 15.25 probablemente sea un número saludable, y la puedes comparar con las tablas de índice de masa corporal (BMI) para chicos de dos a veinte años en los Centros para el Control y Prevención de las Enfermedades (Centers for Disease Control and Prevention) (www.cdc.gov). Pero es una buena medida llevar el número de tu hijo o hija al próximo control de rutina y discutirlo con tu pediatra ya que, evaluar el índice de masa corporal de niños no es tan simple. Los niveles de grasa del cuerpo de los niños cambian frecuentemente a medida que crecen, y difieren entre las niñas y los niños.

Dicho esto, los cambios rápidos o lentos de las proporciones de crecimiento entre altura/peso podrían indicar problemas con:

- Ingesta de calorías
- Metabolismo
- Sistema gastrointestinal
- Hormonas (especialmente la hormona de crecimiento, tiroides)
- Un trastorno genético
- Un trastorno alimenticio

El Niño de Hoy Es Más Pesado

En 1963, el chico promedio de diez años pesaba aproximadamente setenta y cuatro libras. En 2002, pesaba ochenta y cinco libras. ¡Eso es un aumento del 14 por ciento! La altura ha crecido a lo largo del tiempo también, pero no lo suficiente como para compensarse con el aumento de peso.

Pero solo el médico puede decidirlo porque los patrones de crecimiento varían mucho en los niños.

5. ¿Has notado algún aumento de peso inquietante?

La obesidad en los niños está creciendo. Hoy, el 15 por ciento de los niños son obesos—lo que significa que su peso es mayor que el 95to percentil para su grupo de edad. La obesidad está específicamente asociada con un engrosamiento de la pared arterial, un precursor clásico de las enfermedades cardíacas.

> Las dietas en los chicos pueden en realidad promover el aumento de peso.

El tema del peso es delicado a cualquier edad, pero especialmente en los niños. Antes de que empieces a hablar acerca de peso con tu hijo o hija, debes saber exactamente cómo aproximarte al tema o podrías empeorar el asunto. Para muchos adolescentes, hacer dieta no es sólo poco efectivo, sino que puede realmente promover el aumento de peso. Un estudio en particular siguió a dos grupos de chicos—algunos habían intentado hacer dietas con frecuencia y otros no. Después de tres años, los que hacían dieta terminaron aumentando más su peso que los que no hacían.

Si te das cuenta que tu hijo o hija está aumentando mucho su peso, no trates de abordar la situación solo/a. Habla con tu pediatra a solas y después continúa con una cita para tu hijo o hija. Puede sonar obvio pero tu pediatra probablemente seguirá este método:

- **Descubrirás la(s) probable(s) causa(s) del aumento de peso:** Éstas incluyen demasiada poca actividad física, cambios en la dieta, pubertad, adolescencia, estrés, presión de sus compañeros, medicación y posiblemente condiciones médicas tales como síndromes genéticos y enfermedades endocrinológicas (pero sólo alrededor del 5 por ciento de la gente tiene éstas).

- **Observarás las costumbres alimenticias de tu hijo o hija y los de la familia:** Considera no sólo el desayuno, el almuerzo y la cena, sino también las meriendas, los postres y las salidas a comer (ver capítulo 2).
- **Observará también los niveles de actividad:** Éstos incluyen los juegos simples, los deportes en equipo o individuales, caminar a y desde la escuela, tiempo de recreo y las actividades en familia (ver capítulo 3).
- **Evualuarás la salud mental y emocional:** Medirá la autoestima, la imagen corporal, el nivel de confianza, los niveles de estrés, depresión y deseo de hacer un cambio (ver capítulo 6).

Una vez que hayan pasado por este proceso juntos, tú y tu hijo o hija y tu pediatra pueden desarrollar un plan seguro y efectivo para ayudar a guiar a tu hijo o hija de vuelta a un peso saludable.

6. **¿Has notado alguna preocupante pérdida de peso?**
Los padres y los pediatras deben mantener su antenas alertas para detectar pistas de que un/a niño o niña está tratando de perder peso de forma no saludable, especialmente durante la adolescencia. El deseo de encajar o de lograr un tipo de cuerpo "perfecto" puede conducir a los adolescentes al descenso de un camino peligroso.

Los hábitos de riesgo incluyen saltarse las comidas; ayunar y usar laxantes y pastillas para adelgazar, cafeína y cigarrillos como formas de controlar el apetito. Guardar comida—acumularla en armarios o mochilas—podría significar que tu hijo o hija ha desarrollado una rutina alimenticia compulsiva.

Esta clase de conducta es más común en chicas que en chicos, pero ocurre en ambos. Aunque se culpe por la falta de satisfacción por el cuerpo a las modelos y a los superhéroes, ésta puede empezar mucho más cerca de casa.

Hay una fuerte conexión entre las actitudes de los padres hacia la alimentación y la imagen corporal y las de sus hijos. En otras palabras, si una mamá tiene una imagen corporal pobre, su hija también la tendrá.

De modo que trata de ser el mejor modelo de vida que puedas. No te menosprecies. No trates de hacer cumplir una dieta rígida. Si necesitas controlar tu propio peso, hazlo de manera segura y positiva. *Muéstrale* a tu hijo o hija que comer más frutas y vegetales, y menos grasas y azúcares es más saludable y más efectivo que hacer la dieta-de-la-semana.

Índice de Masa Corporal y Riesgo de Cáncer

Podrías no creerlo, pero un chico con sobrepeso—uno con un índice de masa corporal en el percentil 85–100 para su edad y sexo—tiene muchas más posibilidades de enfermar de cáncer más adelante en su vida que un niño con un peso promedio. ¡Ésa es la razón más poderosa para mantener a tus chicos activos! La dieta es también fundamental. Bajar el consumo de carne roja y sal ha probado ser efectivo en cuanto a evitar el cáncer de colon y de estómago.

En realidad, símplemente diles no a las dietas. Una alimentación sensata y hacer ejercicio es la mejor forma. Recuerda, ofrece a tus chicos elecciones nutritivas para las comidas y los snacks, y ayúdalos a aprender cómo equilibrar la comida y la actividad física. Vuelve a los capítulos 2 y 3 para ver estrategias específicas para alentar patrones de ejercicio y alimentación para toda la vida. Además, las herramientas online en el recuadro de más abajo te darán una mejor idea de exactamente qué y cuánto necesitan comer los niños a las diferentes edades.

7. ¿Mantienes activos a los chicos?

Sin duda, la actividad física regular es la mejor forma de prevenir el aumento de peso y las enfermedades debilitantes en los años que tienen por delante, tales como osteoporosis, enfermedades cardíacas, cáncer y derrame cerebral. En su mayoría, los chicos pequeños no tienen problemas en poner sus cuerpos a saltar y sus corazones a bombear. De todos modos, los chicos más grandes y los adolescentes que no juegan deportes a menudo se quedan cortos de actividad física. En realidad, un estudio reciente encontró que uno de tres adolescentes está demasiado fuera de forma como para completar un test de estado físico simple. Eso no es bueno. Ningún niño debería ser un fracaso en su estado físico.

Si los deportes de equipo no son ideales para tu chico o chica, sugiere actividades más individuales—clases de danza, artes marciales, montar a caballo, salto con garrocha, yoga, lo que sea. Casi cualquier actividad que los haga levantarse y moverse está bien. Simplemente les tiene que gustar lo suficiente como para hacerla la mayoría de los días.

Los chicos que encuentran actividades que disfrutan generalmente manejan mejor el estrés en la escuela y en la casa; se preocupan menos y se ríen más; y sus cuerpos funcionan mejor, gracias a músculos, huesos y articulaciones más fuertes. Además, estar en forma les ayuda a sentirse bien consigo mismos e incrementa la confianza en sí mismos, lo que puede ayudarlos a evitar peligros tales como el uso de drogas o alcohol ahora y más adelante.

Subiendo la Pirámide

Sin dudas estás familiarizado/a con la pirámide de alimentos desarrollada por el Departamento de Agricultura de los Estados Unidos (U.S. Department of Agriculture—USDA). Básicamente ésta ilustra las porciones diarias recomendadas de cada grupo de alimentos básicos que una persona debería comer. La pirámide sufrió una importante actualización en abril de 2005, y ahora incluye una versión para chicos de seis a once años, y pautas para chicos más pequeños y más grandes también.

La pirámide es un buen punto de partida, pero ten presente que es sólo una pauta, no el objetivo final de una alimentación saludable. Por ejemplo, la Facultad de Salud Pública de Harvard ha creado una alternativa que enfatiza una base de ejercicio diario y control de peso y ofrece pautas algo más específicas acerca de ciertos alimentos. Considero que ambos programas son valiosos y, si se los usa juntos, te permiten crear un programa personalizado para tu niño o niña.

La versión del Departamento de Agricultura está en: www.mypyramid.gov.

La alternativa de Harvard está en: www.hsph.harvard.edu/nutritionsource/pyramids.html.

8. ¿Cómo está la higiene doméstica?

¿Qué diversión hay en un chequeo sin un poco de conversación sobre gérmenes? Algo tan simple como hacer que los chicos adopten el hábito de lavarse las manos con frecuencia, obra maravillas en la reducción de resfríos y enfermedades infecciosas. Obsérvalos para asegurarte que estén restregando tanto la palma como el dorso de las manos, entre los dedos, debajo de las uñas—y que pasen al menos quince segundos haciéndolo. Eso es más o menos el tiempo que lleva cantar "Feliz Cumpleaños" o recitar el alfabeto.

De todos modos, no conviertas a tu hijo o hija en un germenfóbico. No te excedas con los productos antibacteriales. Vuelve al Capítulo 4 para un repaso de los gérmenes de los cuales tú y tu hijo o hija deben cuidarse—y de los que realmente son buenos para ustedes.

9. **¿Te sientes cómodo/a con el desarrollo intelectual y social de tus niños?**

Es natural que los padres se pregunten si sus chicos están desarrollándose normalmente. Esa es otra razón para los controles periódicos. Aquí hay ejemplos de preguntas que tu pediatra podría formular para medir cómo ha progresado tu hijo o hija intelectualmente y en su comportamiento desde la última visita.

- A los dieciocho meses: ¿Tu hijo o hija ha empezado a hablar? ¿Imita tus acciones? ¿Los berrinches son una preocupación?
- A los dos años: ¿Tu niño o niña está durmiendo durante toda la noche? ¿Come con cuchara y tenedor? ¿Corre? ¿Pasa las hojas de un libro?
- A los seis años: ¿Le gusta leer? ¿Orina la cama por las noches?
- A los diez años: ¿Está teniendo dificultades en la escuela? ¿Puede usar la computadora?

Para controlar el desarrollo físico, el pediatra puede pedirle a tu niño de cuatro años que salte en un pie, que salte para atrás y adelante, que manipule objetos pequeños y que haga algunos dibujos.

Los progresos sociales y emocionales son a menudo más difíciles de medir con exactitud, pero son exactamente igual de importantes. Básicamente, el pediatra quiere evaluar si un chico está desarrollando un saludable sentido de si mismo y tiene habilidades sociales apropiadas para su edad. En los chicos pequeños, esto se puede ver comprobando si expresan un amplio espectro de emociones y cuán bien se relacionan con la gente que los rodea. A medida que los chicos van creciendo, los pediatras quieren saber cómo funcionan en grupos más estructurados. ¿Aceptan tomar turnos y el compartir? ¿Se llevan bien con sus hermanos? ¿Tienen buenos amigos? ¿Son colaboradores? ¿Responden ante los sentimientos de los otros?

Muchos padres no expresan preocupaciones sobre temas a menos que el pediatra inicie la conversación. Pero no dudes hablar de todo abiertamente. Cuanto más temprano se reconozcan los problemas sociales–emocionales, mejor será el resultado. (Ver Capítulo 6 para más información sobre autoestima y salud emocional.)

Finalmente, recuerda que no hay reglas firmes cuando se trata de desarrollo. Siempre tienes que tener presente la edad, etapa, temperamento y estilo de aprendizaje de *tu* niño o niña.

10. ¿Se ponen–tú y tus niños–el cinturón de seguridad primero?

La mayoría de las lesiones en la niñez se producen en accidentes. Y aunque los accidentes no siempre son previsibles, un cinturón de seguridad o un casco para andar en bicicleta pueden prevenir heridas que producen invalidez, incluyendo parálisis, amnesia, lenguaje confuso, depresión, ansiedad y pérdida de las habilidades motoras.

Las percepciones de los padres respecto de las costumbres de seguridad de sus hijos no siempre son correctas.

Pueden pensar que sus chicos usan cascos o protector solar cuando en realidad no lo hacen. El Capítulo 7 explica cómo inculcar hábitos que los ayudarán a prevenir accidentes y lesiones.

11. **¿Qué sucede si tu hijo o hija tiene un problema de salud crónico?**

Más del 15 por ciento de los chicos en los Estados Unidos tienen condiciones médicas crónicas. Enseñarles a lidiar con una condición específica cotidianamente puede hacer la diferencia entre un vida larga y feliz y una corta y postrado/a en la cama. Puede sonar duro, pero es verdad. Cuanto mejor entienda la familia la condición y su tratamiento, más posibilidades tendrá de poder ayudar al niño o niña a controlarla. Mantente actualizado/a respecto de las investigaciones. (www.RealAge.com tiene un motor de búsqueda supervisado por expertos que es muy útil para encontrar los últimos estudios médicos).

12. **¿Te has inculcado las "4 I's" a ti mismo/a?**

¿Recuerdas esos cuatro pasos de los que hablamos en el capítulo 1—identificar, informar, instruir e inculcar? Los controles regulares te ayudan a concentrarte en los primeros tres. Pero tú estás totalmente a cargo de la última "I:" inculcar costumbres saludables. Los chicos dependen de los padres para recibir guía y apoyo, y necesitan recordatorios acerca de los límites y las reglas. Reforzar las costumbres saludables a lo largo del camino les enseñará a los chicos moderación, discreción, regularidad y autodisciplina.

Con el tiempo, los chicos desarrollarán su propio sentido de autocontrol, y mantendrán costumbres saludables por si mismos. Eso les ayudará a disfrutar de buena salud en el futuro.

Proyección RealAge: **Aprender a ser proactivo acerca de temas de salud beneficiará a los chicos indefinidamente. Si los mantienen en la adultez, cuando tengan cincueuta ¡podrían lucir y sentirse como si tuvieran treinta y ocho!**

Listado de Vacunas de Inmunización para Tu Hijo o Hija

Usa este listado para seguirles las pistas a las vacunas que recibirá tu hijo o hija. Simplemente completa la fecha de cada aplicación. Consulta siempre con tu médico, pediatra o proveedor de servicios médicos para tener información actualizada, o si tienes dudas o preocupaciones.

Nombre del niño o de la niña: _____

Fecha de nacimiento: _____

Vacuna	Protege contra	Fechas de aplicación	Notas
HepB	Hepatitis B, un virus que causa enfermedad crónica del hígado o cirrosis	1. _____ (Nacimiento–2 meses) 2. _____ (1–4 meses) 3. _____ (6–18 meses)	
DTaP	• Difteria, una enfermedad infecciosa que puede afectar la nariz, la garganta, la piel • Tetanus (tétanos), una enfermedad infecciosa del sistema nervioso central • Pertussis (tos convulsa), una enfermedad contagiosa que causa accesos de tos violentos	1. _____ (2 meses) 2. _____ (4 meses) 3. _____ (6 meses) 4. _____ (15–18 meses) 5. _____ (4–6 años) 6. _____ (11–12 años) Cada 10 años a partir de entonces	
Hib (Haemophilus influenzae Tipo b)	Meningitis bacterial (una infección del cerebro / médula espinal), neumonía, e infecciones de la sangre	1. _____ (2 meses) 2. _____ (4 meses) 3. _____ (6 meses) 4. _____ (12–15 meses)	

Vacuna	Protege contra	Fechas de aplicación	Notas
MCV4	Meningitis meningo-coco, una forma de meningitis bacterial que se da más entre adolescentes	Usualmente se da a la edad de 11–12 años; esencial antes de ir a campamentos en los que se duerme fuera o de vivir en dormitorios	
IPV (Poliovirus Inactivo)	Polio, una enferme-dad infecciosa que afecta todo el cuerpo, incluso los músculos y nervios	1. _____ (2 meses) 2. _____ (4 meses) 3. _____ (6–18 meses) 4. _____ (4–6 años)	La dosis final debe ser dada antes del cuarto cumpleaños
PCV	Enfermedad neumo-cocal, causa común de meningitis bacterial y neumonía bacterial	1. _____ (2 meses) 2. _____ (4 meses) 3. _____ (6 meses) 4. _____ (12–15 meses)	
MMR	• Sarampión, una enfermedad altamente conta-giosa caracterizada por manchas rojas minúsculas • Paperas, una enfermedad contagiosa que causa hinchazón dolorosa de las glándulas salivales • Rubéola (sarampión alemán), una enfermedad contagiosa caracteri-zada por una erupción	1. _____ (12–15 meses) 2. _____ (4–6 años)	La primera dosis debe ser dada en el primer o después del primer cumpleaños

Vacuna	Protege contra	Fechas de aplicación	Notas
Varicela	Varicela, una enfermedad infantil clásica, caracterizada por ampollas con líquido, que pican	1. _____ (12–18 meses)	
HepA	El virus hepatitis A, una enfermedad viral que causa inflamación del hígado; a menudo provocada por agua o comida contaminada, o higiene precaria	1. _____ (12+ meses) 2. _____ (18+ meses)	La segunda dosis es dada no antes de 6 meses después de la primera
Influenza	La gripe, una enfermedad respiratoria contagiosa	Anualmente entre los 6 meses y los cinco años; opcional pero frecuentemente recomendada después de los 5 años	Se da anualmente
HPV	Papillomavirus humano, una enfermedad de transmisión sexual que causa verrugas genitales y cáncer cervical	1. _____ (9–12 años) 2. _____ (2 años después de la primera dosis) 2. _____ (6 meses después de la primera dosis)	
Rotavirus	Infección gastrointestinal altamente contagiosa; la mayor causa de vómitos y diarreas en los niños pequeños	1. _____ (2 meses) 2. _____ (4 meses) 3. _____ (6 meses)	Una serie de 3 dosis, de aplicación oral cada 6 meses

Basado en las recomendaciones de los Centros para la Prevención y Control de las Enfermedades, 1 de diciembre de 2005

¿Qué Necesita Saber tu Pediatra Sobre Tu Hijo o Hija?

Para prepararte para la primera visita, aquí tienes una lista de las cosas que un nuevo médico no conoce sobre tu hijo o hija, y necesita saber.

☐ Nombre completo _____

☐ Fecha de nacimiento _____

☐ Peso y talla actuales _____ pies _____ pulgadas _____ libras _____

☐ Fecha del último chequeo _____

☐ Vacunas actuales _____

    HepB 1. _____ 2. _____ 3. _____

    DTaP 1. _____ 2. _____ 3. _____

    Hib. 1. _____ 2. _____ 3. _____

    MC 4 _____

    IPV 1. _____ 2. _____ 3. _____ 4. _____

    Varicella _____

    PCV 1. _____ 2. _____ 3. _____ 4. _____

    MMR 1. _____ 2. _____

    HepA 1. _____ 2. _____

    HPV 1. _____ 2. _____ 3. _____

    Rotovirus 1. _____ 2. _____ 3. _____

☐ Reacciones a las vacunas de inmunización, si hubo alguna _____

_____

☐ Historia de la salud general _____

_____

_____

☐ Alguna enfermedad o síntoma actual _____

_____

_____

☐ Alguna enfermedad/condición crónica (por ejemplo, asma, epilepsia) _____

_____

_____

☐ Tratamientos para cualquiera de las enfermedades señaladas arriba _____

_____

_____

☐ Alguna alergia (por ejemplo, alimentos, medicamenos, insectos) _____

_____

_____

☐ Alguna medicación (incluyendo dosis y horarios) _____

_____

_____

☐ Rutina para dormir y para hacer siesta _____

_____

_____

☐ Vitaminas, suplementos (incluyendo dosis y horarios) _____

_____

_____

☐ Alguna hospitalización

    Fecha _____ Razón _____

    Fecha _____ Razón _____

    Fecha _____ Razón _____

☐ Alguna cirugía

    Fecha _____ Razón _____

    Fecha _____ Razón _____

    Fecha _____ Razón _____

☐ Algún temor o fobia _____

_____

☐ Comidas favoritas _____

_____

☐ Pasatiempos, deportes, actividades extracurriculares _____

_____

☐ Hermanos _____

_____

☐ Alguna mascota _____

_____

_____

☐ Circunstancias familiares o sociales que pueden afectar a tu hijo o hija _____

_____

_____

¿Cómo Seleccionar el Médico Adecuado para Tu Hijo o Hija?

Primero, necesitas decidir qué tipo de profesional se ajustará mejor a tu familia. Los tres médicos más comunes son:

- [ ] Pediatras: médicos que se especializan en el cuidado de los niños desde el nacimiento y hasta el inicio de la edad adulta

- [ ] Médicos familiares/médicos de cabecera: doctores que proveen el cuidado de la salud a todos los miembros de la familia

- [ ] Profesionales de enfermería pediátrica: enfermeras con licencia y con un entrenamiento avanzado que proveen parte del cuidado primario a los niños y que también pueden hacer muchas tareas básicas que realizan los profesionales

Una vez que hayas decidido qué tipo te gusta más, consulta en tu entorno sobre recomendaciones, achica la lista, llama a sus consultorios, y haz algunas preguntas:

- [ ] ¿Cuáles son los horarios de atención? (¿Son convenientes para tu agenda?)

- [ ] ¿Cuántos médicos hay en práctica? (Más puede ser mejor; tendrás quien reemplace a tu médico cuando éste no esté disponible.)

- [ ] ¿A qué hospital está asociado? (¿Cómo es en comparación con los otros de la misma zona? ¿Es conveniente?)

- [ ] ¿Con qué tipos de seguros de salud aceptan? (¡Es mejor chequearlo dos veces!)

Finalmente, conoce cara a cara a los candidatos que te parece que se ajustan más. Muchos padres hacen esto antes de que nazca su primer hijo. Si ya tienes niños, llévalos contigo; la reacción de ellos también es importante. Considera lo siguiente durante la entrevista:

- [ ] ¿El médico te hace sentir a ti y a los niños cómodos?

- [ ] ¿Les habla directamente a los niños?

- [ ] ¿Explica bien las cosas? ¿En un lenguaje que los chicos pueden entender?

- [ ] ¿Escucha las preguntas y preocupaciones, o parece corto de tiempo?

- [ ] ¿Compartes con el médico la filosofía sobre temas de crianza de los niños (amamantamiento, circuncisión, preparación para dormir, dieta, ejercicios)?

Muchas de las listas de este capítulo pueden ser impresas de www.RealAge.com/parenting.

Enseñando a los niños a lidiar con las condiciones crónicas

Las siguientes condiciones están listadas alfabéticamente, no por su frecuencia, por lo tanto es fácil saltar directamente a las que te interesan. Recuerda que la lista es para una referencia rápida; sólo un médico puede diagnosticar y tratar las enfermedades.

ALERGIA Y SINUSITIS

Descripción: Respuesta inmune exagerada a una variedad de sustancias, desde la comida hasta las mascotas, desde el humus hasta las plantas. Los síntomas pueden incluir dolor de los senos nasales e inflamación, picazón en los ojos congestión nasal, sarpullido, urticaria, carraspera y dificultad para respirar.

Frecuencia: De todas las condiciones crónicas que afectan a los niños, las alergias están entre las más comunes. La buena noticia es que los niños a veces superan las alergias al crecer.

Causas: La mayoría de los niños con alergias heredan su tendencia a padecerlas, y los chicos con eczema son más propensos a tenerlas.

Tratamiento: Un doctor debería evaluar qué es lo que provoca las reacciones alérgicas, preguntando sobre los alimentos, el medio ambiente, si hay algo diferente ahora con respecto a lo que había antes de la reacción alérgica, y mucho más. Tú y tu hijo o hija necesitan observar estos desencadenantes potenciales y anotar si ocurre alguna reacción. Si no puedes resolverlo de este modo, un examen de sangre conocido como RAST o un chequeo de piel podría identificar la causa.

Una vez que se conoce la causa, el objetivo es evitarla. Cuando eso no es posible—es difícil evitar el pasto o el polvo, por ejemplo—antihistamínicos por prescripción o sin ella pueden prevenir o calmar la reacción. Algunos antihistamínicos de acción rápida pueden causar somnolencia; de todos modos, algunas fórmulas como el Claritin y Alavert son no sedantes y de efecto de larga duración, y no requieren prescripción. Si no son suficientes, hay opciones con prescripción, que incluyen los esteroides nasales y las gotas para ojos.

Las alergias severas pueden requerir una serie de vacunas—que se dan cuando las causas no pueden evitarse y los síntomas son insoportables. Para las emergencias alérgicas—como las reacciones alérgicas a los aguijones de las abejas—consigue una prescripción para un EpiPen, que autoinyecta epinefrina a través de un "lapiceo" liviano. Mantenlo a mano siempre.

Las alergias sin tratar pueden derivar en complicaciones de salud de larga duración, como problemas crónicos en los oídos o en los senos nasales. Estornudar, respirar con dificultad, una nariz que gotea o lagrimear puede mantener a los niños fuera de las actividades físicas—especialmente al aire libre—aumentando el riesgo de problemas cardiovasculares o de peso.

Más información:
Red de alergia a los alimentos y anafilaxis
(The Food Allergy and Anaphylaxis Network)
    www.foodallergy.org
Academia Americana de alergia, asma e inmunología
    (The America Academy of Allergy,
    Asthma, and Immunology)
    www.aaaai.org

ANEMIA/DEFICIENCIA DE HIERRO

Descripción: Una falta de hierro—y cuando al cuerpo le falta hierro, no puede producir suficiente hemoglobina, la sustancia en los glóbulos rojos que lleva el oxígeno al cuerpo y al cerebro.

Frecuencia: Los bebés, los niños pequeños, preescolares, y las niñas adolescentes son los que corren más riesgos. En un estudio, cerca del 7 por ciento de los niños de entre uno y dos años mostraron signos de deficiencia; en las niñas adolescentes, la incidencia puede ser de entre el 9 y 16 por ciento. Los vegetarianos también están en gran riesgo.

Causa: En general, la falta de alimentos ricos en hierro y la menstruación son las causas más comunes.

Tratamiento: Los suplementos de hierro ayudarán a aumentar los niveles de hierro y a producir almacenamiento de hierro en el organismo. Las buenas fuentes en la dieta incluyen verduras de hojas verdes, carne roja, la parte oscura de la carne de ave, huevos, y frutas secas. Los recién nacidos obtienen hierro de una de las mejores fuentes: la leche materna. Si no se alimenta con leche de pecho, usa las fórmulas enriquecidas con hierro. Incorporar suficiente vitamina C también ayuda al cuerpo a absorber el hierro.

La deficiencia de hierro no tratada puede impactar permanentemente en el desarrollo del cerebro, haciendo difícil el aprendizaje en los niños. Puede ser que los niños con deficiencia de hierro no ganen suficiente peso o no crezcan apropiadamente, que se cansen, que tengan problemas digestivos, y sean más propensos a las infecciones y enfermedades. La deficiencia de hierro también incrementa la absorción de plomo, por lo tanto hay más riesgos de intoxicación con plomo.

ANEMIA DREPANOCÍTICA

Descripción: Tipo de anemia hereditaria debida a la configuración anómala de la hemoglobina; causa dolor de articulaciones, ictericia, úlceras en las extremidades inferiores, y fiebre, y puede acortar la esperanza de vida.

Frecuencia: En los Estados Unidos, se da con mayor frecuencia entre los niños afroamericanos (aproximadamente 1 de cada 500) y entre los descendientes de hispanos (aproximadamente 1 de cada 1,200).

Causa: El mal funcionamiento produce hemoglobina anómala, una proteína que les permite a los glóbulos rojos llevar oxígeno a todas las partes del cuerpo. Esto lleva a la muerte temprana de algunos glóbulos rojos, causando anemia, lo que puede conducir a la falta de aliento, fatiga y la disminución en la velocidad del crecimiento y el desarrollo. El colapso rápido de glóbulos rojos también pone amarillos los ojos y la piel (ictericia) Los síntomas varían de persona en persona; algunos casos son leves pero otros requieren hospitalización.

Tratamiento: Aunque no se conoce la cura, es bastante posible para un niño mantener una buena calidad de vida. De todos modos, esta condición requiere un tratamiento. El ácido fólico ayuda mucho porque colabora en la producción de nuevos glóbulos rojos. Una droga anticáncer, Hydroxyurea, reduce las crisis de dolor y trata el síndrome de pecho agudo. Las vacunas y los antibióticos ayudan a evitar las infecciones. También pueden hacerse transfusiones de glóbulos rojos. En algunas ocasiones se opta por el transplante de médula.

El momento más crítico para comenzar con el tratamiento de la anemia drepanocítica es en los primeros años de vida. Ahí es cuando los sistemas más frágiles son más vulnerables a los daños e infecciones. La falta de un tratamiento apropiado puede provocar dolor, cálculos biliares, y mayor riesgo de infecciones.

Más información:

Medline Plus: Sickle Cell Anemia

www.nim.nih.org/medlineplus/sicklecellanemia.
html

American Sickle Cell Anemia Association

www.ascaa.org

ARTRITIS REMATOIDEA INFANTIL
(JRA por Juvenile Rheumatoid Arthritis)

Descripción: Enfermedad crónica autoinmune que afecta las articulaciones. La inflamación causa hinchazón con dolor y molestias.

Frecuencia: Entre 30,000 y 50,000 chicos en los Estados Unidos están afectados por esta enfermedad de las articulaciones.

Causa: Desconocida

Tratamiento: En la mitad de los casos, la artritis rematoidea juvenil decrece con el tiempo. En general, los niños con JRA la sobrellevan bien con un tratamiento para reducir el dolor de las articulaciones, prevenir el daño de las mismas, y mantener la función física. La JRA es a menudo combatida con una combinación de medicamentos, terapia física y ejercicio. A veces se prescriben agentes antiinflamatorios como el ibuprofeno, como así también algunos esteroides. Ayudan también los suplementos de glucosalina y sulfato chondroitin. La terapia física ayuda a desarrollar la musculatura de soporte de la articulación y a recuperar la total movilidad de las áreas afectadas.

Más información:

Instituto nacional de artritis y de enfermedades musculoskeletal y de la piel. Preguntas y respuestas sobre la artritis reumatoidea (National Institute of Arthritis and Musculoskeletal and Skin Diseases. Questions and Answers About Rheumatoid Arthritis) www.niams.nih.gov/hi/topics/juvenile_arthritis/juvarthr.htm

ASMA

Descripción: Enfermedad respiratoria que estrecha los pequeños vasos en los pulmones, dificultando la respiración, y haciéndola imposible a veces.

Frecuencia: Los índices de asma han aumentado en todo el mundo. Actualmente, aproximadamente cuatro millones de niños con menos de dieciocho años han sufrido un ataque de asma en los últimos doce meses, y muchos otros tienen asma que no ha sido diagnosticada.

Causas: Hay evidencia del rol que juegan muchos factores, genéticos y del medio ambiente. Como las alergias, el asma tiende a desarrollarse en las familias.

Tratamiento: Aunque el asma no tiene cura, puede ser controlada casi siempre. La primera cosa que puedes hacer por el asma de tu hijo o hija es NO FUMAR. Esto es vital para todos los niños, pero lo es doblemente para los chicos asmáticos. Como con las alergias, identificar qué provoca los ataques de asma es la clave para enfrentar esta condición. Una vez que hayas identificado los desencadenantes, ambos pueden trabajar para evitarlos. A veces también se prescriben broncodilatadores (inhaladores) y medicación antiinflamatoria.

Si el asma no está controlada, puede acarrear problemas de sueño a largo plazo debido a las restricciones en la respiración, un debilitamiento del sistema inmune, una reducción de la capacidad cognitiva, problemas de aprendizaje, y, con el tiempo, pérdida de la función pulmonar.

Más información:

Academia Americana de alergia, asma e inmunología (American Academy of Allergy, Asthma, and Immunology)

www.aaaai.org

AUTISMO

Descripción: Trastorno complejo del desarrollo neurológico, que aparece en los tres primeros años de vida y afecta a las personas en distintos grados. Los síntomas incluyen poca interacción social, problemas con la comunicación verbal y no verbal, rutinas obsesivas o repetitivas, e intereses restringidos.

Frecuencia: Cerca de 1 niño entre 166 es afectado por el autismo; es cuatro veces más común en niños que en niñas.

Causas: La causa es desconocida, pero pueden jugar un rol los factores genéticos y del medioambiente. Es el resultado de un desarrollo anormal de ciertas partes del cerebro.

Tratamiento: El tratamiento puede ser tan complejo como la enfermedad, y depende de la severidad de la misma y del niño. En una edad temprana, la educación intensiva y la terapia pueden ayudar a los niños a desarrollar y aprender habilidades que les permitan comunicarse, interactuar, jugar, aprender, y cuidarse a si mismos. Esto también puede ayudar con los síntomas difíciles de los desórdenes del espectro del autismo en un niño. A veces se usa cierta medicación para reducir los síntomas tales como la ansiedad, el enojo y los comportamientos repetitivos.

Más información:

Centros para el control y prevención de las enfermedades: centro nacional para los defectos de nacimiento e incapacidades en el desarrollo: autismo (Centers for Disease Control and Prevention: National Center on Birth Defects and Developmental Disabilities: Autism)
www.cdc.gov/ncdd/ddautism.htm

El autismo habla (Autism Speaks)
www.autismspeaks.org

CÁNCER

Descripción: Crecimiento maligno o tumor causado por células anormales que pueden invadir y dañar el tejido saludable.

Frecuencia: El cáncer infantil es relativamente raro. Afecta cerca de 14 de cada 100,000 chicos en los Estados Unidos cada año. Los cánceres infantiles más comunes son los de médula ósea (leucemia), el linfático (linfoma) y de cerebro.

Causas: Es un gran misterio. Se sospecha de muchos factores, incluyendo la predisposición genética, la exposición a ciertas toxinas o químicos, la prolongada exposición a los rayos solares UV y la radiación.

Tratamiento: Cualquiera sea la causa, el tratamiento existe, las investigaciones progresan—y el índice de mortalidad ha caído. La cirugía, quimioterapia y la radiación, solos o en combinación, son los tratamientos más eficaces. Los centros especializados en cáncer infantil tienen psicólogos, trabajadores sociales, expertos en niños, nutricionistas, terapeutas físicos y educadores, que sostienen y educan a toda la familia.

Este tipo de red de trabajo que guía a los niños y familiares a través de este proceso hace más manejable esta condición.

Más información:

Instituto Nacional del Cáncer
(National Cancer Institute)
www.cancer.gov/cancertopics/types/childhood
cancers

CEGUERA

Descripción: Para ser legalmente ciego, un niño debe tener una visión peor que 20/200, o tener un campo visual menor que 20 grados en el mejor ojo.

Frecuencia en los niños: Aproximadamente 13.5 millones de niños entre cero y diecisiete años sufren de ceguera parcial o total.

Causas: En los niños, el deterioro de la visión puede deberse a defectos de nacimiento. También el daño del nervio óptico, las heridas en el/los ojo/s, y los traumatismos de parte del cerebro que controlan la visión puede terminar en ceguera. Lo mismo sucede con las cataratas bilaterales congénitas, que pueden nublar las lentes de modo que la luz no pueda pasar a través.

Tratamiento: La instrucción puede provenir de maestras especialmente entrenadas y terapeutas que pueden proveer las habilidades de comunicación, académicas, sociales y otras que los niños con daños en la visión necesitan para prosperar. Si no es tratada apropiadamente, los daños en la visión pueden conducir al aislamiento social, depresión y lesiones.

Más información:

Faro internacional (Lighthouse International)
www.lighthouse.org

Previene la ceguera América (Prevent Blindness America)
www.preventblindness.org/children

DEPRESIÓN

Descripción: Condición caracterizada por un permanente sentimiento de abrumadora tristeza y desesperanza.

Frecuencia: La incidencia crece con los años. Aproximadamente entre el 1 y 3 por ciento de los niños con menos de diez años son diagnosticados como depresivos. En los adolescentes, el índice llega a ser de entre 3 y 6 por ciento. Los números son más altos si otros miembros de la familia son depresivos.

Causa: Aunque la causa precisa de la depresión clínica no está plenamente comprendida, parece ser una combinación de factores—biológicos, genéticos, del medio y/o sucesos durante la niñez.

Tratamiento: Cuanto antes sea reconocida la depresión, mejor será el pronóstico. Con terapia, medicación, o ambas, los chicos pueden llevar adelante vidas felices y saludables. La terapia oral puede trabajar por si sola; de todos modos, hay también mucha medicación antidepresiva que es efectiva. Pero dado que algunas tienen potenciales riesgos colaterales, el monitoreo cercano de parte de un profesional es absolutamente esencial.

Si se la deja sin tratar, la depresión puede interferir grandemente en el desarrollo, en el bienestar y en la felicidad y salud futura de tu hijo o hija. Puede derivar en desórdenes del sueño o de la alimentación, obesidad, abuso de sustancias en la adultez y suicidio, lo cual es la segunda causa de muerte entre adolescentes, después de los accidentes con vehículos.

Más información:
www.Parentsmedguide.org

The Use of Medication in Treating Childhood and
    Adolescent Depression
    www.parentsmedguide.org

DESÓRDENES DEL SUEÑO

Descripción: Los desórdenes del sueño engloban muchos problemas diferentes, pero pueden ser categorizados en estos cuatro grupos:

- Dificultades para conciliar el sueño
- Dificultades para permanecer dormido
- No poder estar despierto durante el día
- No poder mantener un horario regular de sueño

Frecuencia: Los problemas de sueño son comunes entre los niños pero a menudo no se los tiene en cuenta.

Causa: Los problemas de sueño de muchos niños se relacionan con hábitos de dormir pobres o con inconstancia en la rutina a la hora de dormir, pero a veces el estrés, las preocupaciones, o la ansiedad causan insomnio. Los problemas de sueño persistentes pueden también ser síntomas de dificultades emocionales.

Tratamiento: Desarrollar rutinas constantes a la hora de ir a dormir ayuda a minimizar los problemas más comunes. Las clínicas de sueño pueden ayudar con los desórdenes más serios, y enseñar a los niños técnicas de relajación. Asegurarse de que los niños tienen suficiente descanso es un componente básico de la buena salud. La falta de descanso rompe el equilibrio del organismo y perturba los sistemas de sensibilidad, afectando el humor, el rendimiento escolar y es huésped de otras cosas.

Más información:

Academia americana de psiquiatría para niños y
    adolescentes (American Academy of Child and

Adolescent Psychiatry)

www.aacap.org (busca bajo "sleep" o sueño)

DIABETES: TIPO 1 Y TIPO 2

Descripción: La producción insuficiente de insulina conduce a un metabolismo pobre de la glocusa. El tipo 1, o diabetes insulina-dependiente, es típicamente visto por primera vez en la niñez y no es prevenible. El tipo 2, diabetes resistente a la insulina, es más común entre los adultos pero está creciendo rápidamente entre los niños. Está fuertemente relacionada con el sobrepeso y la inactividad, por lo tanto, un cambio en el estilo de vida—peso, dieta, ejercicio—es el modo más eficiente tanto de prevenirla como de controlarla.

Frecuencia: Cerca de un niño por cada cuatrocientos o quinientos tiene diabetes. Mientras que aproximadamente 13,000 chicos son diagnosticados con el tipo 1 cada año, los Centros de Control y Prevención de Enfermedades (Centers for Disease Control and Prevention) creen que los nuevos casos de tipo 2 representan de 8 a 43 por ciento de todas las diabetes diagnosticadas.

Causas: Los genes juegan su rol, pero es pequeño, en el tipo 2. Los factores de estilo de vida, como una dieta pobre y la falta de actividad física, dan cuenta del 90 a 95 por ciento de las diabetes de tipo 2.

Tratamiento: A los chicos con diabetes se los debe educar para saber reconocer y controlar la existencia de baja azúcar en sangre. El ejercicio y la dieta son vitales para ambos tipos en vistas a mantener los niveles de azúcar en sangre y un peso normal. Además, el tipo 1 requiere la inyección de insulina debajo de la piel, de una a cuatro veces por día y el tipo 2 puede requerir aplicaciones similares. Si las inyecciones de insulina son necesarias, los chicos deben aprender a hacerlo solos.

Si la diabetes tanto del tipo 1 como del 2 no está bien controlada, puede gradualmente llevar a ataques de corazón, accidentes cerebrovasculares, ceguera, fallas del riñón, enfermedades de la encía, enfermedades de los vasos sanguíneos daños nerviosos, amputación e impotencia masculina.

Más información:

Asociación Americana de la Diabetes
  (American Diabetes Association)
  www.diabetes.org/for-parents-and-kids.jsp

DISCAPACIDAD AUDITIVA

Descripción: Pérdida parcial o total de la capacidad auditiva

Frecuencia: Aproximadamente tres de cada mil bebés nacen con pérdidas significativas de audición, y muchos más con una pérdida más ligera. En general, del 3 al 5 por ciento de los chicos de dieciocho años o menores sufren alguna pérdida de audición.

Causa: La pérdida de la audición es una de los defectos de nacimiento más comunes. También puede provenir de una infección o golpe, como una rotura de tímpano o fractura de cráneo. La pérdida temporaria de audición podría provenir de la acumulación de cera en el canal del oído, de algo depositado en el oído o de una alergia o infección.

Tratamiento: El entrenamiento apropiado, la instrucción y los programas de tratamiento pueden lograr una gran diferencia al enseñarles a los niños a enfrentar el tema, hacer productivo el uso de la audición residual, mejorar las comunicaciones y usar los dispositivos de escucha efectivamente. Los aparatos de audición pueden ayudar, lo mismo que las intervenciones quirúrgicas, tales como los implantes cocleares. Si no está bien atendida, la pérdida de audición puede afectar el habla y el desarrollo del lenguaje, las capacidades académicas, la imagen de sí mismo, y el desarrollo social/emocional.

Más información:

Instituto nacional de sordera y otros desórdenes de
la comunicación (National Institute on Deafness
and Other Communication Disorders)
www.nidcd.nih.gov

ECZEMA

Descripción: Inflamación de la piel. Caracterizada por hinchazón y formación de escamas; puede llevar a lesiones que se forman corteza. Puede ser aguda o crónica.

Frecuencia: La eczema aparece generalmente por primera vez durante la infancia y alrededor del 15 a 20 por ciento de los niños en edad escolar la tienen. Felizmente, la mayoría de ellos dejan de padecerla.

Causa: Las causas no están completamente claras, pero tiene incidencia el factor hereditario, por lo tanto si un miembro de la familia tiene eczema, es más probable que un niño la tenga también.

Tratamiento: El tratamiento incluye la identificación y el intento de evitar aquello que empeore la piel del niño, que puede ser cualquier cosa desde los alimentos hasta lanolina, un derivado de la lana. Los ungüentos y cremas alivian la irritación, y a veces también se prescribe medicación para la picazón. A menudo, son necesarias cremas con base esteroide; de todos modos, ahora hay disponibles algunas cremas no esteroides que pueden obtenerse con una prescripción. Humecta la piel diariamente. Trata de evitar que los niños se rasquen y mantén las uñas cortas para evitar las infecciones cutáneas.

Más información:

Sociedad Nacional Eczema (National Eczema Society)
   www.eczema.org

ENFERMEDAD DE REFLUJO GASTROESOFAGEAL
(GERD por Gastroesophageal Reflux Disease)

Descripción: GERD resulta del retorno del ácido estomacal dentro del esófago, causando una sensación de quemazón. Es común entre los bebés, especialmente entre los bebés prematuros. Es lo que causa que escupan la leche materna o de fórmula durante el primer año de vida.

Frecuencia: Aunque usualmente desaparece alrededor del año, se estima que hay entre un 3 a 5 por ciento de niños en Estados Unidos con reflujo.

Causa: Parece que la genética es el factor clave, pero las alergias, las intolerancias a la dieta, y otros desórdenes digestivos también juegan un rol. Los niños con asma, fibrosis cística, problemas musculares o neurológicos y los que tienen condiciones tales como síndrome Down son más propensos a tener GERD.

Tratamiento: El tratamiento depende de los síntomas y de la edad. Si tu hijo o hija se siente incómodo/a, tiene dificultades para dormir o comer, o no está creciendo, un doctor puede intentar OTC o antiácidos bajo prescripción. Otros tratamientos incluyen hacer pequeñas comidas, no yacer inmediatamente después de haber comido, y dormir con la cabeza un poco elevada. El GERD puede manejarse a menudo evitando el chocolate, la cafeína, los alimentos muy condimentados, la menta, las bebidas gaseosas y los alimentos con alto contenido graso o ácido.

Más información:

Centro de intercambio nacional sobre enfermedades digestivas (National Digestive Diseases Information Clearinghouse)
Digestive.niddk.nih.gov/ddiseases/pubs/gerd

FIBROSIS CÍSTICA (CF)

Descripción: Desorden metabólico hereditario caracterizado por la producción anormal de mucosidad gruesa. Primariamente afecta el páncreas y el sistema respiratorio y resulta en una infección crónica.

Frecuencia: Aproximadamente 2,500 bebés nacen con CF cada año y más de 30,000 niños y adultos jóvenes en los Estados Unidos la padecen.

Causa: Es un desorden metabólico que ha pasado de padre a hijo. Se lo ve mayormente entre los descendientes del Cáucaso Central y Europa del Norte europeo, pero afecta a todas las razas.

Tratamiento: Prevenir la infección con antibióticos, reducir la cantidad y densidad de las secreciones con drogas para el debilitamiento de la mucosidad, y mejorar la salida de aire con broncodilatadores pueden disminuir el deterioro de los pulmones en algunos niños. El tratamiento con ibuprofeno puede ayudar también. Los métodos físicos que logran mantener la función del pulmón y evitar complicaciones incluyen la técnica de liberación de las vías respiratorias (ACT) y el drenaje postural y percusión del pecho diarios (PD&P), una forma de terapia física.

Las calorías adecuadas y la buena nutrición son fundamentales, y el reemplazo de la enzima pancreática es a menudo necesaria para ayudar a la digestión. En los casos más extremos, se requiere un transplante de pulmón. Sin el tratamiento apropiado, un niño con CF sufrirá infecciones respiratorias y digestivas crónicas, y mortalidad temprana.

Más información:

Fundación de Fibrosis Cística
    (Cystic Fibrosis Foundation)
    www.ccf.org

INFECCIONES DEL TRACTO URINARIO (UTIS)

Descripción: Infección, inflamación e irritación de la vejiga causada por un bacteria que viaja por la uretra. También conocida como cistitis.

Frecuencia: La incidencia parece ser mayor entre los niños menores a dos años, con mayoría de infecciones durante el primer año. El índice no es tan alto cuando se mira el total de la población—algo como el 2 por ciento—pero puede ser muy doloroso y requiere tratamiento para prevenir una situación más seria de infección del riñón.

Causa: Algunos niños nacen con reflujo urinario, una condición en la que el flujo de orina regresa de la vejiga a los riñones, causando infecciones frecuentes en el tracto urinario. Pero usualmente la uretra está irritada por otro problema—espuma de baño, jabones perfumados, suciedad fecal, trajes de baño húmedos—que hace más probable la infección.

Tratamiento: Son generalmente tratadas con antibióticos. El reflujo urinario usualmente es tratado con antibióticos preventivos permanentes hasta que el niño supera la condición. De todos modos, a veces es necesaria la intervención quirúrgica para corregir el problema (ver capítulo 4). Si no se detecta, las enfermedades urológicas, como el reflujo urinario, pueden provocar daños serios y dejar secuelas en los riñones.

Más información:

Centro nacional de intercambio de información
sobre las enfermedades urológicas y del riñón
(National Kidney and Urologic Diseases Information Clearinhouse)
www.kidney.niddk.nik.gov
(busca bajo "UTI children" o "Niños UTI")

PRESIÓN ARTERIAL ALTA/HIPERTENSIÓN

Descripción: Elevación de la presión sanguínea más allá del rango normal para la edad y la talla.

Frecuencia: Un estudio reciente financiado por el Instituto Nacional del Corazón, Pulmón y Sangre (National Heart, Lung, and Blood Institute) demostró que los niveles de presión arterial para los niños y adolescentes han crecido dramáticamente desde 1988. Pero el rango de la normal varía ampliamente entre los chicos, dependiendo de la edad, talla y sexo, por lo tanto lo que es aceptable en un niño levantará una bandera roja en otro. Tu pediatra es la mejor persona para determinar si la presión de la sangre de tu hijo está por sobre lo normal.

Causa: Algunas condiciones del corazón, el pulmón y el riñón pueden causar alta presión sanguínea entre los niños. Pero más y más hipertensión infantil se debe a la obesidad y al estilo de vida sedentario.

Tratamiento: Los ajustes saludables en el estilo de vida pueden reducir la alta presión arterial causada por el exceso de peso y la falta de ejercicio. Hacer una dieta saludable/baja en sodio (Capítulo 2), hacer más ejercicio (Capítulo 3) y manejar el estrés diario (Capítulo 6) puede obrar maravillas.

SÍNDROME DE DOWN

Descripción: Un desorden cromosómico heredado, que se diagnostica antes del nacimiento o al nacer. Resulta en algún grado de retraso mental.

Frecuencia: Ocurre 1 por cada 660 nacimientos y es diagnosticado al nacer o antes. Los síntomas varían enormemente de caso en caso.

Causa: Los chicos con síndrome de Down heredan una copia extra del cromosoma veintiuno, lo que causa demoras en el desarrollo, y a menudo conduce a retrasos mentales. Nadie conoce con certeza por qué ocurre el síndrome. Las mujeres mayores de treinta y cinco años tienen un riesgo mayor de tener un niño con esta condición.

Tratamiento: No hay un tratamiento médico específico, pero hay muchos sistemas de educación y apoyo para las familias con hijos con síndrome de Down, incluyendo el Congreso Nacional de Síndrome de Down. (National Down Syndrome Society).

Los niños con síndrome de Down son más susceptibles a padecer otros problemas de salud como las infecciones de oído y senos nasales, constipación, problemas en las articulaciones, en el corazón, la visión y la audición.

Más información:

Sociedad Nacional Síndrome de Down
(National Down Syndrome Society)
www.ndss.org

TRASTORNO POR DÉFICIT DE ATENCIÓN CON HIPERACTIVIDAD (ADHD)

Descripción: Esta condición está caracterizada por lapsos cortos de atención, hiperactividad, y comportamiento impulsivo.

Frecuencia: Entre un 3 y 5 por ciento de los niños en edad escolar tienen algún nivel de ADHD (a veces conocido como ADD); prevalece más entre niños que entre niñas.

Causas: Hasta donde sabemos, los niños nacen con esta condición genética.

Tratamiento: Usualmente se trata con una combinación de terapia conductual y medicación. Cuando son tratados correctamente, los chicos pueden aprender a usar su exceso de energía a su favor, mientras que aprenden además a minimizar las tendencias menos productivas. Una dieta saludable, un sueño de alta calidad, y distracciones limitadas pueden ayudar (ver capítulo 5 para mayor información sobre ADHD.)

Si no se descubre y trata el ADHD en la niñez puede dañar la salud general y el bienestar en la adultez. Incrementa de por vida el riesgo de fracaso escolar, depresión, desórdenes de comportamiento, y problemas de relación y laborales, y de abuso de sustancias.

Más información:

Niños y adultos con Desorden de hiperactividad y déficit atencional (CHADD: Children and Adults with Attention-Deficit/Hyperactivity Disorder)
www.chadd.org

Incapacidades para el aprendizaje online: ADD ADHD (Learning Disabilities Online: ADD/ADHD)
www.ldonline.org

VIVIR A LO GRANDE
Esperando un Futuro Saludable

Faltaban sólo tres semanas para que terminara definitivamente este libro cuando me invitaron a la fiesta de cumpleaños de un niño—una fiesta que no podía perderme. Audrey era una amiga de infancia de mi hermana y éste era el primer cumpleaños de su primer hijo. Yo había conocido a Audrey por años—ella prácticamente vivía en nuestra casa—y casi toda mi familia pensaba que nunca elegiría tener chicos. Pero ahí estaba, la mamá orgullosa de un saludable niño de un año.

Mis chicos (mis dos hijos y mi maridito) planearon un día de excursión y descubrimiento de pájaros en el parque sólo para hombres; yo me llevé a mi hija, Emily, conmigo en mi viaje al campo.

Cuando llegamos, miré a mis hermanas como únicamente "miran las hermanas." Audrey estaba transformada. La chica tranquila y seria que yo siempre recordaba tenía ahora alrededor un círculo de chicos riéndose incontrolablemente mientras ella y Tookie el payaso hacían locos animales con globos—la maternidad había hecho aparecer su lado infantil. Además del payaso, había contratado a una adolescente del barrio para que hiciera arte y artesanías con los chicos, y mi hija Emily rápidamente descubrió un tubo de purpurina roja y lo derramó en la mesa para crear una brillante obra maestra.

Después de las presentaciones me instalé en un sillón tapizado con flores en la animada sala. Todos tenían al menos un niño. Algunos eran padres solteros, algunos casados. Conocía al menos uno que compartía la custodia con su ex. Un par de las amigas de Audrey estaban embarazadas y todas—incluyéndome a mí—les ofrecíamos a las dos mujeres consejos y sugerencias sobre la crianza de los hijos que habíamos atesorado al criar a los nuestros. Estábamos muy entusiasmadas por la diversión y los años de desafíos que tenían por delante estas futuras madres.

Yo pensaba que tenía que escribir este libro para compartir todo lo que había aprendido como pediatra sobre cómo ser el mejor padre posible, sobre ayudar a los niños a desarrollar costumbres saludables y a ser lo más feliz, saludable y exitoso posible en los años venideros. Pero algo interesante sucedió en el proceso. Aunque sabía que tenía el don para interpretar las relaciones padre-hijo en mi consultorio, después de estudiar minuciosamente todas las investigaciones para el libro me di cuenta que había adquirido una nueva perspectiva sobre la dinámica familiar. Más que nunca, me di cuenta que no existe un "único talle que les quede bien a todos" de estilo de vida saludable que funcione para todas las familias.

Una mujer a mi derecha entabló una conversación comenzando con "De modo que eres pediatra?" Sonreí y pregunté por sus hijos (dos niñas, de seis y diez años) y sus intereses (leer y gimnasia), y esperé a que ella inevitablemente comenzara a hacerme preguntas sobre la salud de las niñas. No es que me moleste escuchar—ser pediatra es mi amor, mi orgullo—es sólo que siempre me he sentido incómoda al dar consejos específicos sin conocer al niño primero. Entiendo que es allí donde aparece mi nueva perspectiva; me descubrí con ansias de contarle todo lo que había aprendido mientras investigaba para este libro. Quería explicarle que son las rutinas y los rituales diarios de sus niñas lo que realmente hará que la buena salud perdure. Al mismo tiempo, sabía que no lo podía resumir todo en un par de oraciones, de modo que me mordí los labios.

Ella había estado hablando acerca del alivio que sería cuando sus hijas fueran lo suficientemente grandes como para quedarse solas en casa por períodos cortos de tiempo, cuando ella no tuviera que ser tan diligente sobre el cepillado de dientes, o el ejercicio o el cuidado para que no se lastimaran. Sentí tanta discrepancia. Sí, los niños de trece años son más responsables de su propia seguridad y bienestar que los niños de seis. Sin embargo, los padres tienen que ser al menos tan diligentes durante esos primeros años de adolescencia como lo son con los niños que recién empiezan a caminar. Cuando los adolescentes comienzan a encontrar su propio camino, necesitan guía e inspiración para elegir, más que nunca, el camino más saludable.

En realidad, un estudio reciente ha mostrado que los chicos activos a menudo se vuelven adolescentes inactivos cuando se les deja la opción enteramente a ellos, y los adolescentes inactivos luego se vuelven adultos inactivos—y todos sabemos adónde nos lleva eso. Simplemente nos muestra que las buenas costumbres pueden venirse abajo en cualquier momento. No es que no puedan ser invertidos…

En ese momento, Emily vino corriendo y me hizo señas para que me inclinara para decirme un secreto. Me sonreí y afirmé con mi cabeza, y ella corrió de vuelta a la mesa donde pintaba.

"Tú debes de ser la Supermamá," dijo la mujer a mi derecha, "con todo lo que sabes."

"Oh, no, lejos de eso," le respondí.

Porque, seamos honestos, saber qué hacer y realmente hacerlo son dos cosas muy diferentes. Yo tomo lo que sé y trato de hacerlo funcionar para mi familia. En realidad, descubro que ser imperfecto es la mejor forma de ser. Yo me esfuerzo por ser el mejor modelo de vida para mis chicos, pero también me permito equivocarme de vez en cuando. Trato de brindarles los alimentos más nutritivos, pero todos tenemos antojos. Mi esposo y yo siempre les decimos a nuestros chicos: "McDonald's está bien de vez en cuando." Y nuestros chicos preguntan: "¿No es todavía de vez en cuando?" Palabras código para moderar los permisos. Y cuando nos damos un gusto, mi hija dice: "Si como esto ahora, entonces después comeré una merienda saludable (como una banana o un yogurt) para seguir creciendo fuerte." Me encanta.

Sí, guía e inspiración todo el tiempo... pero nosotros también somos humanos y los chicos tienen que saber que está bien no ser perfectos. En lugar de preocuparme por cada gusto que nos damos, yo me concentro en ayudar a mis chicos a ver cómo hacer elecciones saludables encaja en el gran cuadro de sus vidas. Quiero darles el poder a ellos de elegir sabiamente por sí mismos.

Así que yo quería decirle a la mujer de la fiesta: "Oh, tienes que leer mi libro, y después simplemente hacer lo mejor que puedas—eso será suficiente. En realidad, eso estará bien." Como padre o madre tú sabes más de lo que piensas. El amor sirve de mucho, después de todo.

ARRANCAR
Herramientas, Información e Inspiración en el Internet para Criar una Familia Más Saludable

► **Comienza con:**

Crianza RealAge
Puedes hacer el Test RealAge de chicos saludable por Internet, gratuitamente aquí y no sólo la computadora calculará tu puntaje, sino que también generará un plan en profundidad y lleno de actividades específicas a las necesidades de tu hijo o hija. Además, puedes recibir consejos semanales gratuitos de expertos en salud, leer y enviar mensajes en mesas de discusión, imprimir páginas para colorear y bajar muchas de las tablas y listados que aparecen en este libro.
www.RealAge.com/parenting

RealAge
Los padres con los estilos de vida más saludables tienden a criar los hijos más saludables, quienes, a su vez, crecerán y serán adultos más saludables. Dense cuenta de sus propias cos-

tumbrse diarias, y denles a sus estilos de vida un saludable impulso tomando el Test RealAge. Conocerás tu RealAge, o edad biológica, y recibirás un plan de reducción de edad justo para ti.

www.RealAge.com

▶ **Para información general sobre la salud de los chicos, consulta:**

Academia Americana de Médicos de Familia (AAFP por American Academy of Family Physicians)
Explora un gran caudal de información práctica sobre enfermedades, dolencias, medicación, síntomas, vida saludable y más.

familydoctor.org

Academia Americana de Pediatría (AAP por American Academy of Pediatrics)
Ve directo al Rincón de Crianza (Parenting Corner) para encontrar información sobre cómo elegir un médico, inmunizaciones, desarrollo del niño, seguridad y prevención de heridas y más.

www.aap.org

Centros para el Control y Prevención de las Enfermedades (Centers for Disease Control and Prevention)
Este es el lugar para los datos y recomendaciones sobre salud del gobierno oficial para chicos desde el nacimiento hasta los veinte años de edad. Encontrarás herramientas interactivas, tablas, tablas de crecimiento, vacunas recomendadas e información sobre enfermedades crónicas e infecciosas, lesiones, incapacidades y amenazas ambientales a la salud.

www.cdc.gov

KidsHealth (La salud de los chicos)
Aquí encontrarás artículos prácticos, fáciles de leer sobre un amplio espectro de enfermedades y dolencias crónicas. Hay también recursos e información aprobados por médicos. Este sitio está dividido en áreas exclusivas para padres, niños y adolescentes.
    www.kidshealth.org

Departamento de salud y oficina de servicios humanos de prevención de la enfermedad y promoción de la salud de los Estados Unidos. (U.S. Department of Health and Human Services Office of Disease Prevention and Health Promotion)
¡Visita este sitio con tus chicos! Incluye juegos, concursos, sugerencias sobre cómo navegar en la Red con seguridad y crear sitios personales, más información sobre abuso de sustancias, seguridad y más.
    www.healthfinder.gov/kids/

▶ **Para información sobre nutrición y costumbres de alimentación, visita:**

Asociación dietética Americana (ADA por American Dietetic Association)
Encuentra respuestas claras a las preguntas de tu familia sobre alimentos y nutrición. ADA hace un trabajo genial de traducción de la ciencia de la nutrición a soluciones prácticas para una vida saludable a través de hojas de datos, listas para leer y actividades interactivas.
    www.eatright.org

Fuente de nutrición de la Facultad de Salud Pública de Harvard (Harvard School of Public Health Nutrition Source)
Encontrarás la respetada pirámide de nutrición saludable de Harvard aquí. Este sitio también cubre las últimas novedades

sobre dieta y nutrición y provee herramientas para ayudar a hacer elecciones inteligentes sobre tu dieta y la salud a largo plazo.

www.hsph.harvard.edu/nutritionsource/

Centro de administración de alimentos y drogas para la seguridad del alimento y la nutrición aplicada de los Estados Unidos (U.S. Food and Drug Administration's Center for Food Safety and Applied Nutrition)
Hay consejos excelentes aquí sobre cómo mantener el alimento y los suplementos seguros, nutritivos y sanos. Visita las secciones Chicos (Kids), Adolescentes (Teens) y Educadores (Educators) y encuentra concursos, páginas para pintar y más.

www.cfsan.fda.gov

Departamento de Agricultura de los Estados Unidos (USDA por U.S. Department of Agriculture)
Escala la recientemente actualizada pirámide alimenticia y explora las últimas pautas alimenticias para ti y tus hijos. Ingresa edad, sexo y nivel de actividad física y recibe recomendaciones personalizadas sobre consumo diario de calorías y necesidades nutricionales.

www.mypyramid.gov

▶ **Para información sobre las necesidades de ejercicio para los chicos, visita:**

El padre educado en deportes (The Educated Sports Parent)
Cubre importantes temas de deportes para jóvenes desde el punto de vista de los padres, incluyendo los indicadores de la aptitud para la participación, especialización, lesiones provocadas por la sobreexigencia y cómo ser un padre entrenador.

www.educatedsportsparent.com

Ponte y mantente activo (Get Active Stay Active)
Aprende estrategias efectivas para alentar a los chicos que están en la escuela media y secundaria a volverse más activos físicamente. El sitio ofrece herramientas que les permiten a los estudiantes registrar y sumar el total de minutos de actividad física.

www.getactivestayactive.com

Centro nacional de actividad física y minusvalía (NCPAD por National Center on Physical Activity and Disability)
Lleno de información sobre cómo adaptar juegos y deportes para discapacidades específicas, y sobre cómo encontrar instalaciones para ejercicios que contemplen la minusvalía y programas de recreación donde vives.

www.ncpad.org

Centro nacional para la seguridad en el deporte (National Center for Sports Safety)
Encuentra consejos para ayudar a tu joven atleta a jugar seguro en la cancha, la pista de patinaje, el campo de juego, la pista de carreras o en el agua. Además, encuentra cómo ser un Padre Embajador para la Seguridad en el Deporte. (PASS por Parent Ambassador for Sports Safety)

www.sportssafety.org

Verbo ahora (VerbNow)
En este sitio web, los chicos de once o doce años pueden chatear con otros chicos de su misma edad sobre todos los temas, desde hockey sobre patines y bicicletas de montaña hasta navegación y croquet. El sitio está hecho por los Centros para el control y prevención de enfermedades (Centers for Disease Control and Prevention)

www.verbnow.com

▶ **Para información sobe la salud social y emocional de los chicos, visita:**

AboutOurKids.org
Visita este sitio producido por el Centro de Estudios del Niño de la Universidad de Nueva York (New York University Child Study Center) y encuentra artículos sobre la salud mental y emocional de los niños.
    www.aboutourkids.org

Academia Americana de Psiquiatría del niño y el adolescente (American Academy of Child & Adolescent Psychiatry)
Aprende más acerca de la identificación y el tratamiento de desórdenes mentales, emocionales, de comportamiento y de desarrollo en niños y adolescentes.
    www.aacap.org

Asociación Nacional de salud mental (National Mental Health Association)
Acceso a información diseñado para ayudar a las familias a incrementar su comprensión de los desórdenes de salud mental de los niños tales como la depresión, desórdenes bipolares, desórdenes de ansiedad y ADHD.
    www.nmha.org

▶ **Para consejos sobre cómo mantener a los chicos seguros, visita:**

Cruz Roja Americana (American Red Cross)
Provee todo tipo de información sobre el entrenamiento para la salud y seguridad, tanto como oportunidades de trabajo voluntario en tu zona para tu familia.
    www.redcross.org

Administración nacional de seguridad de tránsito en autopistas (National Highway Traffic Safety Administration)
Usa el motor de búsqueda nacional de este sitio para encontrar grupos locales en tu zona que ofrezcan inspecciones de seguridad del bebé/niño en la instalación del asiento del auto.
www.seatcheck.org

PBS Padres: Los niños y los medios (PBS Parents: Children and Media)
Descubre cómo la televisión, las películas, la publicidad, las computadoras y los video juegos pueden moldear el desarrollo de tu hijo o hija y lo que puedes hacer par crear un hogar instruido acerca de los medios.
www.pbs.org/parents/childrenandmedia /

Chicos seguros en todo el mundo (Safe Kids Worldwide)
Encontrarás toneladas de información útil sobre cómo mantener a tus hijos seguros, incluyendo consejos, listas y hojas de datos.)
www.safekids.org

Comisión de seguridad del producto del consumidor de los Estados Unidos: las aventuras de seguridad de los chicos (U.S. Consumer Product Safety Commission: The Further Adventures of Kid Safety)
Diviértete explorando este sitio con tus chicos. Incluye información sobre seguridad en la bicicleta y el monopatín, y seguridad en el área de juegos y ofrece un cuestionario (Ilamado Brain Buster) para reforzar la información.
www.cpsc.gov/kids/kidsafety/

Comisión de seguridad del producto para el consumidor: Noticias sobre retiros del mercado y seguridad de los productos (U.S. Consumer Product Safety Commission: Recalls and Product Safety News) Mantente actualizado sobre los alertas de seguridad y retiros del mercado para más de cuatro mil productos para el consumidor, y muchos están orientados a los niños y la familia.
www.cpsc.gov/cpscpub/prerel/prerel.html

▶ **Y si estás buscando algún sitio de diversión para visitar con tus chicos, visita:**

El genial sitio web para chicos de la Asociación Americana de Bibliotecas (American Library Association Great Website for Kids) Explora este directorio de sitios web amigos de los chicos seleccionados por miembros de la Asociación Americana de Bibliotecas para asegurar un contenido de alta calidad.
www.ala.org/greatsites

La biblioteca formidable (Awesome Library)
Curiosea o investiga detenidamente miles de sitios en este directorio, que incluye secciones para chicos, adolescentes, padres, bibliotecarios, maestros y estudiantes.
www.awesomelibrary.org

¡BAM! Cuerpo y Mente (BAM! Body and Mind)
Diviértete en este sitio interactivo para chicos de los Centros para el control y prevención de enfermedades (Centers for Disease Control and Prevention). Usa juegos, concursos y otras formas interactivas para enseñarles a los niños a hacer elecciones saludables.
www.bam.gov

Dibdabdoo
Investiga detenidamente o curiosea el contenido original e interesante sobre todos los aspectos de la vida familiar en este

directorio de sitios web no comercial y libre de avisos publicitarios diseñado para que los niños lo usen con seguridad.

www.dibdabdoo.com

Girlshealth.gov
Diseñado para chicas de entre diez y dieciséis años, este sitio del Departamento de salud y servicios humanos de los Estados Unidos (U.S. Department of Health and Human Services) ofrece información confiable y útil sobre temas de salud que tendrán que afrontar a medida que se conviertan en jóvenes mujeres, incluyendo consejos sobre cómo relacionarse con la familia y amigos.

www.girlshealth.gov

Cómo funcionan las cosas: el canal del cuerpo (How Stuff Works: The Body Channel)
Ayuda a los chicos a comprender cómo funcionan sus cuerpos cuando están saludables y qué sucede cuando se deterioran con docenas de artículos ilustrados.

http://health.howstuffworks.com/the-body-channel.htm

KidsClick!
Señálales a tus hijos sitios web divertidos, apropiados a diferentes edades en este sitio supervisado por bibliotecarios que cubre más de 600 temas.

www.kidsclick.org

El sitio más asqueroso de la Internet (Yuckiest Site on the Internet)
Explora una variedad de temas de ciencia maravillosamente repugnantes con tus chicos. El sitio incluye una sección sobre la comprensión del asqueroso y genial cuerpo humano.

www.yucky.com

Referencias

Associations of parental, birth, and early life characteristics with systolic blood pressure at 5 years of age: findings from the Master University study of pregnancy and its outcomes. Lawlor, D. A., Najman, J. M., Sterne, J., Williams, G. M., Ebrahim, S., Davey Smith, G., *Circulation,* 2004 Oct 19; 110 (16): 2417–2423.

Cetaphil cleanser (nuvo lotion) cures head lice. Pearlman, D. L., *Pediatrics* 2005; 116:1612.

Childhood cardiovascular risk factors and carotid vascular changes in adulthood: the Bogalusa Heart Study. Li, S., Chen, W., Srinivasan, S. R., Bond, M. G., Tang, R., Urbina, E. M., Berenson, G. S. *Journal of the American Medical Association* 2003 Nov 5; 290 (17): 2271–2276.

A clinical perspective of attention-deficit/hyperactivity disorder into adulthood. Wilens, T. E., Dodson, W., *Journal of Clinical Psychiatry* 2004 Oct; 65 (10): 1301–1313.

Current concepts: streptococcal infections of skin and soft tissues. Bisno, A. L., Stevens, D. L., New *England Journal of Medicine* 1996; 334: 240–245.

Depressive symptoms in adolescence as predictors of early adulthood depressive disorders and maladjustment. Aalto-Setala, T., Marttunen, M., Tuulio-Henriksson, A., Poikolainen, K., Lonqvist, J., *American Journal of Psychiatry* 2002 Jul; 159 (7): 1235–1237.

Do parents understand immunizations? A national telephone survey. Gellin, B. G., Maibach, E. W., Marcuse, E. K. *Pediatrics* 2000 Nov; 106 (5): 1097–1102.

Does low self-esteem predict health compromising behaviours among adolescents? Mcgee, R., Williams, S., *Journal of Adolescence* 2000 Oct; 23 (5): 569–582.

Does pacifier use cause ear infections in young children? Hanafin, S., Griffiths, P., *British Journal of Community Nursing* 2002 Apr; 7 (4): 206, 208–211.

Early reading acquisition and its relation to reading experience and ability ten years later. Cunningham, A. E., Stanovich, K. E., *Developmental Psychology* 1997 Nov; 33 (6): 934–945.

Effects of seating position and appropriate restraint use on the risk of injury to children in motor vehicle crashes. Durbin, D. R., Chen, I., Smith, R., Elliot, M. R., Winston, F. K., *Pediatrics* 2005 Mar; 115 (3): e305–309.

Evaluating a model of parental influence on youth physical activity. Trost, S. G., Sallis, J. F., Pate, R. R., Freedson, P. S., Taylor, W. C., Dowda, M., *American Journal of Preventive Medicine* 2003 Nov; 25 (4): 277–282.

Family-based behavioural intervention for obese children. Epstein, L. H., *International Journal of Obesity* 1996 Feb; 20 Suppl 1: S14–21.

Five-year obesity incidence in the transition period between adolescence and adulthood: the National Longitudinal Study of Adolescent Health. Gordon-Larsen, P., Adair, L. S., Nelson, M. C., Popkin, B. M., *American Journal of Clinical Nutrition* 2004 Sep; 80 (3): 569–575.

Fluorides in caries prevention and control: empiricism or science. Ten, C. JM, *Caries Research* 2004 May–Jun; 38 (3): 254–257.

Heat stress from enclosed vehicles: moderate ambient temperatures cause significant temperature rise in enclosed vehicles. McLaren, C., Null, J., Quinn, J., *Pediatrics* 2005 Jul; 116(1): 109–112.

History of acute knee injury and osteoarthritis of the knee: a prospective epidemiological assessment. The Clearwater Osteoarthritis Study. Wilder, F. V., Hall, B. J., Barrett, J. P. Jr., Lemrow, M. B., *Osteoarthritis and Cartilage* 2002 Aug; 10(8):611–616.

Home syrup of ipecac use does not reduce emergency department use or improve outcome. Bond, G. R., *Pediatrics* 2003 Nov; 112(5):1061–1064.

Identification and remediation of pediatric fluency and voice disorders. Baker, B. M., Blackwell, P. B., *Journal of Pediatric Health Care* 2004 Mar–Apr; 18(2):87–94.

Inflammation, cardiovascular disease and destructive periodontal diseases. The evolving role of the dental profession. Craig, R. G., *New York State Dental Journal* 2004 May–Jun; 70(5).22–26.

Life events, entrapments and arrested anger in depression. Gilbert, P., Gilbert, J., Irons, C., *Journal of Affective Disorders* 2004 Apr; 79(1–3):149–160.

Lipid profile with paternal history of coronary heart disease before age 40. Bistrizer, T., Rosenzweig, L., Barr, J., Mayers, S., Lahat, E., Faibel, H., Schlesinger, Z., Aladjem, M., *Archives of Disease in Childhood* 1995 Jul; 73(1):62–65.

Longitudinal physical activity and sedentary behaviour trends: adolescence to adulthood. Gordon-Larsen; P., Nelson, M. C., Popkin, B. M., *American Journal of Preventive Medicine* 2004 Nov;27(4):277–283.

Longitudinal trends in race/ethnic disparities in leading health indicators from adolescence to young adulthood. Harris, K. M., Gordon-Larsen, P., Chantala, K., Udry, J. R., *Archives of Pediatric and Adolescent Medicine* 2006 Jan;160(1):74–81.

Matched analysis of parents' and children's attitudes and practices toward motor vehicle and bicycle safety: an important information gap. Ehrlich, P.F., Helmkamp, J. C. Williams, J. M., Haque, A., Furbee, P. M., *Injury Control and Safety Promotion* 2004 Mar; 11 (1): 23–28.

Metabolic syndrome variables at low levels in childhood are beneficially associated with adulthood cardiovascular risk: the Bogalusa Heart Study. Che, W., Srinivasan, S. R., Li, S., Xu, J., Berenson, G. S., *Diabetes Care* 2005 Jan; 28 (1): 126–131.

The observed effects of teenage passengers on the risky driving behavior of teenage drivers. Simons-Morton, B., Lerner, N., Singer, J., *Accident Analysis and Prevention* 2005 Nov; 37 (6): 973–982.

Pacifier as a risk factor for acute otitis media: a randomized, controlled trial of parental counseling. Nimela, M., Pihakari, O., Pokka, T., Uhari, M., *Pediatrics* 2000 Sep; 106 (3): 483–488.

Pacifier use in children: a review of recent literature. Adair, S. M., *Pediatric Dentistry* 2003 Sep–Oct; 25 (5): 449–458.

Parental eating attitudes and the development of obesity in children. The Framingham Children's Study. Hood, M. Y., Moore, L. L., Sundarajan—Ramamurti, A., Singer, M., Cupples, L. A., Ellison, R. C., *International Journal of Obesity and Related Metabolic Disorders* 2000 Oct; 24 (10):1319–1325.

Parenting style and adolescent's reaction to conflict: is there a relationship? Miller, J., Dilorio, C., Dudley, W., *Journal of Adolescent Health* 2002 Dec; 31 (6): 463–468.

Pedriatic restraint use in motor vehicle collisions: reduction of death without contribution to injury. Tyroch, A. H., Kaups, K. L., Sue, L. P., O'Donnell- Nicol, S., *Archives of Surgery* 2000 Oct; 135 (10): 1173–1176.

Physical activity and biological risk factors clustering in pediatric population. Ribeiro, J. C., Guerra, S., Oliveira, J., Teixeira-Pinto, A., Twist, J. W., Duarte, J. A., Mota J., *Preventive Medicine* 2004 Sep; 39 (3): 596–601.

Physical activity as a preventive measure for coronary heart disease risk factors in early childhood. Saakslahti, A., Numminen, P., Varstala, V., Helenius, H., Tammi, A., Viikari, J., Valimaki, I., *Scandinavian Journal of Medicine & Science in Sports* 2004 Jun; 14 (3): 143–149.

Prospective risk factors for alcohol misuse in late adolescence. Ellickson, S. L., Tucker, J. S., Klein, D. J., McGuigan, K. A., *Journal of Studies on Alcohol* 2001 Nov; 62(6): 773–782.

The relation of obesity throughout life to carotid intimamedia thickness in adulthood: the Bogalusa Heart Study. Freedman,

D. S., Dietz, W. H., Tang, R., Mensah, G. A., Bond, M. G., Urbina, E. M., Srinivasan, S., Berenson, G. S., *International Journal of Obesity and Related Metababolic Disorders* 2004 Jan; 28 (1): 159–166.

The relationship between physical activity and self-image and problem behaviour among adolescents. Kirkcaldy, B. D., Shephard, R. J., Siefen, R. G., *Social Psychiatry and Psychiatric Epidemiology* 2002 Nov; 37(11):544–550.

Relationship of physical activity and television watching with body weight and level of fatness among children: results from the Third National Health and Nutrition Examination Survey. Andersen, R. E., Crespo, C. J., Bartlett, S. J., Cheskin, L. J., Pratt, M., *Journal of the American Medical Association* 1998 Mar 25; 279(12):938–942.

Sleep problems in early childhood and early onset of alcohol and other drug use in adolescence. Wong, M. M., Browser, K. J., Fitzgerald, H. E., Zucker, R. A., *Alcoholism, Clinical and Experimental Research* 2004 Apr; 28 84): 578–587.

Stress burden and the lifetime incidence of psychiatric disorder in young adults: racial and ethnic contrasts. Turner, R. J., Lloyd, D. A., *Archives of General Psychiatry* 2004 May; 61 (5): 481–488.

Summertime sun protection used by adults for their children. Robinson, J. K., Rigel, D. S., Amonette, R. A., *Journal of the American Academy of Dermatology* 2000 May; 42 (5 Pt1): 746–753.

Television watching, energy intake, and obesity in U.S. children: results from the third National Health and Nutrition Examination Survey, 1988–1944. Crespo, C. J., Smit, E., Troiano, R. P., Barlett, S. J., Macera, C. A., Andersen, R. E., *Archives of Pediatrics & Adolescence Medicine* 2001 Mar; 155 (3): 360–365.

Use of a dummy (pacifier) during sleep and risk of sudden infant death syndrome (SIDS): population based case-control study. Li, D. K., Willinger, M., Pettiti, D. B., Oduli, R., Liu, L., Hoffman, H. J., *BMJ* 2006 Jan 7; 332(7532): 18–22.

Weighing the risks of treatment versus nontreatment in pediatric asthma. Spahn, J. D., Covar, R. A., *Pediatric Clinics of North America* 2003 Jun; 50 (3):667–695.

Weight management through lifestyle modification for the prevention and management of type 2 diabetes: rationale and strategies. Klein, S., Sheard, N. F., Pi-Sunyer, X., Daly, A., Wylie-Rosett, J., Kulkarni, K., Clark, N. G., American Diabetes Association, North America Association for the study of Obesity, American Society for Clinical Nutrition, *American Journal of Clinical Nutrition* 2004 Aug; 80(2): 257–263.

What predicts good relationships with parents in adolescence and partners in adult life: findings from the 1958 British birth cohort. Flouri, E., Buchanan, A., *Journal of Family Psychology* 2002 Jun; 16 (2): 186–198.

AGRADECIMIENTOS

Como todos los que comienzan a escribir un libro rápidamente descubren, se necesita de una enorme cantidad de gente para hacerlo. Agradezco a:

- Los talentos editoriales de RealAge, que estudiaron minuciosamente cada página, especialmente a Val Weaver y Carol Valdez. Espero que se hayan divertido trabajando conmigo tanto como yo con ellas. No me puedo olvidar de Charlie Silver, la visión detrás de RealAge, Jennifer Perciballi y la agente Candice Fuhrman—sin ellos, yo podría no haber tenido esta oportunidad jamás.
- Los profesionales de edición de HarperCollins, especialmente mi editora, Kathryn Huck, y Joe Tessitore, por creer en mí y en este libro.
- Mis compañeros en Carnegie Hill Pediatrics: Dr. Stephanie Freilich, Dr. Harold Raucher, Dr. Neal Kotin y Dr. Barry Stein. Ellos no sólo me alentaron, sino que también me permitieron tomar tiempo para dedicarme a un libro que ayudaría a padres y chicos a hacerse cargo de su salud—un libro que ayudaría a mejorar las vidas futuras de muchísimos más niños de los que yo podría alguna vez atender en mi consultorio.

- Mis padres, Leila y Sheldon Brooks, por alentarme siempre a luchar por mis sueños—profesionales y personales—y por enseñarme la importancia de la familia y del amor incondicional. No sería capaz de cumplir tantos roles sin una mamá que siempre está ahí para reemplazarme, y que siempre ha considerado que el cuidado de los niños es un placer, nunca una tarea doméstica más.

- Mis niñeras, Barbara Sutherland y Keith Hand, quienes a lo largo de los años han pasado tanto tiempo con mi familia que ya son familia. Cuando tengo que alejarme de mis chicos para trabajar ayudando a otros chicos/familias, le dan serenidad a mi espíritu.

- Mis hermanas y mejores amigas, Allison y Suzanne, quienes sé que siempre estarán conmigo en los mejores y peores momentos.

- Y por supuesto, mi esposo, David, que no sólo es un maravilloso compañero—me apoya, me alienta y es infinitamente paciente, especialmente durante este último año en que mis normalmente ajetreados horarios se volvieron frenéticos gracias al libro—sino que también es un increíblemente práctico papá. Cuando los chicos están con él, el tiempo nunca para. Están esquiando o de excursión o encendiendo una fogata o en camino a recoger manzanas o retozando en un partido de fútbol improvisado. (¡Y nuestros chicos no tienen ni idea de cuán en forma se están poniendo gracias a toda esta diversión casera!)

- Y por último lo mejor, mis tres maravillosos, excepcionalmente diferentes hijos, Noah, Eric y Emily—nunca deja de dibujarse una sonrisa en mi rostro cuando simplemente pienso en ellos y sé que yo siempre seré su mamá.

ÍNDICE

12/08 8
1/10 2 3/09.
11/12 ③ 10/10
12/14 ③ 10/10
3/19 ⑥ 4/17